共用試験対策シリーズ

9 免疫・アレルギー疾患 第2版

著／東田 俊彦　MAC (Medical Academy Corporation)
画／永井 恒志、泉本 典彦

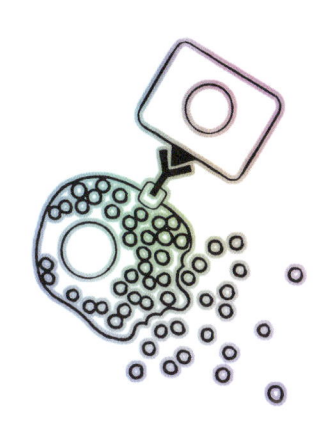

LibroScience

カラー口絵 1

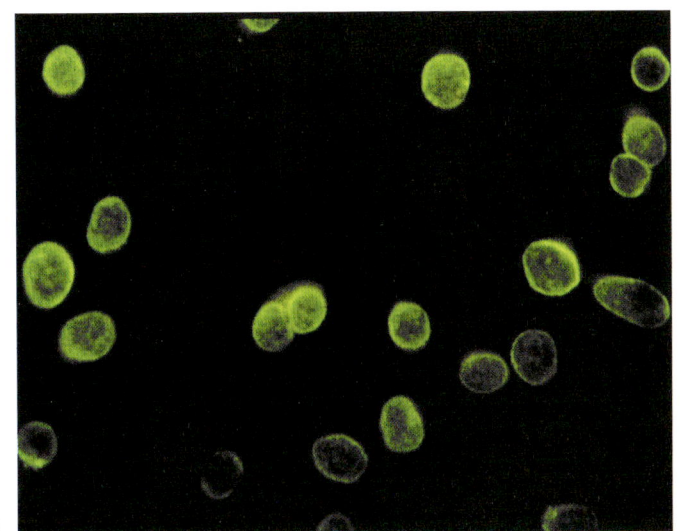

Q6 ☞ p.9

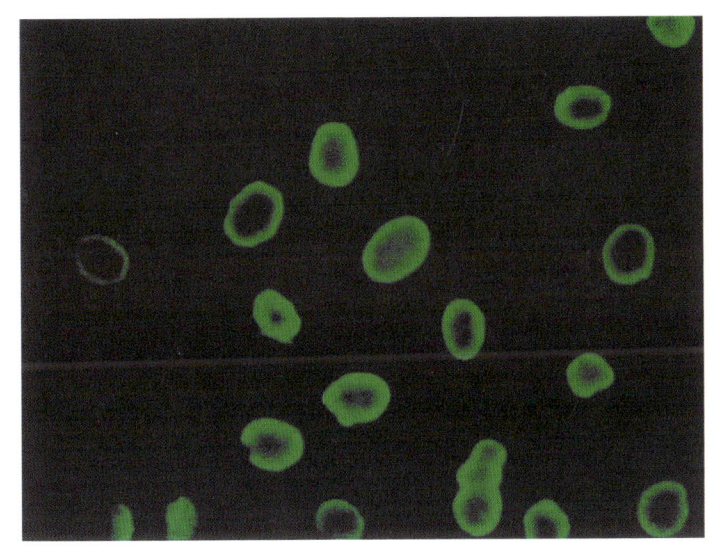

Q7 ☞ p.11

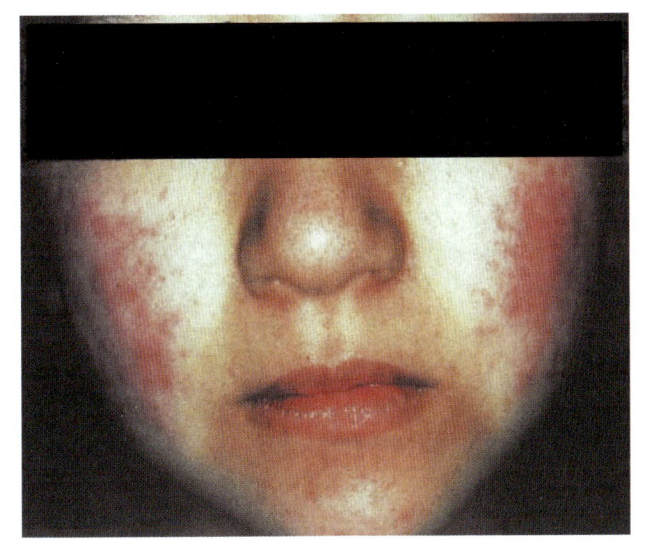

Q19 ☞ p.31

カラー口絵 2

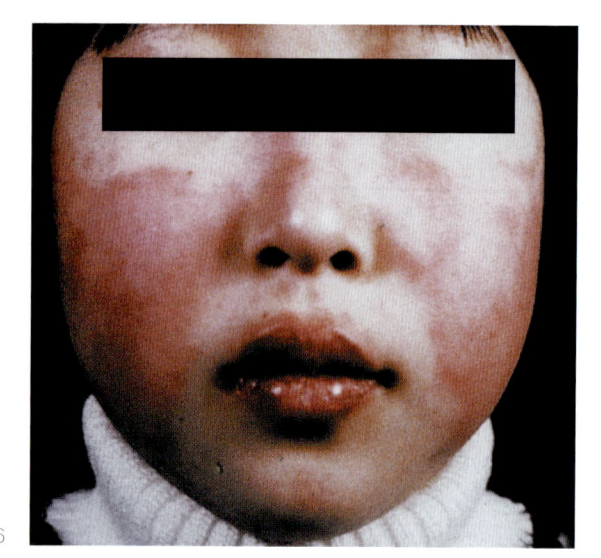

Q24 ☞ p.36

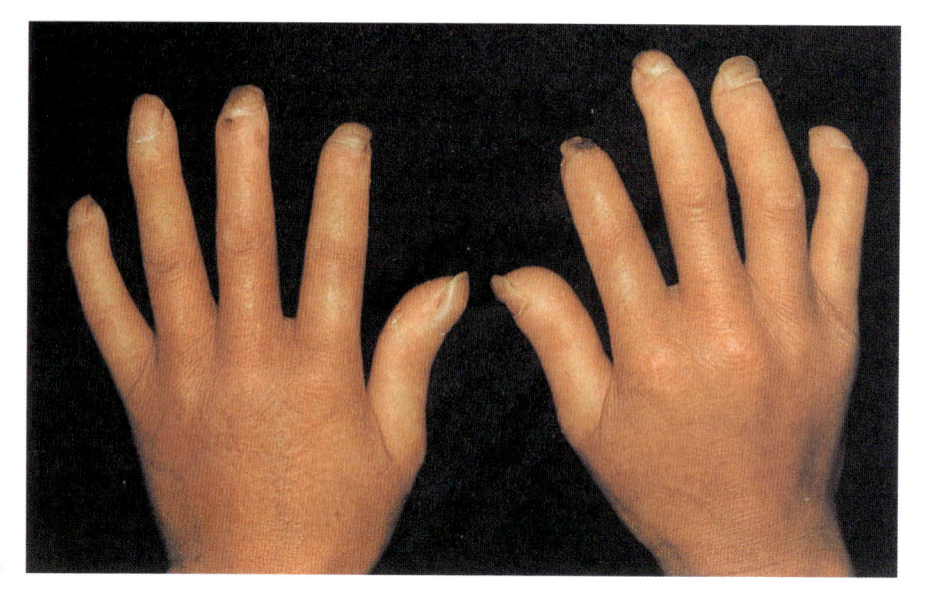

Q44 ☞ p.63

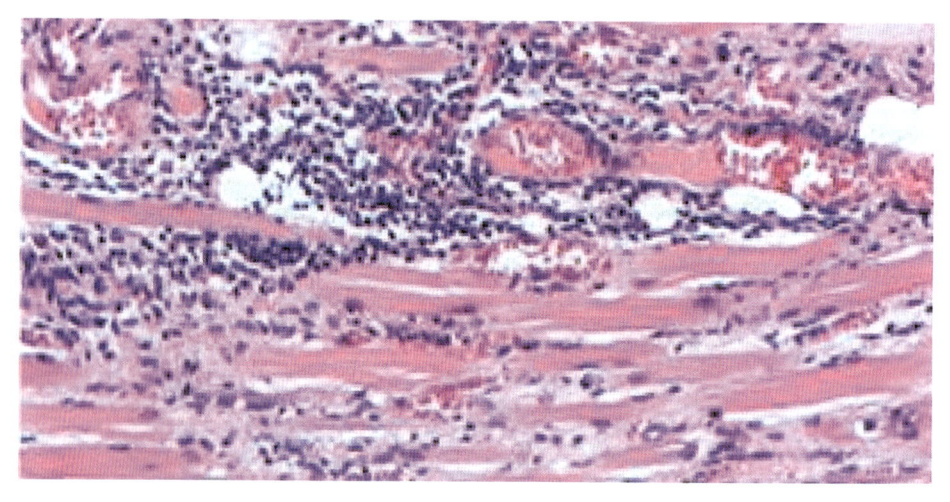

Q58 ☞ p.81

カラー口絵 3

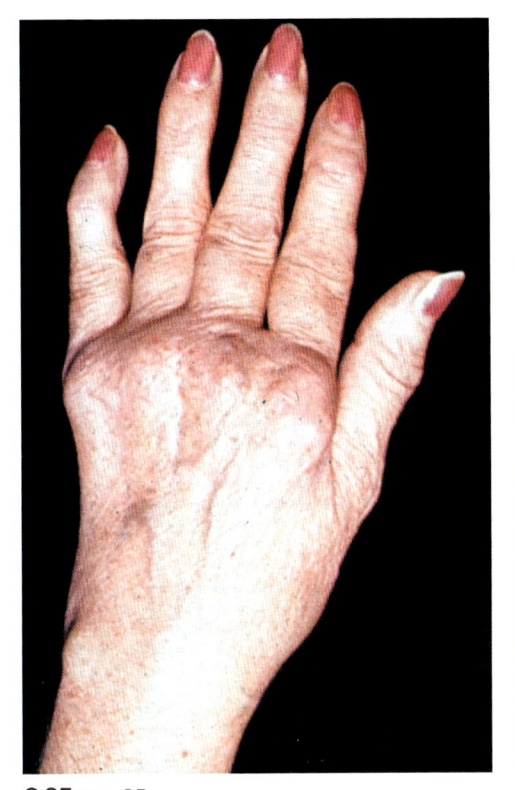

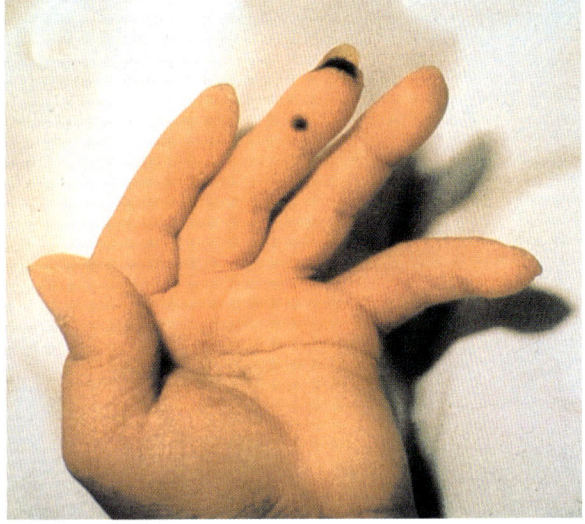

Q65 ☞ p.95

Q75 ☞ p.109

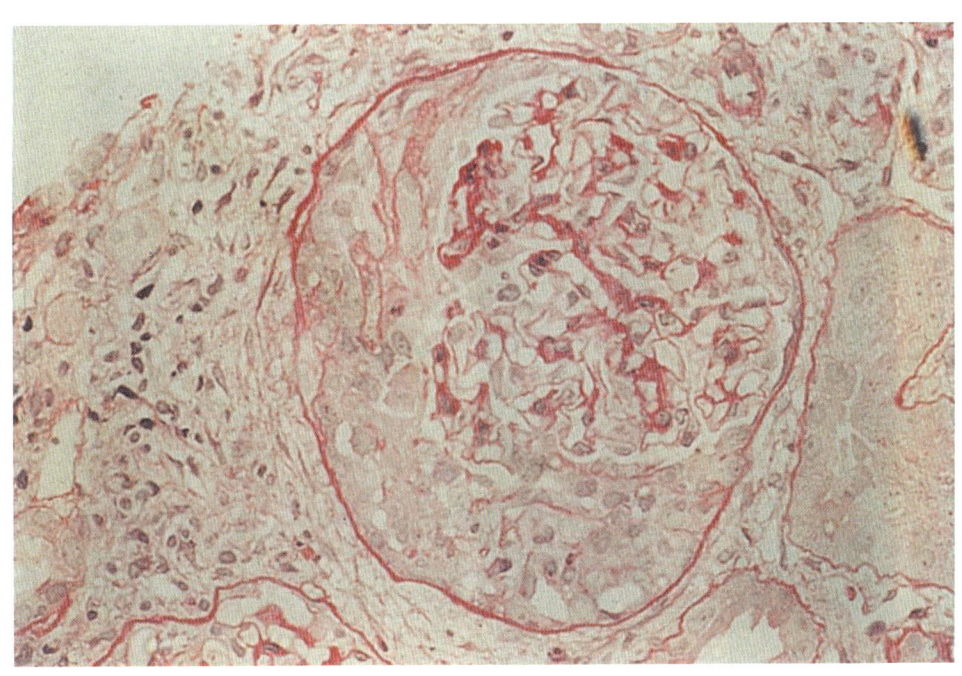

Q96 ☞ p.142

カラー口絵 4

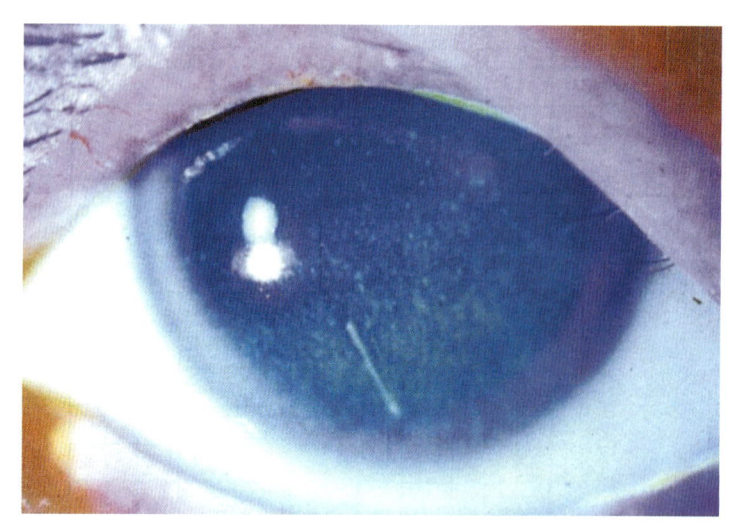

Q107 ☞ p.157

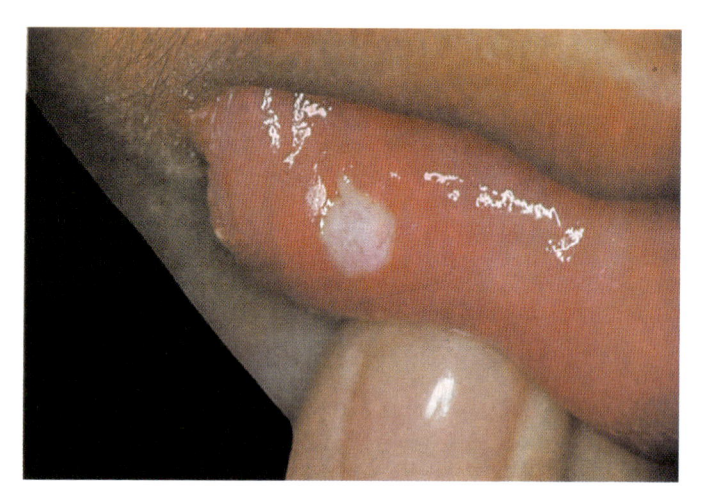

Q111 ☞ p.165

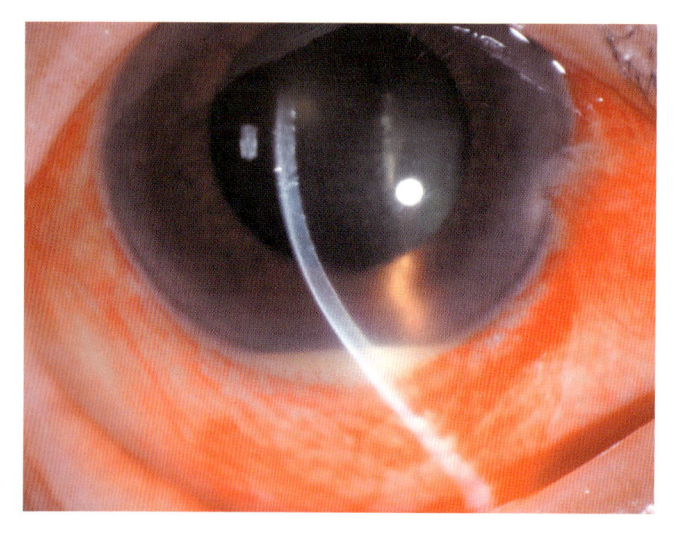

Q112 ☞ p.166

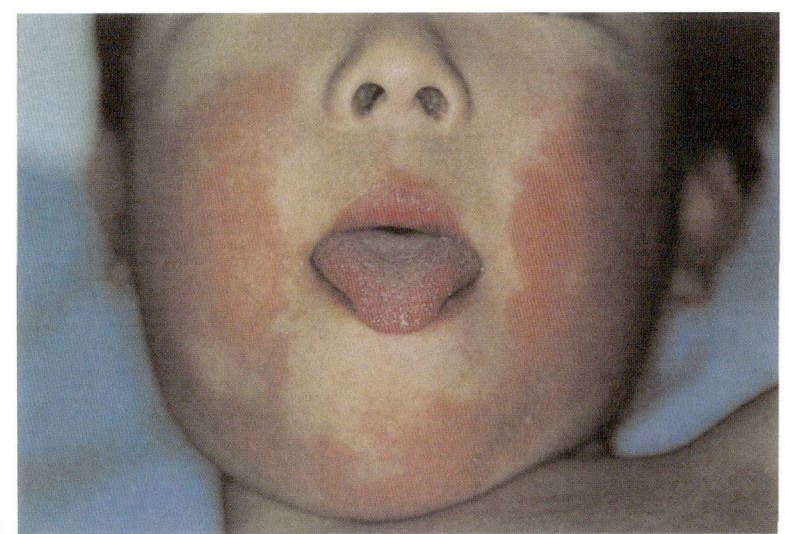

Q116a ☞ p.173

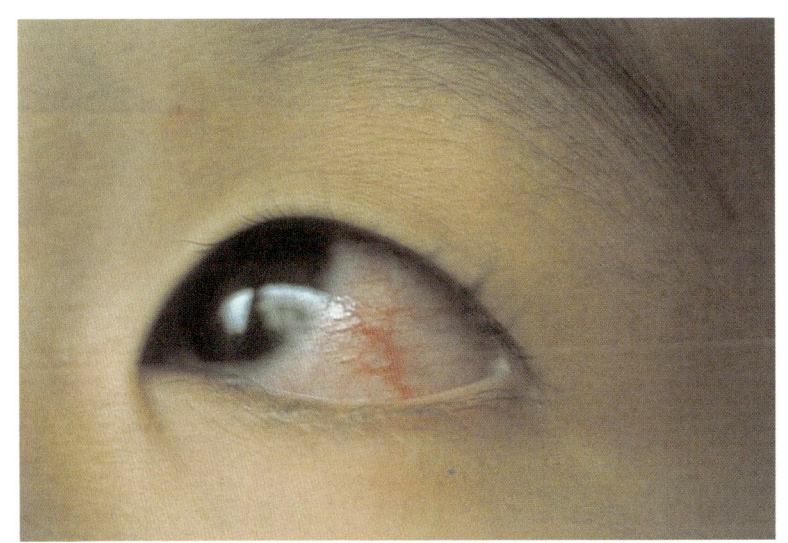

Q116b ☞ p.173

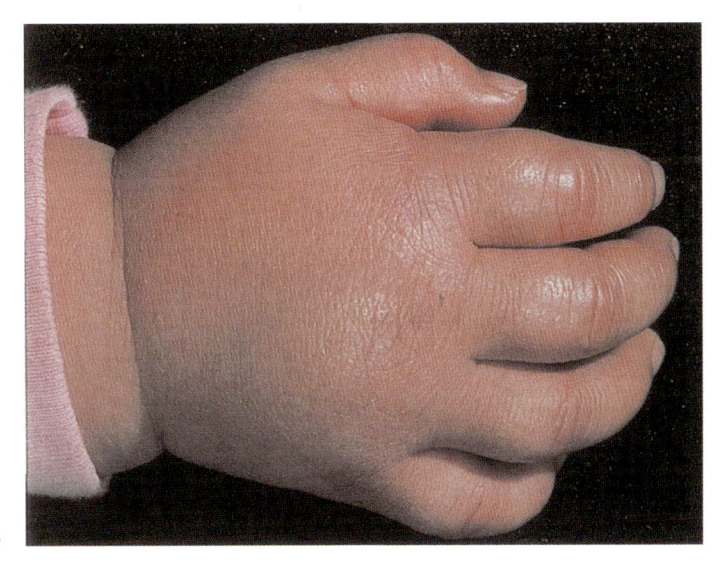

Q116c ☞ p.173

カラー口絵 5

カラー口絵 6

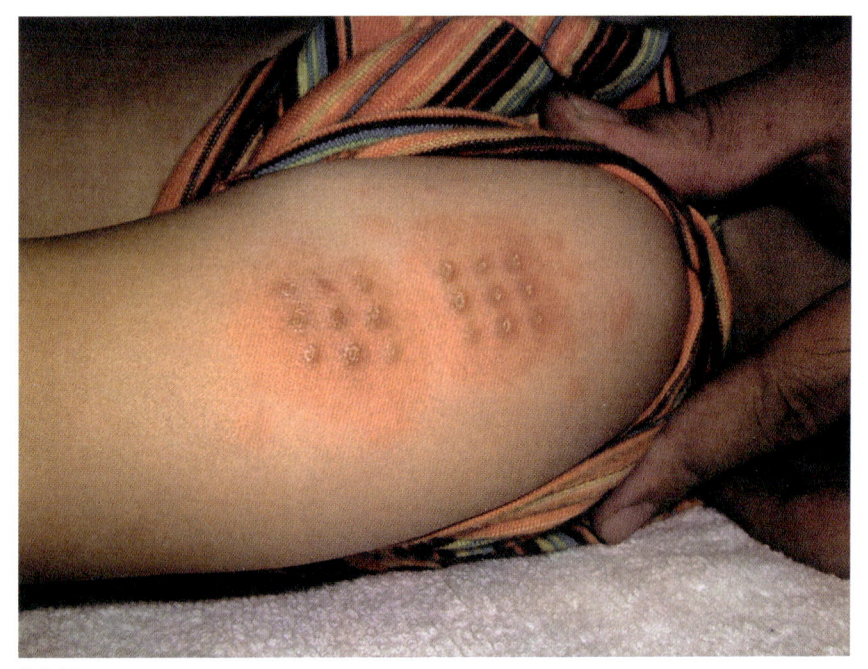

Q118 ☞ p.176

共用試験対策シリーズの特徴

　共用試験とは、医学生が臨床実習（クリニカル・クラークシップ）へ進む前の到達度をチェックするための評価試験です。数年のトライアルの段階を経て、2005年度より全国の医科大学・大学医学部において本格導入されました。

　臨床実習が始まるまでに医学生が習得しておくべき基本的態度・知識・技能は『医学教育モデル・コア・カリキュラム（平成22年度改訂版）』（文部科学省のWebサイト）にその詳細が示されており、下記よりダウンロードが可能です。

　　　http://www.mext.go.jp/b_menu/shingi/chousa/koutou/033-1/toushin/1304433.html

　本シリーズは、そのカリキュラムの「C. 人体各器官の正常構造と機能、病態、診断、治療」を各テーマ毎に復元問題とオリジナル問題を交えながら編集したものです。

　本書の特徴は、**①模擬トレーニングができる付録のNetCBT、②理解を助けるユニークなイラスト**、そして**③質の高いオリジナル問題**の3点に集約されます。

---

①CBT（computer-based testing）対策：共用試験は全問題がコンピュータを使って出題されます。「問題を解いて解説を読む」という従来の書籍だけの勉強法では限界があります。そこで、本シリーズでは、本試験をシミュレーションできるように、書籍に収載された問題のうち150〜180題をNetCBTに収録し、本番と同じ形式で、毎回シャッフルされて出題されるようデザインしました。さらに、本試験以上に工夫を加えた点としては、正答率がその場で表示されることと、解いた問題の掲載ページがNetCBTにも表示されるため、書籍と連動（⚡マークで表示）しながら知識を習得できる点にあります。

②ビジュアルな編集：コア・カリキュラムの各章の目次を網羅し、要点解説と復元問題・オリジナル問題を付けています。そして、視覚的にインパクトを与えるため、各テーマ毎にユニークで印象に残るイラストを配置し、要点整理（ポイント）とイラストを見ればそれぞれのテーマの全体像を把握できるように工夫されています。

③オリジナル問題：学んだ知識を血肉とするために腐心して作成されたオリジナル演習問題および復元問題を150〜250題、各巻毎に収載しました。共用試験はもちろん、卒業試験や国家試験対策の基礎力養成にも最適です。

　本書を共用試験対策の教材として存分に活用して頂ければ幸いです。

　　　　　　　　　　　　　　　　　　　　　　　　　　　　リブロ・サイエンス編集部

本書の使い方

- ❏本書は「復元問題」＋「クォリティの高いオリジナル予想問題」から構成されています。
- ❏**NetCBTにアクセスしていただくことで（巻末にアクセスナンバーが綴じ込んであります）、インターネット上で行うCBT（computer-based testing）を利用できます。本書の中から150問（30問×５セット）を収録しました。**

  正答率が表示されるので、理解度をその場で確認できます。解答画面には本書の掲載ページが併せて表示されるので、書籍で直ちに再確認し、確実に知識を習得することができます。
- ❏**共用試験対策用の格好の自習教材**であると同時に、卒業試験・医師国家試験対策にも活用できます。
- ❏NetCBTは、巻末綴じ込み内にあるアクセスナンバーを入力すればすぐにご利用いただけます。

NetCBTに収録した問題を表します。

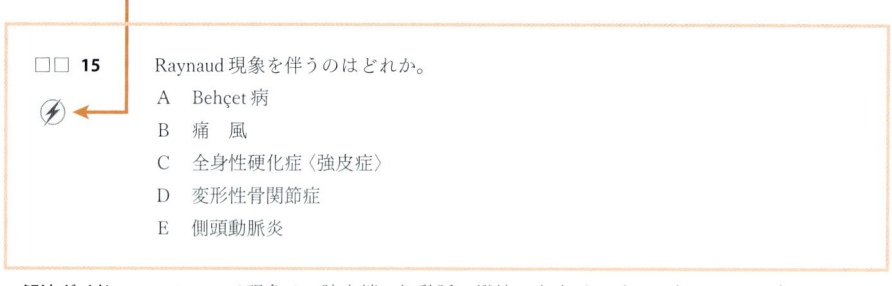

□□ **15** ⚡

Raynaud現象を伴うのはどれか。

A　Behçet病
B　痛　風
C　全身性硬化症〈強皮症〉
D　変形性骨関節症
E　側頭動脈炎

❏解法ガイド

設問テーマについての概論、解法のポイントを解説。

Raynaud現象は四肢末梢の細動脈の攣縮や寒冷グロブリン（cryoglobulin）などにより寒冷刺激で指先の循環障害をきたし、虚血状態に陥る結果、皮膚の色調がまず蒼白化（pallor）し、次にチアノーゼで紫色となり、さらに血流が回復してくると赤色を呈するものである。

Raynaud現象が特発性に生じるものはRaynaud病といわれ、振動工具病などが原因となり、基礎疾患を除外することで診断される。

❏選択肢考察

A　Behçet病は非化膿性の慢性炎症性疾患で、口腔内の再発性アフタや結節性紅斑などの皮膚症状、ぶどう膜炎などの眼症状、陰部潰瘍などを主症状とする多臓器障害性の原因不明の難治性疾患である。血管病変としては血管Behçet病として主として大血管を障害するが、細動脈は障害しないのでRaynaud症状を伴うことはまれである。（×）

⋮

E　側頭動脈炎は中～大動脈に病変をきたすものであり、細動脈の攣縮などは認められず、Raynaud症状を伴うことはない。（×）

解答：C（*iM* [6] 62）

選択肢についての詳細な解説は、本書の最大の特徴です。

弊社発行の『***iMedicine***（アイメディスン）』の参照ページを表します。
例：***iM*** [6] 62→***iMedicine*** 第6巻『免疫、膠原病』p.62

医学教育モデル・コア・カリキュラム
－教育内容ガイドライン（平成 22 年度改訂版）－

A. 基本事項

1. 医の原則
(1) 医の倫理と生命倫理
(2) 患者の権利
(3) 医師の義務と裁量権
(4) インフォームドコンセント

2. 医療における安全性確保
(1) 安全性の確保
(2) 医療上の事故等への対処と予防
(3) 医療従事者の健康と安全

3. コミュニケーションとチーム医療
(1) コミュニケーション
(2) 患者と医師の関係
(3) 患者中心のチーム医療

4. 課題探求・解決と学習の在り方
(1) 課題探求・解決能力
(2) 学習の在り方
(3) 医学研究への志向の涵養
(4) 生涯学習への準備
(5) 医療の評価・検証

B. 医学・医療と社会
(1) 社会・環境と健康
(2) 地域医療
(3) 疫学と予防医学
(4) 生活習慣と疾病
(5) 保健、医療、福祉と介護の制度
(6) 死と法
(7) 診療情報
(8) 臨床研究と医療

C. 医学一般

1. 生命現象の科学
(1) 生命現象の物質的基礎
(2) 生命の最小単位－細胞
(3) 生物の進化と多様性
(4) 生態と行動

2．個体の構成と機能
　(1)　細胞の構成と機能
　(2)　組織・各臓器の構成、機能と位置関係
　(3)　個体の調節機構とホメオスタシス
　(4)　個体の発生
　(5)　生体物質の代謝
　(6)　遺伝と遺伝子

3．個体の反応
　(1)　生体と微生物
　(2)　免疫と生体防御
　(3)　生体と放射線・電磁波・超音波
　(4)　生体と薬物

4．病因と病態
　(1)　遺伝子異常と疾患・発生発達異常
　(2)　細胞傷害・変性と細胞死
　(3)　代謝障害
　(4)　循環障害
　(5)　炎症と創傷治癒

D．人体各器官の正常構造と機能、病態、診断、治療

　(1)　血液・造血器・リンパ系
　(2)　神経系
　(3)　皮膚系
　(4)　運動器（筋骨格）系
　(5)　循環器系
　(6)　呼吸器系
　(7)　消化器系
　(8)　腎・尿路系（体液・電解質バランスを含む）
　(9)　生殖機能
　(10)　妊娠と分娩
　(11)　乳　房
　(12)　内分泌・栄養・代謝系
　(13)　眼・視覚系
　(14)　耳鼻・咽喉・口腔系
　(15)　精神系

E．全身におよぶ生理的変化、病態、診断、治療

　(1)　感染症
　(2)　腫　瘍
　(3)　[免疫・アレルギー疾患]　← **本書で取り扱ったテーマ（viページをご覧下さい）**
　(4)　物理・化学的因子による疾患

(5) 成長と発達
　　　(6) 加齢と老化
　　　(7) 人の死

F．診療の基本

1．症候・病態からのアプローチ
ショック、発熱、けいれん、意識障害・失神、チアノーゼ、脱水、全身倦怠感、肥満・やせ、黄疸、発疹、貧血、出血傾向、リンパ節腫脹、浮腫、動悸、胸水、胸痛、呼吸困難、咳・痰、血痰・喀血、めまい、頭痛、運動麻痺・筋力低下、腹痛、悪心・嘔吐、嚥下困難・障害、食思(欲)不振、便秘・下痢、吐血・下血、腹部膨隆(腹水を含む)・腫瘤、蛋白尿、血尿、尿量・排尿の異常、月経異常、関節痛・関節腫脹、腰背部痛

2．基本的診療知識
　　　(1) 薬物治療の基本原理
　　　(2) 臨床検査
　　　(3) 外科的治療と周術期管理
　　　(4) 麻　酔
　　　(5) 食事と輸液療法
　　　(6) 医用機器と人工臓器
　　　(7) 放射線等を用いる診断と治療
　　　(8) 内視鏡を用いる診断と治療
　　　(9) 超音波を用いる診断と治療
　　　(10) 輸血と移植
　　　(11) リハビリテーション
　　　(12) 介護と在宅医療
　　　(13) 緩和医療・慢性疼痛

3．基本的診療技能
　　　(1) 問題志向型システム
　　　(2) 医療面接
　　　(3) 診療記録
　　　(4) 臨床判断
　　　(5) 身体診察
　　　(6) 基本的臨床手技

G．臨床実習

1．診療の基本
2．診察法
3．基本的臨床手技
4．診療科臨床実習
5．地域医療臨床実習

免疫・アレルギー疾患

一般目標

免疫・アレルギー疾患の病態生理を理解し、症候、診断と治療を学ぶ。

【診断と検査の基本】

到達目標：

(1) 自己抗体の種類と臨床的意義を説明できる。　2

【病態と疾患】

①自己免疫疾患一般　15

到達目標：

(1) 膠原病と自己免疫疾患を概説し、その種類を列挙できる。　16
(2) 関節炎をきたす疾患を列挙できる。　19
(3) Raynaud症状を説明し、原因疾患を列挙できる。　23

②全身性エリテマトーデス〈SLE〉　27

到達目標：

(1) 全身性エリテマトーデス〈SLE〉の病態生理、症候、診断と治療を説明できる。　28
(2) 全身性エリテマトーデス〈SLE〉の合併症（中枢神経ループス、ループス腎炎）を説明できる。　43
(3) 抗リン脂質抗体症候群の病態生理、症候、診断と治療を説明できる。　48

③全身性硬化症〈強皮症〉、皮膚筋炎・多発(性)筋炎　55

到達目標：

(1) 全身性硬化症〈強皮症〉の病態生理、症候、診断と治療を説明できる。　56
(2) 全身性硬化症〈強皮症〉の臓器病変（特に肺・腎）を説明できる。　67
(3) 皮膚筋炎・多発(性)筋炎の症候、診断と治療を説明できる。　73

④関節リウマチ 83
到達目標：
(1) 関節リウマチの病態生理、症候、診断、治療とリハビリテーションを説明できる。..... 84
(2) 関節リウマチの関節外症状を説明できる。..... 100
(3) 悪性関節リウマチの症候、診断と治療を説明できる。..... 104
(4) 若年性関節リウマチの特徴を説明できる。..... 112
(5) 成人Still病を概説できる。..... 118

⑤血管炎症候群、Sjögren症候群、Behçet病とその他 123
到達目標：
(1) 混合性結合組織病〈MCTD〉の病態生理、症候、診断と治療を説明できる。..... 124
(2) 血管炎症候群を列挙し、その病態生理、症候、診断と治療を説明できる。..... 130
(3) Sjögren症候群を概説できる。..... 150
(4) Behçet病を概説できる。..... 161
(5) 川崎病〈小児急性熱性皮膚粘膜リンパ節症候群〉の病態生理、症候、診断と治療を説明できる。..... 169

⑥アレルギー 179
到達目標：
(1) アレルギー疾患の特徴とその発症を概説できる。..... 180
(2) アナフィラキシーの症候、診断と治療を説明できる。..... 198
(3) 薬物アレルギーを概説できる。..... 205

⑦先天性免疫不全症 213
到達目標：
(1) 先天性免疫不全症の病態、診断と治療を説明できる。..... 214

index 227

● core curriculum

Chapter 1

診断と検査の基本

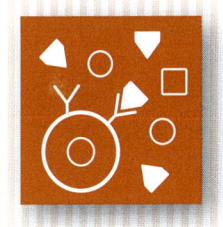

到達目標 1 自己抗体の種類と臨床的意義を説明できる。

Point

[自己抗体の種類と臨床的意義]

- 自己抗体は特定の標的臓器・組織をもった臓器特異的自己抗体と、全身の組織に反応する非特異的自己抗体に分けられる。
- 臓器特異的自己抗体の代表的なものには重症筋無力症で出現する抗アセチルコリン受容体抗体や、橋本病で現れる抗サイログロブリン抗体などがあり、臓器非特異的自己抗体としてはリウマトイド因子や抗核抗体などがある。これらは病態に関与し、あるいは病因となることが知られている。
- 疾患によって現れやすい自己抗体が知られているため、自己抗体の検出は各疾患の診断にきわめて有用な手段である。しかし自己抗体にはいくつかの疾患で出現するものもあり、また検出されないからといって疾患を否定することはできない。

図 1　自己抗体とは

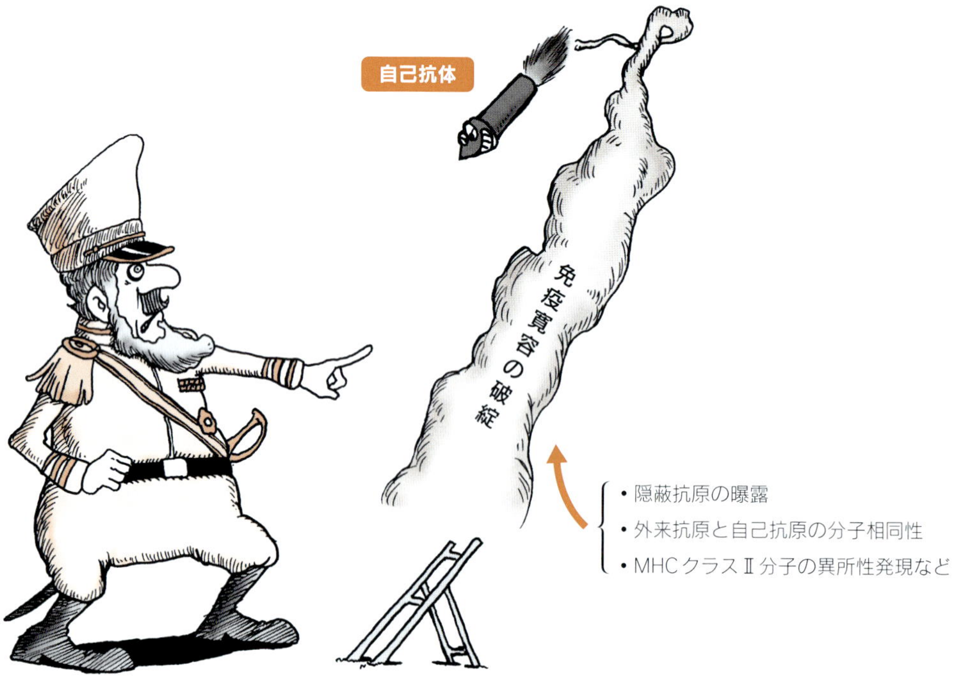
自己抗体
免疫寛容の破綻
・隠蔽抗原の曝露
・外来抗原と自己抗原の分子相同性
・MHC クラスⅡ分子の異所性発現など

表1　自己抗体の種類

臓器特異的自己抗体	抗サイログロブリン抗体 抗マイクロゾーム抗体（抗TPO抗体）		橋本病 Basedow病
	抗TSH受容体抗体		Basedow病
	抗アセチルコリン受容体抗体		重症筋無力症
	抗胃壁細胞抗体 抗内因子抗体		悪性貧血
	抗大腸粘膜抗体		潰瘍性大腸炎
	抗膵ラ島細胞抗体（ICA）		1型糖尿病
	抗血小板抗体		特発性血小板減少性紫斑病（ITP）
	抗糸球体基底膜（GBM）抗体		Goodpasture症候群
	抗ミエリン塩基性蛋白抗体		多発性硬化症（MS）
臓器非特異的自己抗体	リウマトイド因子		関節リウマチ（RA） 全身性エリテマトーデス（SLE） 混合性結合組織病（MCTD） Sjögren症候群など
	抗核抗体（ANA）	LE因子	SLE
		抗DNA抗体 　抗一本鎖DNA抗体（抗ssDNA抗体） 　抗二本鎖DNA抗体（抗dsDNA抗体）	
		抗Sm抗体	
		抗U1-RNP抗体	MCTD その他（SLE、Sjögren症候群など）
		抗SS-A抗体	Sjögren症候群 RA 多発性筋炎・皮膚筋炎（PM/DM）
		抗SS-B抗体	Sjögren症候群
		抗Scl-70抗体	全身性硬化症（強皮症、SSc）
		抗Jo-1抗体	PM/DM
		抗セントロメア抗体	SSc CREST症候群

□□ **1**　自己抗体が**陽性とならない**のはどれか。

⚡

A　関節リウマチ

B　Behçet 病

C　混合性結合組織病〈MCTD〉

D　全身性エリテマトーデス〈SLE〉

E　全身性硬化症〈強皮症〉

❏解法ガイド　自己抗体とは、自己の細胞や組織に対する抗体で、正常であれば免疫寛容によって生じることはない。膠原病や自己免疫疾患では、自己抗体の出現によって自己の組織や細胞に対して免疫反応が生じ、各種の症状を認める。

❏選択肢考察

A　関節リウマチでは抗核抗体は認めないが、IgG に対する自己抗体であるリウマトイド因子が陽性となる。リウマトイド因子の陽性率が最も高いのは関節リウマチで、80％以上で陽性となる。ただし、リウマトイド因子は他の膠原病や慢性炎症、高齢でも陽性となり、偽陽性も多い。(○)

B　Behçet 病は原因不明であり、自己抗体は陽性とはならない。ただし、HLA-B51 などとの相関が強く、免疫の関与が疑われる。(×)

C　混合性結合組織病では血清中に抗核抗体、特に抗 U1-RNP 抗体が認められるのが特徴的である。(○)

D　全身性エリテマトーデスでは多くの抗核抗体が認められるが、抗 DNA 抗体と抗 Sm 抗体が特異度が高く、診断基準にも含まれている。抗核抗体は当然自己抗体に含まれる。また、全身性エリテマトーデスでは血球に対する自己抗体である抗赤血球抗体なども出現することで、汎血球減少を認める。(○)

E　全身性硬化症（強皮症）では抗 Scl-70 抗体（抗トポイソメラーゼ I 抗体）は 30％に陽性であり、特異度が高い。そのほか、抗セントロメア抗体などを認めることもある。(○)

解答：B（***iM*** [6] 68）

□□ **2**

⚡

疾患と自己抗体との組合せで**誤っている**のはどれか。

A　悪性貧血 ―――― 抗胃壁細胞抗体
B　関節リウマチ ―――― 抗 IgG 抗体
C　重症筋無力症 ―――― 抗アセチルコリン受容体抗体
D　自己免疫性肝炎 ―――― 抗平滑筋抗体
E　甲状腺機能亢進症 ―――― 抗核抗体

❑解法ガイド　自己抗体は自己の細胞や組織に対する抗体である。

自己抗体には、細胞膜に対する抗体（抗赤血球抗体など）、細胞内小器官に対する抗体（抗ミトコンドリア抗体など）、細胞質に対する抗体（抗好中球細胞質抗体など）、核の成分に対する抗体（抗核抗体など）がある。

❑選択肢考察

A　悪性貧血は抗胃壁細胞抗体や抗内因子抗体などが出現することで、内因子が欠乏してビタミンB_{12}の回腸末端からの吸収が障害され、ビタミンB_{12}欠乏による巨赤芽球性貧血や亜急性連合性脊髄変性症などを認めるものである。（○）

B　抗 IgG 抗体はリウマトイド因子のことであり、関節リウマチで陽性となる頻度が高い。（○）

C　重症筋無力症では神経筋接合部のアセチルコリン受容体に対する抗体である抗アセチルコリン受容体抗体が出現することで、随意筋（横紋筋）の易疲労性が出現する。（○）

D　自己免疫性肝炎では抗核抗体や抗平滑筋抗体が陽性となる。（○）

E　甲状腺機能亢進症、特に Basedow 病では抗 TSH 受容体抗体が陽性となる。Basedow 病では抗 TSH 受容体抗体により TSH 受容体が刺激されて、甲状腺における甲状腺ホルモンの産生が亢進している。抗核抗体は陽性となることはまれである。（×）

解答：E（***iM*** [6] 68 ～ 70）

□□ **3** ⚡

膠原病で**認められない**のはどれか。

A　抗 RNA 抗体
B　抗 Sm 抗体
C　抗 Scl－70 抗体
D　抗二本鎖 DNA 抗体
E　抗 Jo－1 抗体

❏解法ガイド

膠原病では自己抗体、特に抗核抗体が陽性となることが多い。代表的な抗核抗体としては次のようなものがある。

膠原病	抗核抗体
全身性エリテマトーデス（SLE）	抗二本鎖 DNA 抗体、抗 Sm 抗体
全身性硬化症（強皮症）	抗 Scl－70 抗体（抗トポイソメラーゼ I 抗体）
CREST 症候群（強皮症の亜型）	抗セントロメア抗体
多発性筋炎・皮膚筋炎（PM/DM）	抗 Jo－1 抗体
Sjögren 症候群	抗 SS－A 抗体、抗 SS－B 抗体 （抗 SS－B 抗体のほうが特異性大）
混合性結合組織病（MCTD）	抗 U1－RNP 抗体

❏選択肢考察

A　抗 RNP 抗体は MCTD の診断上重要であるが、抗 RNA 抗体は膠原病では出現せず、診断には用いられない。ただし、抗 RNA ポリメラーゼ抗体は全身性硬化症（強皮症）で陽性となる。（×）

B　抗 Sm 抗体は SLE に特異度が高く、SLE の診断基準に含まれている。（○）

C　抗 Scl－70 抗体、すなわち抗トポイソメラーゼ I 抗体は全身性硬化症に特異的な抗体の代表である。全身性硬化症の 20 ～ 35％前後で陽性となるので感度はそれほど高くはない。（○）

D　DNA に対する自己抗体である抗 DNA 抗体には、一本鎖 DNA（ssDNA）に対する抗体である抗一本鎖 DNA 抗体と二本鎖 DNA（dsDNA）に対する抗体である抗二本鎖 DNA 抗体がある。抗二本鎖 DNA 抗体は抗 Sm 抗体とともに SLE に特異度の高い自己抗体である。（○）

E　抗 Jo－1 抗体は、多発性筋炎・皮膚筋炎に特異的な抗核抗体である。多発性筋炎の 20％前後で陽性となるので感度はそれほど高くはない。間質性肺炎合併例では陽性率が高くなる。この抗原は、tRNA の塩基配列に対応し、特異的にヒスチジンを tRNA に結合させる働きをもつ酵素である。（○）

解答：A（***iM*** [6] 68 ～ 70）

4 膠原病の診断に特異性の低い自己抗体はどれか。

A 抗U1-RNP抗体
B 抗SS-B抗体
C 抗セントロメア抗体
D 抗一本鎖DNA抗体
E 抗二本鎖DNA抗体

❏ 解法ガイド　　膠原病では抗核抗体が陽性となることが多く、疾患特異性の高いものが多いので、その診断に用いられる。

❏ 選択肢考察
A 抗U1-RNP抗体は混合性結合組織病（MCTD）における陽性率が高く、特異度も高い。(×)
B 抗SS-B抗体はSjögren症候群に特異性の高い抗核抗体である。抗SS-B抗体は抗SS-A抗体に比べ検出頻度は低く、抗SS-B抗体は単独で陽性となることは少なく、抗SS-A抗体を併存する。抗SS-A抗体は関節リウマチやSLEなどでも陽性となることもある。(×)
C セントロメアは細胞分裂において、相同染色体が接合する部分であり、紡錘糸が付着する。抗セントロメア抗体は間接蛍光抗体法により、特徴的な散在斑紋型（discrete speckled、p.9参照）を呈するが、CREST症候群（皮下石灰沈着Calcinosis、Raynaud現象、食道機能異常Esophageal dysfunction、強指症Sclerodactyly、毛細血管拡張Telangiectasiaを認める全身性硬化症の限局型）で陽性となることが多く、膠原病の診断に有用といえる。(×)
D 抗一本鎖DNA抗体（抗ssDNA抗体）はSLEや薬剤性ループス、他の膠原病などでも陽性となることがある。特異度の低い検査なので、膠原病の診断には有用ではない。(○)
E 抗二本鎖DNA抗体（抗dsDNA抗体）は抗Sm抗体とともに全身性エリテマトーデスの診断基準に含まれるように、疾患特異性の高い抗核抗体である。(×)

解答：D（*iM* 6 68〜70）

□□ **5** ⚡

抗核抗体が陽性となるのはどれか。

A　Wegener 肉芽腫症
B　皮膚筋炎
C　成人 Still 病
D　変形性骨関節症
E　Behçet 病

❑ 解法ガイド　抗核抗体は核の成分に対する自己抗体であり、その蛍光染色のパターンで分類される。鋭敏度・特異度が高い抗核抗体として抗二本鎖 DNA 抗体、抗 Sm 抗体、抗 Scl‒70 抗体（抗トポイソメラーゼⅠ抗体）、抗セントロメア抗体、抗 Jo‒1 抗体、抗 SS‒A 抗体、抗 SS‒B 抗体、抗 U1‒RNP 抗体などがある。

❑ 選択肢考察

A　Wegener 肉芽腫症では抗好中球細胞質抗体（ANCA）が陽性となるが抗核抗体は陽性ではない。ANCA は核の成分に対する自己抗体ではないので、抗核抗体に含まれることはない。(×)

B　皮膚筋炎では抗核抗体である抗 Jo‒1 抗体が陽性であることが多い。抗 Jo‒1 抗体はアミノアシル tRNA 合成酵素に対する自己抗体で、その陽性例は間質性肺炎から肺線維症や Raynaud 現象、関節炎などを合併する頻度が高い。(○)

C　成人 Still 病では発熱や関節痛、リウマトイド疹などを認め、末梢血液中では好中球増加を含む白血球増加が特徴的であるが、リウマトイド因子は陰性で抗核抗体も陰性である。(×)

D　変形性骨関節症は変性疾患であり自己免疫疾患ではないので、抗核抗体を含む自己抗体は陰性である。(×)

E　Behçet 病は HLA‒B51 が 50％に陽性であるのが特徴である。検査上は白血球増加や CRP 上昇、赤沈亢進などの炎症所見は認められるが、抗核抗体やリウマトイド因子などの自己抗体は陰性であり、明らかな自己免疫所見は得られていない。(×)

解答：B（***iM*** [6] 69）

□□ **6** 間接蛍光抗体法による血清抗体検査所見（⇒カラー口絵）を示す。
最も考えられるのはどれか。

A 抗マイクロゾーム抗体
B 抗γ-グロブリン抗体
C 抗DNA抗体
D 抗好中球細胞質抗体
E 抗リン脂質抗体

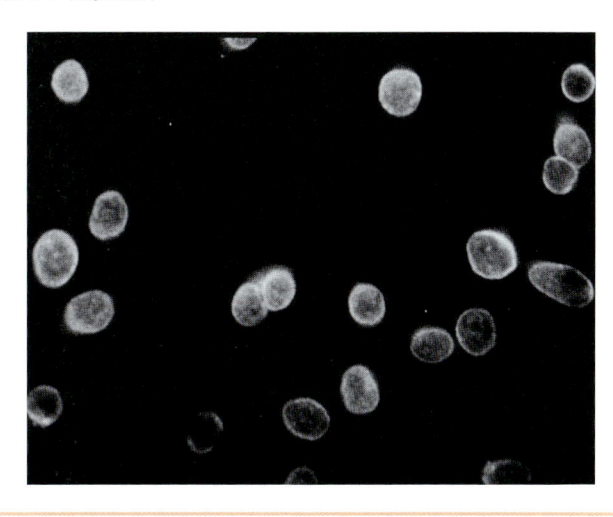

❏**解法ガイド**

自己抗体は自己の細胞・組織・細胞成分などに対する抗体で、免疫寛容の破綻によって生じたものと考えられ、自己免疫疾患の発生に深く関与する。

核の成分に対する自己抗体を抗核抗体という（ただし、抗好中球細胞質抗体、抗ミトコンドリア抗体や抗赤血球抗体、リウマトイド因子は自己抗体であっても核の成分に対する抗体でないので、抗核抗体ではない）。抗核抗体を蛍光抗体で染色して得た染色パターンには以下のようなものがあり、その原因抗原が判断されることがある。

染色パターン		対応抗原など
homogenous (diffuse) （均一型、均質型）		LE細胞の形成に関与
shaggy (peripheral) （辺縁型）		抗DNA抗体→SLEに特異的
speckled （斑紋型）		抗ENA抗体で、抗U1-RNP抗体、抗Sm抗体、抗Scl-70抗体、抗SS-A抗体や抗SS-B抗体
discrete speckled （散在斑紋型）		抗セントロメア抗体
nucleolar （核小体型）		RNAポリメラーゼⅠなどに対する抗体→強皮症

❏ 画像所見　　核が染色されているので、抗核抗体と判断される。核の辺縁を中心として蛍光染色が陽性となっている⇒これは辺縁型（shaggy）の抗核抗体を示している。これは抗DNA抗体の存在を意味するものである。

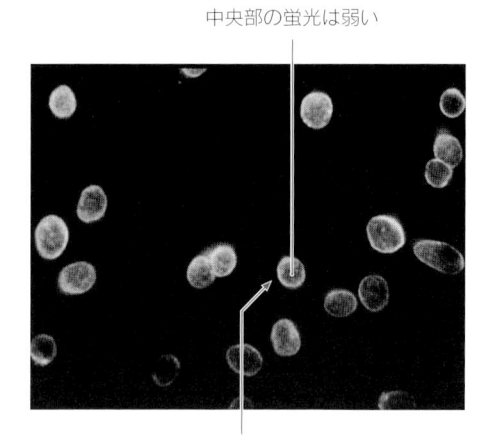

中央部の蛍光は弱い

辺縁部の蛍光は強い

❏ 選択肢考察
A 抗マイクロゾーム抗体は細胞質の細胞内小器官であるマイクロゾームに対する自己抗体であり、抗核抗体ではない。抗マイクロゾーム抗体は橋本病やBasedow病の一部に認められる。(×)
B 抗γ-グロブリン抗体の代表はIgGに対する抗体であるリウマトイド因子である。抗原であるIgGは細胞膜を通過できないので、蛍光抗体染色を行っても細胞内の核が染色されることはない。(×)
C この蛍光抗体法で検出された自己抗体は、辺縁型（shaggy）の抗核抗体であり、抗DNA抗体を示すものである。(○)
D 抗好中球細胞質抗体（ANCA）は顕微鏡的多発血管炎（MPA）やアレルギー性肉芽腫性血管炎（Churg-Strauss症候群）、Wegener肉芽腫症などで陽性となる自己抗体であるが、蛍光抗体法を行うと、好中球の細胞質のみが染色されるはずである。核は染色されない。(×)
E 抗リン脂質抗体は細胞膜の構成成分であるリン脂質に対する抗体であり、抗リン脂質抗体症候群として血小板減少や抗凝固因子抗体の出現にもかかわらず、動静脈血栓形成傾向・胎盤循環障害による習慣性流産を認めるものである。抗リン脂質抗体では、蛍光抗体染色を行うと細胞膜が染色されるはずである。(×)

解答：C（*iM* 6 71）

□□ **7** 25歳の女性。両側手関節痛が1週前から持続するため来院した。1か月前から微熱と倦怠感とがある。尿所見：蛋白1＋、糖（－）。血液所見：赤沈40mm/1時間、赤血球390万、Hb 12.8g/dl、白血球3,500。血液生化学所見：総蛋白7.0g/dl、アルブミン4.5g/dl、γ-グロブリン25％。抗核抗体検査の蛍光染色像（⇒カラー口絵）を示す。

考えられる疾患はどれか。
A 全身性エリテマトーデス
B 関節リウマチ
C 全身性硬化症〈強皮症〉
D 多発性筋炎
E 混合性結合組織病

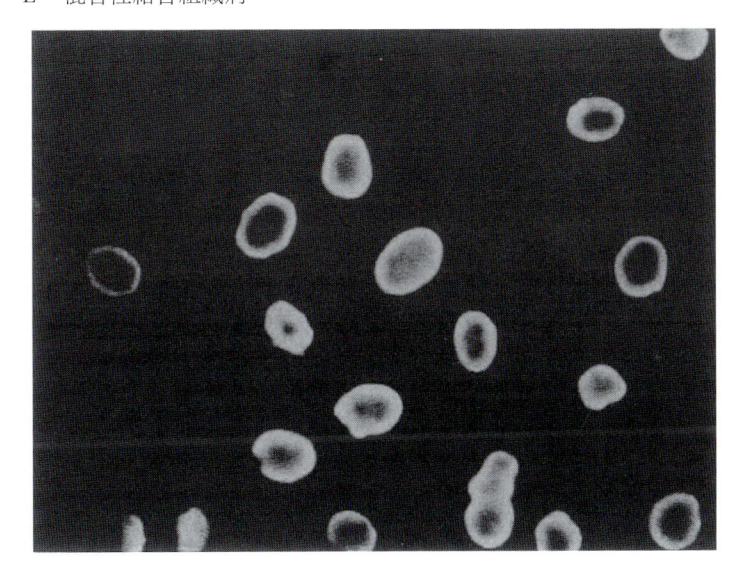

□ **解法ガイド** 身体所見 #1 25歳の女性。両側手関節痛が1週前から持続⇒関節炎から膠原病などの全身性疾患と考えられる。
#2 1か月前から微熱と倦怠感とがある⇒亜急性経過である。

検査所見 #1 蛋白1＋、糖（－）⇒蛋白尿を認める。膠原病ならば全身性エリテマトーデスや全身性硬化症などの可能性がある。

血液所見では、
#2 赤沈40mm⇒炎症反応がある。
#3 赤血球390万、Hb 12.8g/dl⇒貧血はない。
#4 白血球3,500（基準4,000〜8,500）⇒白血球減少を認める。全身性エリテマトーデスでは白血球減少を含む汎血球減少を認めることが多い。

血液生化学所見では、
#5 総蛋白7.0g/dl、アルブミン4.5g/dl⇒正常である。
#6 γ-グロブリン25％（基準11〜20）⇒高γ-グロブリン血症を認めるので、慢性炎症があると判断される。

画像所見 抗核抗体検査の蛍光染色像では、
- ＃1 核の辺縁を中心として蛍光染色が陽性⇒辺縁型（shaggy）と判断される。辺縁型は抗DNA抗体を示しており、疾患としては全身性エリテマトーデスが強く疑われる。

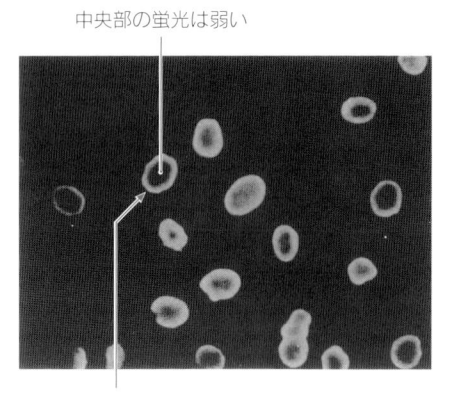

中央部の蛍光は弱い

辺縁部の蛍光は強い⇒辺縁（shaggy）型

❑ 診　　断　　全身性エリテマトーデス（SLE）。
❑ 選択肢考察
- A　抗核抗体検査の蛍光染色像では辺縁型（shaggy、peripheral）を呈している。これは抗DNA抗体を示しており、臨床所見と併せてSLEが強く疑われる。(○)
- B　関節リウマチではIgGに対する自己抗体であるリウマトイド因子は陽性であるが、抗核抗体は陰性であることが多い。(×)
- C　全身性硬化症では抗核抗体陽性率が高いが、抗核抗体検査の蛍光染色像では斑紋型（speckled）、散在斑紋型（discrete speckled）、核小体型（nucleolar）などである。この患者のように辺縁型ではないので否定的である。(×)
- D　多発性筋炎では抗Jo-1抗体が特徴的で、抗核抗体陽性率が高い。抗核抗体検査の蛍光染色像では斑紋型（speckled）であり、この患者のように辺縁型ではないので否定的である。(×)
- E　混合性結合組織病では抗U1-RNP抗体が特徴的であり抗核抗体陽性率が高いが、抗核抗体検査の蛍光染色像では斑紋型（speckled）であり、この患者のように辺縁型ではないので否定的である。(×)

解答：A（*iM* 6 71）

□□ **8** ⚡

リウマトイド因子が陽性となる頻度が最も高いのはどれか。

A　関節リウマチ
B　成人 Still 病
C　リウマチ熱
D　強直性脊椎炎
E　Behçet 病

❑解法ガイド

リウマトイド因子（rheumatoid factor；RF）は、免疫グロブリン IgG の Fc 部分に対する自己抗体であり、主として IgM（一部 IgG、IgA）に属する。

関節リウマチ（rheumatoid arthritis；RA）では 80％以上に陽性となる。Sjögren 症候群や全身性エリテマトーデス、全身性硬化症においてもしばしば陽性となり、膠原病以外では、慢性肝炎や慢性感染症、慢性間質性肺炎などで陽性となる。

❑選択肢考察

A　RA では 80％以上に陽性となり、陽性率が最も高い。(○)

B　成人 Still 病はスパイク状の弛張熱、関節痛、発熱時のサーモンピンク様皮疹といわれる定型的皮疹、好中球増加を含む白血球増加が特徴であり、咽頭痛やリンパ節腫脹、肝脾腫大、肝機能障害などを認める。リウマトイド因子や抗核抗体は陰性であり、血清フェリチンの増加を認めるのが特徴である。(×)

C　リウマチ熱は A 群 β 溶連菌の有する交叉抗原性により、免疫を介する組織障害が生じたものである。自己免疫疾患と考えられているが、リウマトイド因子や抗核抗体などの自己抗体は陰性である。(×)

D　強直性脊椎炎をはじめとする HLA-B27 陽性関節炎は若年男性に多く、リウマトイド因子が陰性のことが多く、肘、膝、脊椎などの大関節が障害されるのが特徴である。そのほか、関節外症状としてぶどう膜炎などを伴う率も高い。(×)

E　Behçet 病は HLA-B51 が 50％に陽性であることから、遺伝性素因のもとに溶連菌感染などが誘因となり、免疫が活性化され、リンパ球からのサイトカインにより好中球が刺激され、その遊走能、貪食能が亢進して生じるものと考えられている。Behçet 病では、CRP 上昇、赤沈亢進、白血球増加などの炎症反応や、それによる血清補体価の上昇などが認められるが、抗核抗体やリウマトイド因子などの自己抗体は陰性である。(×)

解答：A（*iM* [6] 69）

□□ **9**

抗IgG抗体の陽性率が最も高いのはどれか。

A　若年性関節リウマチ
B　強直性脊椎炎
C　関節リウマチ
D　変形性骨関節症
E　健常高齢者

❑解法ガイド

抗IgG抗体という場合にはまずリウマトイド因子（リウマチ因子）を考える。リウマトイド因子はIgGのFc部分に対する自己抗体（抗IgG抗体）で、関節リウマチの80％以上に陽性となる。健常高齢者でも10～20％に陽性となるので、検査としては非特異的であるが、結合組織疾患における関節炎の出現に関与していることもあり、その測定は重要である。

一方、若年性関節リウマチ（JRA）やHLA-B27陽性関節炎（強直性脊椎炎、Reiter症候群）では陽性率が低く、seronegative arthritis（血清反応陰性関節炎）と呼ばれている。

❑選択肢考察

A　若年性関節リウマチ、特にその代表である成人Still病ではリウマトイド因子は陰性であることが多い。（×）

B　強直性脊椎炎は仙腸関節や脊椎突起関節を中心とする慢性・進行性の関節炎で、若年男性に好発し、HLA-B27陽性患者に多い。一般に強直性脊椎炎をはじめとするHLA-B27陽性関節炎は若年男性に多く、リウマトイド因子が陰性のことが多い。（×）

C　関節リウマチ患者ではリウマトイド因子が80％以上に陽性となり、陽性率が最も高い。（○）

D　変形性骨関節症は変性疾患であり、炎症性疾患でもなく、自己免疫疾患とは異なる。リウマトイド因子陽性率は低い。（×）

E　健常高齢者でもリウマトイド因子が10～20％に陽性となる。しかし、関節リウマチに比べると陽性率は低い。（×）

解答：C（*iM* [6] 68）

● core curriculum

Chapter 2

病態と疾患
①自己免疫疾患一般

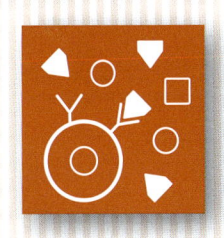

到達目標 1　膠原病と自己免疫疾患を概説し、その種類を列挙できる。

Point
- 膠原病（collagen disease）は、多臓器の結合組織にフィブリノイド変性をきたす疾患としてKlemperer（クレンペラー）によって提唱されたが、現在では「自己免疫を基礎として、結合組織と血管を中心とする炎症をきたす疾患群」と考えられている。
- リウマチ性疾患とは、ギリシャ語の「流れる」という意味の"rheuma"に由来し、関節あるいは関節周囲の痛みを伴う疾患を指す。
- 自己免疫疾患は自己組織に対する免疫寛容の破綻によって免疫系が自己組織を障害する疾患である。

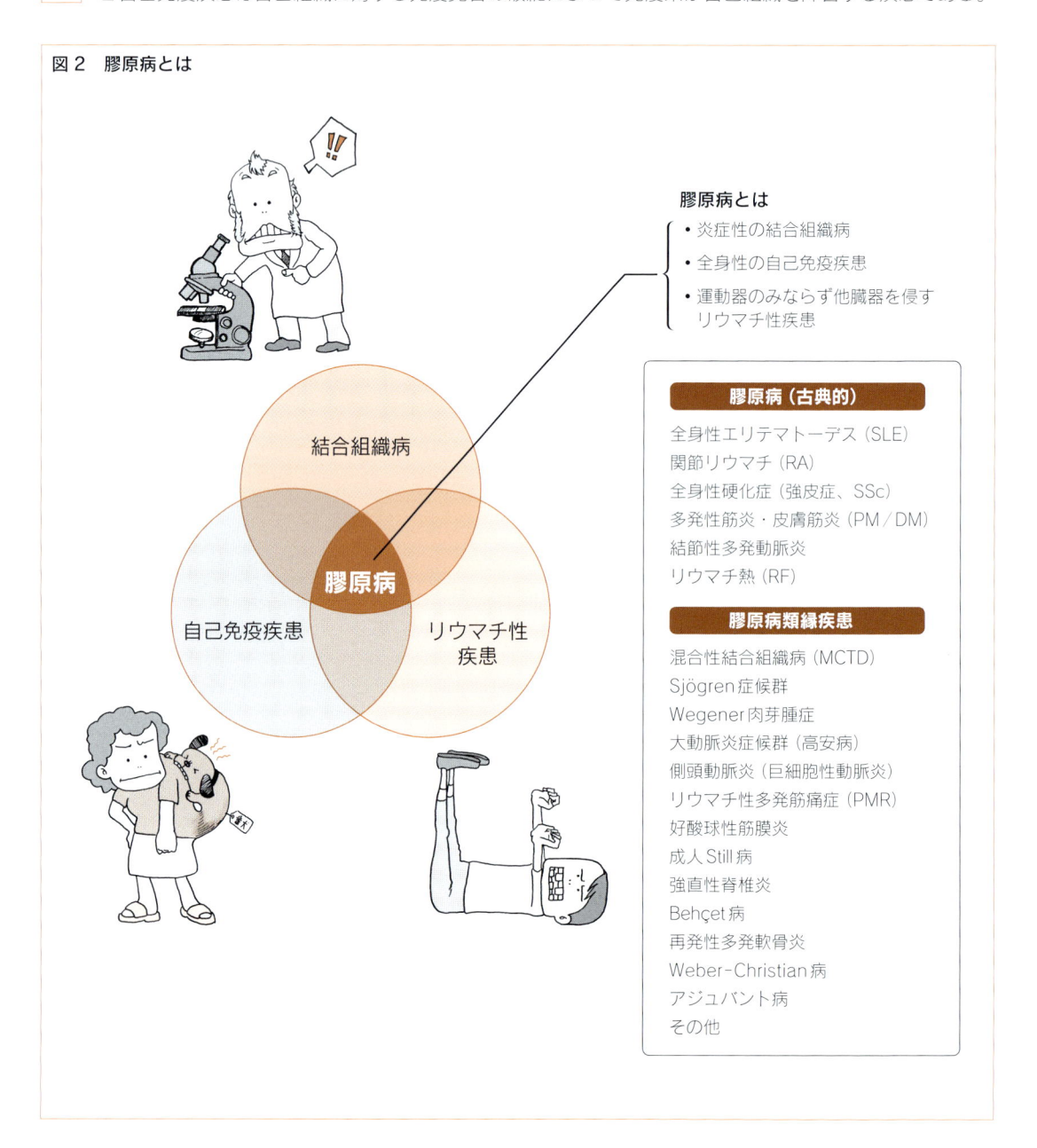

図2　膠原病とは

膠原病とは
- 炎症性の結合組織病
- 全身性の自己免疫疾患
- 運動器のみならず他臓器を侵すリウマチ性疾患

（ベン図：結合組織病・自己免疫疾患・リウマチ性疾患の重なりが膠原病）

膠原病（古典的）
全身性エリテマトーデス（SLE）
関節リウマチ（RA）
全身性硬化症（強皮症、SSc）
多発性筋炎・皮膚筋炎（PM／DM）
結節性多発動脈炎
リウマチ熱（RF）

膠原病類縁疾患
混合性結合組織病（MCTD）
Sjögren症候群
Wegener肉芽腫症
大動脈炎症候群（高安病）
側頭動脈炎（巨細胞性動脈炎）
リウマチ性多発筋痛症（PMR）
好酸球性筋膜炎
成人Still病
強直性脊椎炎
Behçet病
再発性多発軟骨炎
Weber-Christian病
アジュバント病
その他

□□ **10**　自己免疫疾患**でない**のはどれか。

A　悪性貧血
B　進行性筋ジストロフィー
C　重症筋無力症
D　慢性甲状腺炎
E　全身性硬化症〈強皮症〉

❑解法ガイド　自己免疫疾患とは、正常では免疫寛容によって自己組織や自己細胞には免疫が発動されないのが、免疫寛容の破綻によって自己細胞や自己組織に対して免疫が形成され、各種の障害を認めるものである。その診断には自己抗体の検出が有用である。

❑選択肢考察

A　悪性貧血は、胃壁細胞や内因子に対する自己免疫で、内因子欠乏を生じるためにビタミンB_{12}欠乏となったもので、巨赤芽球性貧血や亜急性連合性脊髄変性症などを認める。抗胃壁細胞抗体や抗内因子抗体などの自己抗体の出現を特徴とする自己免疫疾患である。(○)

B　進行性筋ジストロフィーには各種の病型があるが、最も重症で、頻度が高いのは伴性劣性遺伝をするDuchenne型進行性筋ジストロフィーである。そのほか、Becker型（伴性劣性遺伝で軽症）、肢帯型（常染色体劣性遺伝）、顔面・肩甲・上肢型（常染色体優性遺伝）などがある。これらは、いずれも自己免疫疾患ではない。(×)

C　重症筋無力症は、神経筋接合部の筋膜側に存在するアセチルコリン受容体に対する自己抗体である抗アセチルコリン受容体抗体が出現することにより、随意筋の易疲労性を認める疾患である。重症筋無力症は自己免疫疾患である。(○)

D　慢性甲状腺炎は橋本病とも呼ばれ、抗サイログロブリン抗体（TgAb）や抗マイクロゾーム抗体（MCHA＝抗甲状腺ペルオキシダーゼ抗体TPOAb）などの甲状腺に対する自己抗体の出現により、慢性の炎症による甲状腺破壊、その結果の甲状腺機能低下に至ることもある。甲状腺に対する自己抗体を認めるので自己免疫疾患である。(○)

E　全身性硬化症は抗Scl-70抗体や抗セントロメア抗体などの抗核抗体が出現することが特徴であるので、自己免疫疾患である。(○)

解答：B（***iM*** [6] 12）

□□ **11** 膠原病**でない**のはどれか。

⚡

A 関節リウマチ

B 皮膚筋炎

C 全身性硬化症〈強皮症〉

D 自己免疫性溶血性貧血

E 全身性エリテマトーデス

❑解法ガイド

「膠原病（collagen disease）」は、多臓器の結合組織にフィブリノイド変性をきたす疾患としてKlempererが提唱したものであるが、欧米では結合組織病と呼ばれることが多い。Klempererによって膠原病と提唱されたのは、関節リウマチ、全身性エリテマトーデス、全身性硬化症、多発性筋炎、皮膚筋炎、結節性多発動脈炎、リウマチ熱である。

膠原病とほぼ同義に用いられる「リウマチ性疾患」とは、ギリシャ語の「流れる」という意味の“rheuma”に由来し、関節あるいは関節周囲の痛みを伴う疾患を指す。さらに、「自己免疫疾患」は自己組織に対する免疫寛容の破綻によって、免疫系が自己組織を障害するものである。

現在では、膠原病は、「自己免疫を基礎として、結合組織と血管を中心とする炎症をきたす疾患群を指すもの」と考えられる。

❑選択肢考察

A 関節リウマチ（RA）は、非化膿性多発性関節炎を主徴とする全身性炎症性疾患で、その発症に自己免疫が関与すると考えられ、増悪・寛解を繰り返す。関節炎は滑膜の炎症から始まり、軟骨や関節の破壊を生じるようになり、関節変形や強直に至るものもある。最も頻度の高い膠原病で、Klempererが提唱した膠原病に含まれる。（○）

B 皮膚筋炎は、自己免疫によりヘリオトロープ疹や多形性皮膚萎縮症などの皮膚病変とともに、近位の骨格筋を中心とした筋破壊により筋力低下や筋肉痛、筋萎縮などを認めるものである。自己抗体としては抗核抗体の中で抗Jo-1抗体が30％に陽性であるのが特徴的である。Klempererが提唱した膠原病に含まれる。（○）

C 全身性硬化症は、四肢末端から中枢に広がる変性と線維化による皮膚の硬化性病変を主症状とする原因不明の全身性結合組織疾患で、内臓病変としては多発関節痛や食道などの消化管病変、両側下肺野から始まる肺線維症および肺高血圧、高血圧、血尿、蛋白尿を中心とする強皮症腎を認めることがある。Klempererが提唱した膠原病に含まれる。（○）

D 自己免疫性溶血性貧血は自己抗体である抗赤血球抗体が出現する自己免疫疾患であるが、多臓器の結合組織にフィブリノイド変性をきたす疾患ではないので膠原病には含まれない。（×）

E 全身性エリテマトーデス（SLE）は若年女性に好発し、全身の炎症性病変による多臓器障害を呈し、蝶形紅斑やディスコイド疹を中心とする日光過敏症を伴った皮膚病変、口腔内潰瘍や胸膜炎、心膜炎、腎糸球体病変、中枢神経病変などのほか関節炎を伴う。診断上、LE細胞や抗二本鎖DNA抗体（抗dsDNA抗体）、抗Sm抗体などが陽性となるのが重要である。（○）

解答：D（*iM* [6] 58）

| 到達目標 2 | 関節炎をきたす疾患を列挙できる。 |

Point
- 関節炎と診断するには、痛みが本当に関節の痛みであることと、関節に炎症が存在することの両方を満たす必要がある。
- 関節炎と診断できれば急性か慢性か、単関節炎か多発関節炎かに分けて考える。また症状の出現が左右対称か非対称か、どの関節が障害されているか、関節液の性質、関節鏡検査所見なども関節炎の鑑別に有用である。

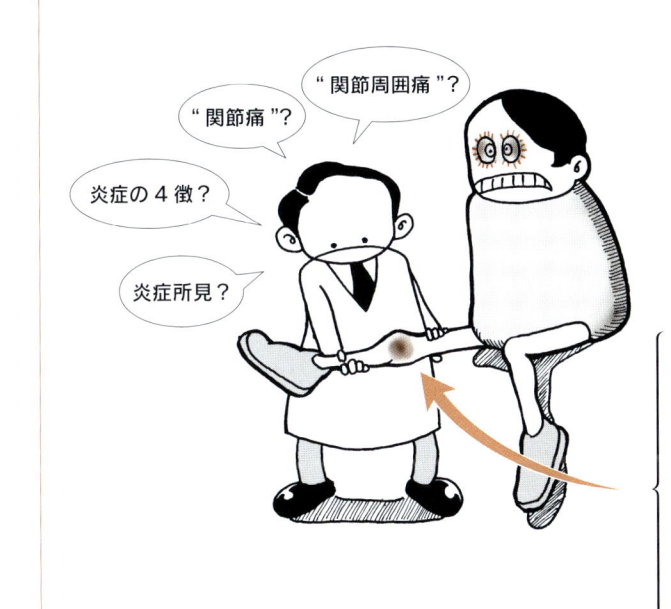

図3 関節炎の診断のポイント

関節炎の診断ポイント

関節の痛みか関節周囲組織の痛みか
- 関節の痛み ………… 関節裂隙の疼痛
  関節運動に伴う疼痛
- 関節周囲の痛み …… 骨の上に疼痛
  特定の肢位で疼痛

炎症の有無
- 炎症の4徴 ………… 熱感、腫脹、発赤、疼痛
- 炎症所見 ………… CRP、赤沈など

表2 関節炎の原因と特徴

	単関節炎	多（多発）関節炎
急性関節炎	痛風 偽痛風 外傷性関節炎 急性化膿性（敗血症性）関節炎	関節リウマチ（初期） ウイルス性関節炎（風疹、パルボウイルスB19など） 膠原病性血管疾患（SLE、全身性動脈炎）
慢性関節炎	変形性膝関節症 機械的損傷 結核性関節炎	変形性関節症 関節リウマチ 血清反応陰性脊椎関節症（強直性脊椎炎、Reiter症候群、乾癬性関節炎、潰瘍性大腸炎、Crohn病など）

□□ **12** ⚡

疾患と関節痛の好発部位との組合せで正しいのはどれか。

A　関節リウマチ ──────── 中手指節関節
B　痛　風 ──────── 膝関節
C　偽痛風 ──────── 第1中足趾節関節
D　アレルギー性紫斑病 ──────── 遠位指節間関節
E　リウマチ熱 ──────── 近位指節間関節

❏解法ガイド

結合組織疾患 (connective tissue disease)、すなわち膠原病の特徴は関節炎である。炎症には発赤、腫脹、疼痛、熱感といった4主徴があり、関節炎患者は関節痛を訴えることが多い。膠原病ではこの関節痛が初発症状となることも多く、また関節痛をきたす疾患としては関節リウマチ (RA) やSLEなどの膠原病による炎症性関節炎のほか、変性疾患である変形性関節症などの非炎症性関節痛、敗血症などに伴う感染性関節痛、血友病などに伴う関節内出血による出血性関節症、痛風や偽痛風などによる急性結晶性関節炎 (crystal - induced arthritis) など、多くの原因があるので、その鑑別が重要となる。

❏選択肢考察

A　RAの関節炎は、近位指節間関節 (PIP関節) や中手指節関節 (MCP関節) などの小関節のほか、中足趾節関節 (MTP関節) が好発部位である。そのほか、手関節や膝関節、足関節、肘関節などの大関節炎が加わることもある。(○)

B　痛風は高尿酸血症を基礎とし、関節内に尿酸塩の結晶が形成されたことにより生じる結晶性関節炎で、中高齢男性の第1中足趾節関節に好発する急性単関節炎が典型的である。膝関節は偽痛風の好発部位となる。(×)

C　偽痛風は痛風と同様、関節内にピロリン酸カルシウムの結晶が沈着することにより発症する結晶性関節炎の一つで、膝関節に好発する。膝関節の軟骨や恥骨結合の石灰化は特徴的であり、関節液中にピロリン酸カルシウムの結晶を認めることで診断される。第1中足趾節関節は痛風の好発部位である。(×)

D　アレルギー性紫斑病、すなわちSchönlein - Henoch紫斑病では腹痛、血尿、下腿伸側の紫斑のほか、膝関節炎を伴うことも多い。遠位指節間関節 (DIP関節) は変形性関節症などの好発部位である。(×)

E　リウマチ熱における多発性関節炎は、約70％に認められ、その特徴はRAとは異なり、移動性で非変形性であり、膝や肘、足、手などの大関節に生じるのが特徴で、数日間持続するが、2〜3週で自然消退する。PIP関節やMCP関節に好発するのはRAの特徴である。(×)

解答：A (***iM*** [6] 60〜61)

□□ **13**

安静時にも激しい関節痛が持続するのはどれか。

A　関節リウマチ
B　痛　風
C　結核性関節炎
D　変形性関節症
E　リウマチ熱

❏解法ガイド

関節痛は関節を形成する滑膜のほか、関節包や骨膜、筋膜、腱などが刺激されることにより生じるもので、物理的刺激や化学的刺激などが原因となり、疼痛を発症する。

一般に物理的刺激による関節痛は安静時よりも運動時に多く、進行すると圧痛や安静時疼痛もきたすようになるが、化学的刺激による関節痛は安静時に生じるものが多い。

❏選択肢考察

A　関節リウマチでは初期には運動時痛が、さらに進行すると圧痛や自発痛を認めるようになる。関節炎の進行により関節の変形や破壊をきたすため、尺側偏位やスワンネック変形、ボタンホール変形などを認めることがある。安静時疼痛はないので関節を動かさなくなり、関節拘縮の原因となる。(×)

B　痛風は関節内に尿酸結節が形成され、それを好中球が貪食し、炎症反応をきたす。運動やアルコール、ストレスなどで誘発される第1中足趾節関節の単関節炎を夜間安静時に起こすことが特徴的である。血清尿酸値がコントロールされない場合には、間欠期には全く無症状であるが、痛風発作を繰り返す。(○)

C　結核の骨関節病変としては結核性脊椎炎（脊椎カリエスなど）や股関節結核、膝関節結核などがあるが、一般に結核性関節炎は亜急性から慢性に経過することが多く、炎症症状は著明でないので、関節痛は著明でないのが特徴である。(×)

D　変形性関節症は加齢などによる関節の変性疾患であり、膝関節・股関節のほか、遠位指節間関節などのHeberden（ヘバーデン）結節も特徴である。関節痛は運動や加重により生じ、安静により改善する。一般には炎症を伴わない。(×)

E　リウマチ熱は膝関節や足関節、肘関節、手関節などの大関節に好発するのが特徴で、安静時にも疼痛を生じることはあるが、圧痛や運動時痛が強く、安静時にも激しい関節痛が持続するとはいえない。(×)

解答：B（*iM* [6] 61）

□□ **14** ⚡

関節破壊を伴った関節痛を示すのはどれか。

A　リウマチ熱
B　皮膚筋炎
C　関節リウマチ
D　全身性硬化症〈強皮症〉
E　全身性エリテマトーデス

❏解法ガイド

関節痛をきたす疾患としては関節リウマチ（RA）やSLEなどの膠原病による炎症性関節炎のほか、変性疾患である変形性関節症などの非炎症性関節痛、敗血症などに伴う感染性関節痛、血友病などに伴う関節内出血による出血性関節症、痛風や偽痛風などによる急性結晶性関節炎（crystal-induced arthritis）など、多くの原因があるので、その鑑別が重要となる。

❏選択肢考察

A　リウマチ熱の診断基準に関節痛が入っているが、RAとは異なり、移動性・非変形性で、膝や肘、足、手などの大関節に生じるのが特徴で、数日間持続するが、2～3週で自然消退する。（×）

B　皮膚筋炎は、自己免疫によりヘリオトロープ疹や多形性皮膚萎縮症などの皮膚病変とともに、近位の骨格筋を中心とした筋破壊により筋力低下や筋肉痛、筋萎縮などを認める。皮膚筋炎でも関節炎を認めるが、RAと異なり関節の破壊や変形を伴うことはない。（×）

C　RAは慢性経過する左右対称性の多発性関節炎を特徴とする全身性自己免疫疾患で、関節炎は進行し、関節破壊をきたし、変形や機能障害を認めるようになる。（○）

D　全身性硬化症は、全身性の皮膚の硬化を主症状とし、肺や心臓、消化管、腎臓などの内臓病変を伴う全身性の炎症性変性疾患である。全身性硬化症でも関節炎を認めるが、RAと異なり関節の破壊や変形を伴うことはない。（×）

E　SLEの関節炎はRAと異なり、腫脹や疼痛はあるが非破壊性で、関節変形や骨破壊を伴わないのが特徴である。（×）

解答：C（*iM* [6] 61）

到達目標 3 Raynaud症状を説明し、原因疾患を列挙できる。

Point
- 四肢末梢の細動脈の攣縮や寒冷グロブリンなどにより寒冷刺激で指先の循環障害をきたし、虚血状態に陥ったものをRaynaud現象という。
- 皮膚はまず蒼白化し、次にチアノーゼで紫色となり、さらに血流が回復してくると赤色を呈する。
- Raynaud現象は全身性硬化症（強皮症、SSc）や混合性結合組織病（MCTD）ではほぼ100％に認められ、そのほかSLE、多発性筋炎・皮膚筋炎、結節性多発性動脈炎、Sjögren症候群、悪性関節リウマチ、寒冷グロブリン血症などで認められる。

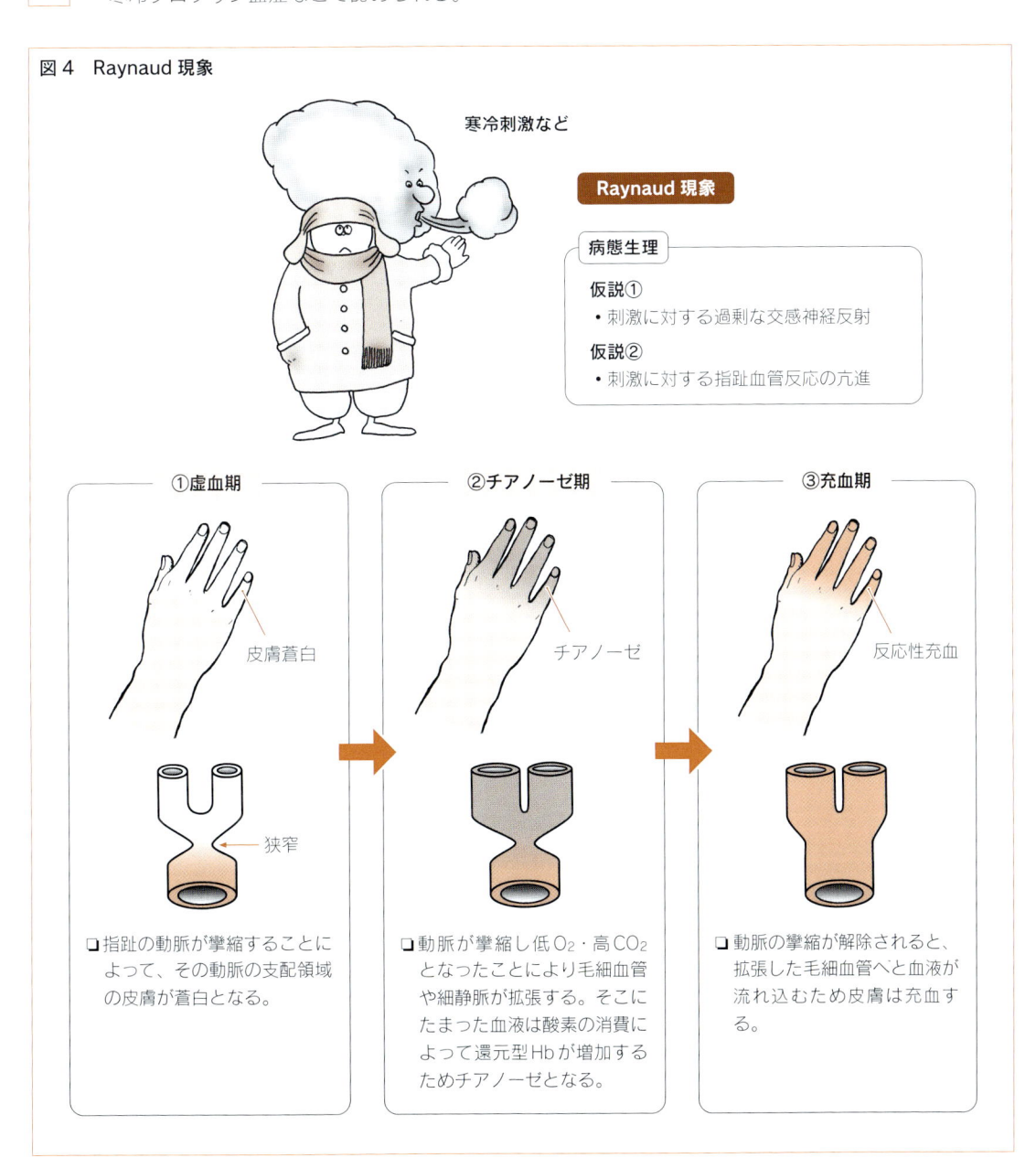

図4 Raynaud現象

寒冷刺激など

Raynaud現象

病態生理

仮説①
- 刺激に対する過剰な交感神経反射

仮説②
- 刺激に対する指趾血管反応の亢進

①虚血期　皮膚蒼白　狭窄
- 指趾の動脈が攣縮することによって、その動脈の支配領域の皮膚が蒼白となる。

②チアノーゼ期　チアノーゼ
- 動脈が攣縮し低O_2・高CO_2となったことにより毛細血管や細静脈が拡張する。そこにたまった血液は酸素の消費によって還元型Hbが増加するためチアノーゼとなる。

③充血期　反応性充血
- 動脈の攣縮が解除されると、拡張した毛細血管へと血液が流れ込むため皮膚は充血する。

□□ **15** ⚡

Raynaud現象を伴うのはどれか。

A　Behçet病

B　痛　風

C　全身性硬化症〈強皮症〉

D　変形性骨関節症

E　側頭動脈炎

❏解法ガイド

Raynaud現象は四肢末梢の細動脈の攣縮や寒冷グロブリン（cryoglobulin）などにより寒冷刺激で指先の循環障害をきたし、虚血状態に陥る結果、皮膚の色調がまず蒼白化（pallor）し、次にチアノーゼで紫色となり、さらに血流が回復してくると赤色を呈するものである。

Raynaud現象は結合組織病で認められることが多く、全身性硬化症（SSc）や混合性結合組織病（MCTD）ではほぼ100％で認められ、そのほか、全身性エリテマトーデス（SLE）では約30％に、多発性筋炎・皮膚筋炎では20％に認められる。また、結節性多発性動脈炎やSjögren症候群、悪性関節リウマチ、寒冷グロブリン血症（cryoglobulinemia）などでも生じうる。

Raynaud現象が特発性に生じるものはRaynaud病といわれ、振動工具病などが原因となり、基礎疾患を除外することで診断される。

❏選択肢考察

A　Behçet病は非化膿性の慢性炎症性疾患で、口腔内の再発性アフタや結節性紅斑などの皮膚症状、ぶどう膜炎などの眼症状、陰部潰瘍などを主症状とする多臓器障害性の原因不明の難治性疾患である。血管病変としては血管Behçet病として主として大血管を障害するが、細動脈は障害しないのでRaynaud症状を伴うことはまれである。（×）

B　痛風は高尿酸血症をきたすが、細動脈は障害しないのでRaynaud症状を伴うことはない。（×）

C　全身性硬化症は全身の皮膚や内臓の慢性進行性の炎症や変性を生じるものである。皮膚の硬化はRaynaud症状と同様の細動脈の攣縮による皮膚の虚血の結果、フィブリノイド変性を生じることによる。（○）

D　変形性骨関節症は自己免疫疾患ではなく、加齢による変性疾患なので、高γ-グロブリン血症も特徴ではなく、血管の攣縮も認めずRaynaud症状は認めない。（×）

E　側頭動脈炎は中〜大動脈に病変をきたすものであり、細動脈の攣縮などは認められず、Raynaud症状を伴うことはない。（×）

解答：C（*iM* [6] 62）

16 Raynaud 現象を**伴わない**のはどれか。

A 皮膚筋炎
B 混合性結合組織病
C 全身性エリテマトーデス
D 大動脈炎症候群
E 全身性硬化症〈強皮症〉

解法ガイド　　Raynaud 現象は全身性硬化症（SSc）と混合性結合組織病（MCTD）でほぼ100％に認められ、それに次いで全身性エリテマトーデス（SLE）や多発性筋炎・皮膚筋炎（PM／DM）などでみられる頻度が高い。

選択肢考察
A 皮膚筋炎は皮膚病変を伴った多発性筋炎と考えられており、骨格筋を主要病変とする非化膿性炎症性疾患である多発性筋炎にヘリオトロープ疹（上眼瞼の紫色の浮腫性紅斑）や多形性皮膚萎縮症、Gottron 徴候などを伴った皮膚病変が有名である。Raynaud 現象は皮膚筋炎の約20％に生じるといわれる。(○)

B 混合性結合組織病（MCTD）はSLEや全身性硬化症、多発性筋炎などでみられる症状や所見が混在し、血清中に抗U1-RNP抗体が認められるのを特徴とする疾患で、Raynaud 現象および手指の腫脹が共通所見として重要である。(○)

C SLEではその30％にRaynaud 現象を認める。(○)

D 大動脈炎症候群は、大動脈とその主要分岐や肺動脈などに非特異的炎症を生じ、これらの血管の狭窄や閉塞、また大動脈弁輪拡張などによる種々の症状を呈するものである。障害血管は大型血管に限局され、細動脈レベルが障害されることはなく、Raynaud 現象を認めることはない。(×)

E 全身性硬化症は全身の皮膚や内臓の慢性進行性の炎症や変性を生じる。全身性硬化症ではほぼ100％にRaynaud 現象を認める。(○)

解答：D（*iM* 6 62）

□□ **17** ⚡ Raynaud 現象と手指のソーセージ様腫脹とがみられる疾患で診断に**有用でない**自己抗体検査はどれか。

A　抗セントロメア抗体
B　抗 Scl - 70 抗体
C　抗 RNP 抗体
D　抗 DNA 抗体
E　抗トポイソメラーゼⅠ抗体

❏ 解法ガイド　手指のソーセージ様腫脹とは膠原病でみられる皮膚の炎症性病変の一つで、全身性硬化症（強皮症、SSc）や混合性結合組織病（MCTD）で手指が浮腫性に腫大し、一部硬化性病変が加わっている状態を指す。

SSc の自己抗体としてはリウマトイド因子が約 25％に陽性となり、抗核抗体は 40 〜 80％に陽性となり、なかでも抗 Scl - 70 抗体（抗トポイソメラーゼⅠ抗体）は 30％に陽性である。そのほか、CREST 症候群と同様に抗セントロメア抗体が陽性となるものや、抗 RNA ポリメラーゼⅠ抗体が陽性となるものもある。

MCTD では抗 U1 - RNP 抗体が陽性であるのが特徴である。MCTD は Raynaud 症状やソーセージ様の手指の腫脹を特徴とし、SLE 様所見や全身性硬化症様所見、多発性筋炎（PM）様所見などの混合所見を認めるが、SLE に特異性の高い抗 dsDNA 抗体や抗 Sm 抗体、また全身性硬化症に特異性の高い抗 Scl - 70 抗体、PM に特異性の高い抗 Jo - 1 抗体などを認めるのではなく、抗 U1 - RNP 抗体が陽性となるのが特徴である。

❏ 選択肢考察

A　CREST 症候群は限局型の強皮症で、皮下石灰沈着（calcinosis）、Raynaud 現象、食道機能異常（esophageal dysfunction）、強指症（sclerodactyly）、毛細血管の拡張（telangiectasia）を特徴とする。Raynaud 現象と手指の限局性強皮症による手指のソーセージ様腫脹が認められ、自己抗体として抗セントロメア抗体が陽性となるので、診断に有用と考えられる。（○）

B　抗 Scl - 70 抗体は全身性硬化症の 50 〜 80％に陽性となり、Raynaud 現象と手指のソーセージ様腫脹とがみられる全身性硬化症の診断に有用な検査と考えられる。（○）

C　抗 RNP 抗体は Raynaud 現象と相関関係があり、MCTD において高い抗体価で検出される。Raynaud 現象と手指のソーセージ様腫脹とがみられる疾患では MCTD も考慮され、その診断には抗 U1 - RNP 抗体が有用であると考えられる。（○）

D　抗 DNA 抗体は一般に SLE に特異的とされる。SLE の皮膚症状としては紫外線の UVB による光線過敏症を伴った蝶形紅斑や、ディスコイド疹、脱毛なども認められるが、手指のソーセージ様腫脹は特徴ではない。（×）

E　抗トポイソメラーゼⅠ抗体は抗 Scl - 70 抗体のことで、Raynaud 現象と手指のソーセージ様腫脹とがみられる全身性硬化症の診断に有用な検査と考えられる。（○）

解答：D（***iM*** [6] 62）

● core curriculum

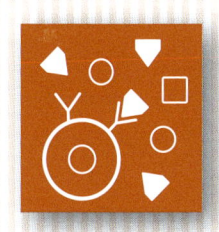

Chapter 3

病態と疾患
②全身性エリテマトーデス〈SLE〉

到達目標 1　全身性エリテマトーデス〈SLE〉の病態生理、症候、診断と治療を説明できる。

Point

[概 念]
- 全身性エリテマトーデス（systemic lupus erythematosus；SLE）は炎症病変による多臓器障害によって多彩な症状を呈する自己免疫疾患の代表である。妊娠可能年齢の若い女性に好発する。

[病 態]
- 原因は不明であるが、遺伝的素因を背景にウイルス感染などが誘因となって抗核抗体その他の各種の自己抗体が産生され、Ⅱ型、Ⅲ型アレルギーにより組織障害を生じるものと考えられている。

[誘 因]
- 妊娠・分娩、紫外線曝露（海水浴など）、ストレスなど。

[症 候]
- 皮膚病変：蝶形紅斑、円板状皮疹（ディスコイド疹）、光線過敏症、口腔内潰瘍、Raynaud現象など。
- 関節病変：関節炎（ただし、骨破壊や関節破壊はまれ）。
- 腎病変：60～70％に認める。ループス腎炎として多彩な病型を示す。
- 神経症状：中枢神経症状は予後に関係し、死因の一つである。中枢神経ループス（CNSループス）。けいれん、意識障害、抑うつ、統合失調症様症状、舞踏病など。
- 汎漿膜炎：心膜炎、胸膜炎。

[検 査]
- 炎症反応：血沈亢進（→活動性を反映）。CRPはSLEの活動期でも陰性のことが多いので注意する。
- 汎血球減少：正球性正色素性貧血、白血球減少（特にT細胞減少で細胞性免疫低下）、血小板減少（抗血小板抗体による）
- 抗核抗体：抗dsDNA抗体（抗二本鎖DNA抗体）は特異性が高く、活動性の指標となる。抗Sm抗体も特異性が高い。
- 免疫異常：補体価低下、免疫複合体陽性。
- 生物学的偽陽性（Wassermann陽性にもかかわらず、TPHAが陰性となる）。
- 活動性の指標となるのは、①赤沈、②抗dsDNA抗体、③補体価である。

[治 療]
- 一般療法：紫外線やストレスなど誘因の除去。安静・食事療法。
- 血清補体価の低下を目標に副腎皮質ステロイド薬（プレドニゾロン）投与。
- ステロイド薬大量療法は活動性腎症、中枢神経症状を伴うもの、汎血球減少、汎漿膜炎などに適応。
- パルス療法：即効作用を期待して、強力なステロイド薬を3日間点滴で大量に投与する。
- そのほか、ステロイド薬無効時やステロイド薬減量時などに免疫抑制薬を投与する。

図5 SLEの病態

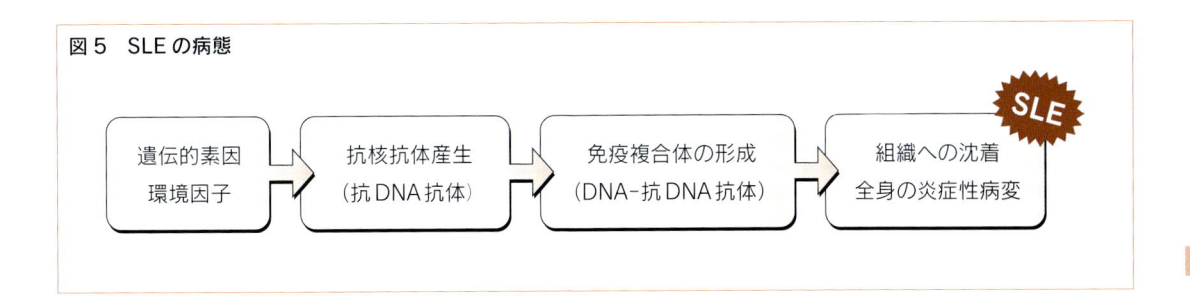

遺伝的素因 / 環境因子 → 抗核抗体産生（抗DNA抗体）→ 免疫複合体の形成（DNA-抗DNA抗体）→ 組織への沈着 全身の炎症性病変 → SLE

図6 SLEの症候

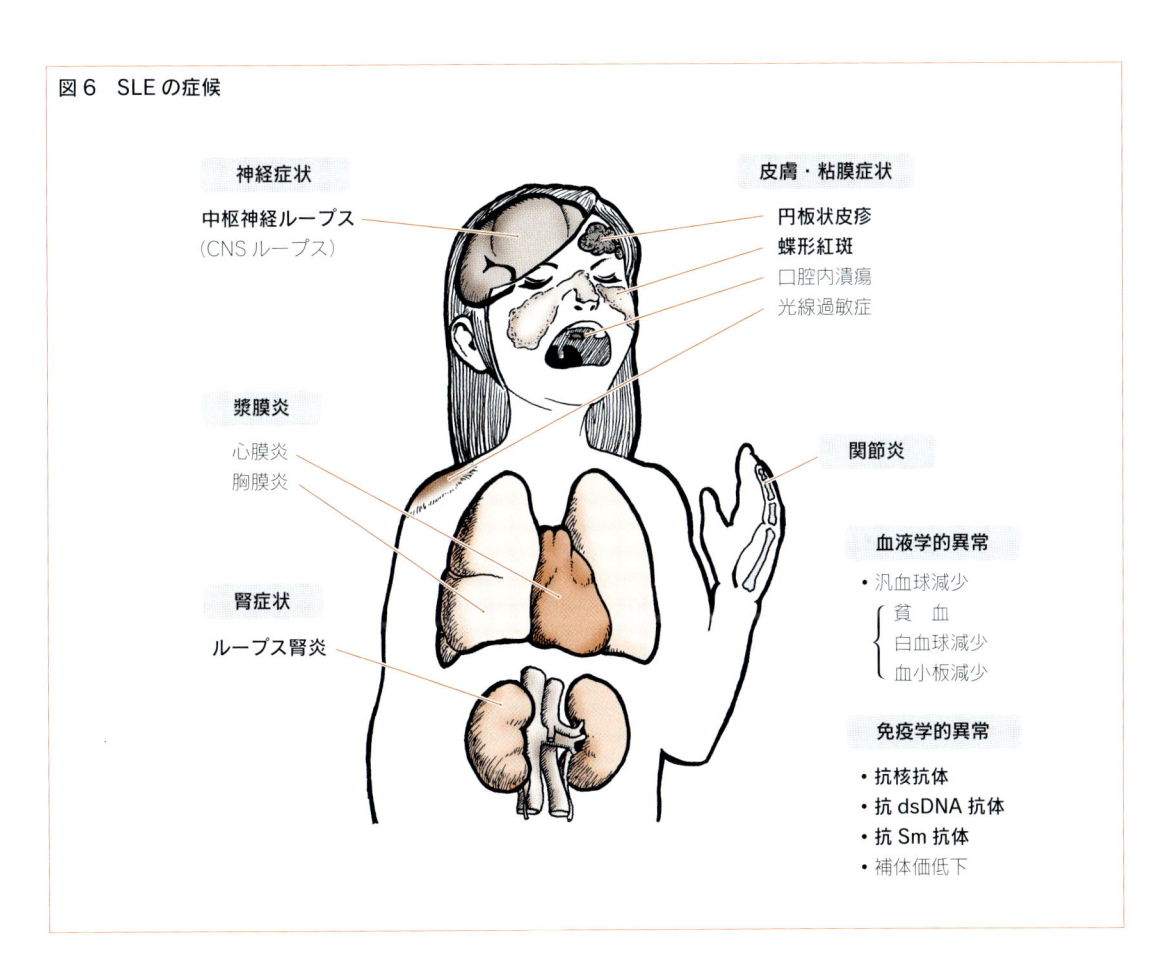

神経症状
- 中枢神経ループス（CNSループス）

皮膚・粘膜症状
- 円板状皮疹
- 蝶形紅斑
- 口腔内潰瘍
- 光線過敏症

漿膜炎
- 心膜炎
- 胸膜炎

関節炎

腎症状
- ループス腎炎

血液学的異常
- 汎血球減少
  - 貧血
  - 白血球減少
  - 血小板減少

免疫学的異常
- 抗核抗体
- 抗dsDNA抗体
- 抗Sm抗体
- 補体価低下

□□ **18** ⚡

全身性エリテマトーデスについて**誤っている**のはどれか。

A　関節の変形を起こしやすい。
B　精神神経症状を認める。
C　抗 Sm 抗体が陽性となる。
D　血小板が減少する。
E　血清補体価が低い。

❏解法ガイド

全身性エリテマトーデス（SLE）は若年女性に好発し、自己免疫による炎症で多臓器を障害し、多彩な症状を呈する疾患である。全身症状や、蝶形紅斑、光線過敏症、口腔内潰瘍などの皮膚病変、関節症状（骨破壊や関節破壊がまれ）のほか、腎障害や精神神経症状、汎漿膜炎などを認める。

SLEの分類改訂基準（米国リウマチ学会、1997年）

1. 顔面紅斑
2. 円板状紅斑
3. 光線過敏症
4. 口腔内潰瘍
5. 関節炎（2か所以上の非破壊性関節炎）
6. 漿膜炎（胸膜炎 or 心膜炎）
7. 腎障害（蛋白尿の持続、細胞性円柱）
8. 神経障害（けいれん、精神異常）
9. 血液学的異常（溶血性貧血、白血球減少症、リンパ球減少症、血小板減少症）
10. 免疫学的異常（抗 dsDNA 抗体、抗 Sm 抗体、抗リン脂質抗体〈抗カルジオリピン抗体、ループスアンチコアグラント、梅毒血清反応偽陽性〉のいずれか）
11. 抗核抗体陽性

上記11項目中4項目以上が存在すればSLEと分類する。

❏選択肢考察

A　SLEでは、関節症状は患者の90％に認められる。急性多発関節炎から間欠性関節痛まで幅広く認められるが、関節リウマチと異なり、関節の破壊や変形を伴うことはまれである。(×)

B　SLEでは中枢神経ループス（CNSループス）による中枢神経症状として抑うつや統合失調症様症状などの精神症状に加え、ステロイド投与によるステロイド精神病を認めることもある。また、けいれんや舞踏病などの神経症状を伴うことも多く、髄液中のC4濃度の低値は中枢神経障害の診断に有用であると考えられている。(○)

C　SLEでは抗DNA抗体や抗Sm抗体などをはじめとする抗核抗体を認める。(○)

D　SLEでは自己免疫による汎血球減少を認めるので、血小板が減少する。(○)

E　SLEでは各種自己抗体の出現により血清免疫複合体が陽性となることもあり、補体はⅡ型、Ⅲ型アレルギーによる消費が亢進するため低下することが多く、低補体血症を認める。血清補体価の低下はSLEの活動性の指標として重要である。(○)

解答：A（*iM* [6] 112）

□□ **19** 23歳の女性。4週前に海水浴に行き、日焼けをしてから関節痛が出現した。数日前から顔面に皮疹が出現してきた。顔面の写真（⇒カラー口絵）を示す。
この疾患に特異的な抗体として正しいのはどれか。
A 抗Jo-1抗体
B 抗ミトコンドリア抗体
C 抗Scl-70抗体
D 抗内因子抗体
E 抗dsDNA抗体

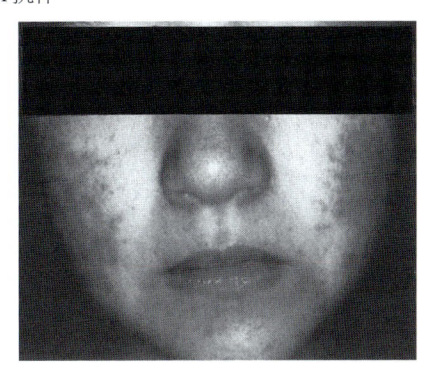

❏ **解法ガイド** 身体所見 #1 25歳の女性が海水浴の後で関節痛が現れた⇒若年成人女性に紫外線曝露が誘因となって膠原病に共通した臨床症状である関節痛が現れた。これは全身性エリテマトーデス（SLE）に特徴的な臨床パターンである。

画像所見 #1 数日前から顔面に皮疹が出現した⇒顔面に左右対称性の頬部紅斑があり、蝶形紅斑である。SLEに特徴的である。

❏ **診 断** 全身性エリテマトーデス（SLE）。

❏ **選択肢考察**
A 抗Jo-1抗体はSLEよりも多発性筋炎・皮膚筋炎に特徴的な抗核抗体である。(×)
B 抗ミトコンドリア抗体は原発性胆汁性肝硬変に特徴的な自己抗体である。SLEでは特徴的でない。(×)
C 抗Scl-70抗体はSLEよりも強皮症に特徴的な抗核抗体である。(×)
D 抗内因子抗体は抗胃壁細胞抗体とともに悪性貧血に特徴的な自己抗体である。SLEでは特徴的でない。(×)
E 抗dsDNA抗体（抗二本鎖DNA抗体）は抗Sm抗体とともにSLEの診断基準に含まれるように、疾患特異性の高い抗核抗体である。(○)

解答：E (*iM* 6 115)

□□ **20** ⚡

血清補体価が疾患活動性を反映するのはどれか。

A　悪性腫瘍

B　成人 Still 病

C　全身性エリテマトーデス

D　敗血症

E　リウマチ熱

❏解法ガイド

補体は免疫を補助する酵素蛋白で、サイトカイン刺激により肝臓で産生され、II型やIII型アレルギー反応などで消費される。

血清補体価の低下は肝硬変や劇症肝炎などによる産生障害やII型やIII型アレルギー反応のある疾患で認められる。

❏選択肢考察

A　悪性腫瘍ではサイトカインの作用で補体が増加することはあっても、その免疫はT細胞による細胞性免疫なので、血清補体価が減少することはない。(×)

B　成人 Still 病はリウマトイド因子も陰性で、抗核抗体を含む自己抗体は陰性である。炎症は著明でサイトカイン刺激による補体産生が亢進していると考えられるが、II型やIII型アレルギー反応はないので、血清補体価の低下は認めない。(×)

C　全身性エリテマトーデスはII型やIII型アレルギー反応により生じるので、補体消費が亢進して血清補体価の低下を認める。血清補体価の低下はSLEの活動性の指標である。(○)

D　敗血症では炎症反応によるサイトカインの作用で補体が増加する。(×)

E　リウマチ熱では炎症反応によるサイトカインの作用で補体が増加する。(×)

解答：C（*iM* [6] 115）

□□ **21** 全身性エリテマトーデスが疑われる妊婦に**有用でない**検査はどれか。

A　抗SS-A抗体
B　抗Scl-70抗体
C　抗Sm抗体
D　抗dsDNA抗体
E　血清補体価

❏解法ガイド　全身性エリテマトーデス（SLE）は若年女性に多いので、妊娠を伴うことも多い。その場合に、抗IgG抗体は胎盤を通過するので、IgGに属する自己抗体が胎盤を通過して胎児に至り、新生児ループスを認めることもある。

また、妊娠中には循環血液量増加などで腎臓への負担が増加し、ループス腎炎が増悪することがある。分娩後には免疫のリバウンドでSLEの活動性が亢進して、症状が増悪することも多い。

❏選択肢考察

A　抗SS-A抗体（抗Ro抗体）は、抗SS-B抗体（抗La抗体）とともにSjögren症候群で陽性となる頻度が高い。これらはSLE患者においても陽性となることがあり、抗SS-A抗体陽性のSLE合併妊婦から生まれた児は房室ブロックによる徐脈を合併する頻度が高いので、妊婦では検査が必要である。（○）

B　抗Scl-70抗体は抗トポイソメラーゼⅠ抗体ともいわれており、核酸分解酵素に感受性のあるDNA結合蛋白で、全身性硬化症（強皮症、SSc）の20～40％に陽性で、特異度も高くSScの診断に重要と考えられているが、SLEとの関連性は低い。（×）

C　抗Sm抗体はSLEの診断基準にも入っており、敏感度は高くはないが特異度が高いので診断上有用である。（○）

D　抗DNA抗体は抗Sm抗体とともにSLEの診断上重要である。特に抗dsDNA抗体はSLE患者の60～70％で陽性で、SLEの活動性を反映するので有用な検査である。（○）

E　血清補体価はSLEの活動性を反映するので妊娠経過を通じて測定する必要がある。（○）

解答：B（*iM* [6] 115）

□□ **22** ⚡

小児の全身性エリテマトーデスに**みられない**のはどれか。

A　腎障害
B　けいれん
C　高血圧
D　冠動脈瘤
E　紫　斑

❏解法ガイド

全身性エリテマトーデス（SLE）は妊娠可能年齢の若年女性に好発するが、10歳以下および60歳以上の症例も存在する。実際、SLEの20％は15歳未満に発症しているが、思春期以前の発症では男女比が1：2～3で、成人ほど女性の割合が多いとはいえない。

小児のSLEの特徴としては、発症はより急性で、重症例が多いことが特徴であり、SLEの一般的な全身症状である発熱や皮膚症状、関節症状などのほか、けいれんをはじめとする中枢神経障害や、高血圧を含む腎障害、心内膜炎を含む心炎などの合併率が高い。若年性関節リウマチ（JRA）やリウマチ熱、アレルギー性紫斑病などとの鑑別も重要である。

❏選択肢考察

A　小児のSLEでは腎障害の合併が多いのが特徴である。（○）

B　SLEでは中枢神経症状として抑うつや統合失調症様症状などの精神症状に加え、副腎皮質ステロイド薬投与によるステロイド精神病を認めることもある。また、けいれんや舞踏病などの神経症状を伴うことも多く、髄液中のC4濃度の低値は中枢神経障害の診断に有用であると考えられている。（○）

C　SLEにおける高血圧は腎障害に伴うことが多く、特に小児においては腎障害や副腎皮質ステロイド薬投与に合併した高血圧で高血圧性脳症を認めることも少なくないので、注意する必要がある。（○）

D　SLEは漿膜炎の一つとして心膜炎を伴い、心電図上のST上昇や心膜摩擦音、心嚢液の貯留などを認めることがある。さらに心内膜の炎症を伴うこともあり、心内膜に疣贅を生じ、疣贅性心内膜炎（Libman（リブマン）-Sacks（サックス）心内膜炎）を認めることがある。しかし、川崎病と異なり冠動脈瘤を合併することはない。（×）

E　紫斑はSLEにおいては抗血小板抗体の出現で血小板数の減少に伴い出現するものと考えられるが、小児のSLEでも四肢や躯幹に軽度に認められ、特に血小板数の減少がなくても出現することもありうる。（○）

解答：D（*iM*[6] 112～114）

□□ **23** 活動期の全身性エリテマトーデスについて正しいのはどれか。

A　血清補体価が高い。

B　血小板が増加する。

C　小球性貧血を認める。

D　関節の変形を起こしやすい。

E　胸水貯留が認められる。

❏解法ガイド　全身性エリテマトーデス（SLE）は検査所見では炎症反応のほか、汎血球減少や低補体血症、抗DNA抗体や抗Sm抗体などをはじめとする抗核抗体を認めることが多い。

❏選択肢考察

A　血清補体価の「低下」がSLEの活動性の指標として重要である。（×）

B　SLEでは抗血小板抗体の出現により、血小板表面に抗血小板抗体が付着し、脾臓による破壊が亢進するため、血小板は減少することが多い。（×）

C　SLEでは抗白血球抗体や抗赤血球抗体、抗血小板抗体などにより汎血球減少をきたすことが多く、自己免疫性溶血性貧血により赤血球数も減少し、正球性貧血を認める。また、白血球数も減少し、特にT細胞が減少することにより、細胞性免疫の低下を認めることもある。（×）

D　SLEにおいては90％に多発関節痛を認めるが、関節変形はまれであり、骨破壊はなく、ステロイド治療によく反応する。（×）

E　SLEは汎漿膜炎として心膜炎や胸膜炎を認めるため、心嚢液貯留や胸水貯留が認められる。この胸水は炎症によるものなので滲出性胸水である。（○）

解答：E（***iM*** [6] 115）

□□ **24** ⚡

18歳の女子。発熱と関節痛とを主訴に来院した。1か月前から顔面に皮疹が出現してきた。血液所見：赤血球346万、白血球2,900、血小板9万。血液生化学所見：アルブミン3.0g/dl、IgG 2,310mg/dl（基準960～1,960）。抗核抗体320倍（基準20以下）。顔面の写真（⇒カラー口絵）を示す。

この疾患で**みられない**のはどれか。

A　けいれん　　B　脱　毛　　C　蛋白尿
D　光線過敏症　　E　内臓悪性腫瘍合併

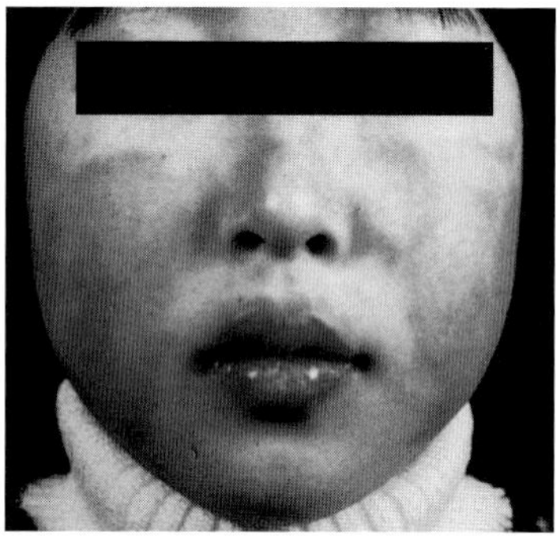

❑ **解法ガイド**

[身体所見] ＃1　18歳の女子が発熱と関節痛とを主訴に来院した⇒膠原病類縁疾患と考えたい。

＃2　1か月前から顔面に皮疹が出現⇒薬疹や全身性エリテマトーデス（SLE）、皮膚筋炎などを考える。

[検査所見] ＃1　赤血球346万（基準380～480万）⇒やや低下。

＃2　白血球2,900（基準4,000～8,500）、血小板9万（基準15～40万）⇒ともに低下しており、汎血球減少である。

＃3　アルブミン3.0g/dl（基準4.5～5.5）⇒低下している。

＃4　IgG 2,310mg/dl⇒IgGが増加している。これは単クローン性の増加であれば多発性骨髄腫や本態性M蛋白血症（MGUS）などを考慮するが、多クローン性であれば膠原病や慢性感染症などによる慢性炎症を考えたい。

＃5　抗核抗体320倍⇒膠原病、特にSLEや皮膚筋炎、全身性硬化症（強皮症）、Sjögren症候群などを考慮したい。

[画像所見] ＃1　顔面の写真で両側頬部に紅斑が認められる⇒蝶形紅斑であろうと推測される。蝶形紅斑では膠原病の中で、SLEが考えられる。

❑ **診　断**　全身性エリテマトーデス（SLE）。

❑ **選択肢考察**

A　SLEでは中枢神経ループスとして、各種精神・神経症状を認め、けいれんや意識障害、せん妄、幻覚妄想、躁・うつなどを合併する。（○）

B　SLEでは皮膚病変の一部として、脱毛を認めることがある。（○）

C　SLEでは腎糸球体病変の合併率が高く、蛋白尿や血尿、各種尿沈渣所見を認めることが多い。（○）

D　光線過敏症はSLEの皮膚病変の一つでもあり、診断基準に含まれている。（○）

E　内臓悪性腫瘍の合併を認めるのは膠原病では皮膚筋炎が代表的である。一般的にはSLEでは認めない。（×）

解答：E（***iM*** [6] 112～114）

□□ **25** 23歳の女性。出産後の多関節痛のため来院した。昨年の冬からRaynaud現象が出現した。尿所見：蛋白3＋、糖（－）。血液所見：赤血球358万、白血球3,500、血小板9万。血液生化学所見：アルブミン3.4g/dl、クレアチニン0.5mg/dl。免疫学所見：抗核抗体640倍（基準20以下）、CH_{50} 20U/ml（基準30〜40）。

診断はどれか。

A 全身性エリテマトーデス
B 全身性硬化症〈強皮症〉
C 関節リウマチ
D 抗リン脂質抗体症候群
E Sjögren症候群

❏ **解法ガイド** 身体所見 #1 23歳の女性が出産後の多関節痛のため来院した⇒この段階では膠原病的な疾患を考慮したい。これは出産後の自己免疫の増悪によるものと考えられる。

#2 昨年の冬からRaynaud現象が出現した⇒全身性エリテマトーデス（SLE）や混合性結合組織病（MCTD）、全身性硬化症（強皮症）などの可能性が高い。

検査所見 #1 尿蛋白3＋、尿糖（－）、尿潜血1＋⇒糖尿病は否定的だが、糸球体病変が疑われる。

#2 赤血球358万（基準380〜480万）、白血球3,500（基準4,000〜8,500）、血小板9万（基準15〜40万）⇒汎血球減少を認める。

#3 アルブミン3.4g/dl（基準4.5〜5.5）⇒やや低下している。

#4 クレアチニン0.5mg/dl（基準0.6〜1.1）⇒糸球体濾過値（GFR）の著明な低下はない。

#5 抗核抗体は640倍と高値を示す。

#6 CH_{50}は20U/mlと低下している⇒自己免疫疾患が考えられる。

❏ **診　断** 全身性エリテマトーデス（SLE）。

❏ **選択肢考察** A Raynaud現象があり、妊娠を契機に発症した多関節痛があり、腎障害、汎血球減少、抗核抗体陽性・低補体血症などからSLEが最も考えられる。(○)

B 全身性硬化症はRaynaud現象や多関節痛、全身倦怠感、腎障害、抗核抗体陽性などを認めるが、低補体血症や汎血球減少などを認めることはない。(×)

C 関節リウマチでは多関節痛や全身倦怠感などを認めるが、低補体血症や汎血球減少などを認めることはない。(×)

D 抗リン脂質抗体症候群では習慣性流産や抗核抗体陽性などを認める。血小板減少はあるが汎血球減少となることは少ない。そのほか活性化部分トロンボプラスチン時間延長はあっても動静脈血栓症を認めるのが特徴である。(×)

E Sjögren症候群ではRaynaud現象や多関節痛、全身倦怠感、抗核抗体陽性などを認めるが、乾燥症状が存在しないので否定的である。(×)

解答：A (*iM* [6] 112)

□□ **26** ⚡

28歳の女性。高熱と筋肉痛とを主訴に来院した。25歳時に流産の既往がある。3日前に海水浴に行き、翌日から38.6℃の発熱、下腿浮腫および両頬部を中心とする紅斑が出現した。近医で過度の日焼けと診断され外用療法を受けたが軽快せず、筋肉痛と両側腋窩リンパ節腫脹とが出現した。

検査所見として**誤っている**のはどれか。

A　尿蛋白陽性
B　赤沈亢進
C　好中球増加
D　抗 dsDNA 抗体陽性
E　補体価低下

❑ **解法ガイド** [身体所見]

＃1　28歳の女性が高熱と筋肉痛とを主訴に来院した⇒主訴からは皮膚筋炎などを考慮したい。

＃2　25歳時に流産の既往がある⇒これはもし反復する場合には抗リン脂質抗体症候群も考慮したいが、一度の流産ではなんとも判断できない。

＃3　3日前に海水浴に行き、翌日から38.6℃の発熱、下腿浮腫および両頬部を中心とする紅斑が出現した⇒これは全身性エリテマトーデス（SLE）でよく認められるパターンで、強い紫外線の刺激によりSLEが発症したと考えられる。両頬部を中心とする紅斑は蝶形紅斑のことでSLEに特徴的であり、浮腫はループス腎炎によるネフローゼ症候群によるものと考えられる。

＃4　近医で過度の日焼けと診断され外用療法を受けた⇒当然SLEでは軽快しない。

＃5　筋肉痛と両側腋窩リンパ節腫脹⇒これらはSLEで認められる症状である。

❑ **診　断**　全身性エリテマトーデス（SLE）。

❑ **選択肢考察**

A　SLEの腎合併症であるループス腎炎は糸球体病変であり、尿蛋白の陽性や沈渣中の白血球、赤血球などのtelescoped sedimentsを認める。（○）

B　SLEでは炎症反応を認めるが、SLEにおいてはCRPよりも赤沈のほうが炎症をよく反映する。（○）

C　SLEでは血球に対する自己免疫により汎血球減少を認めるので、好中球は増加するのでなく、減少する。（×）

D　SLEでは特異性の高い抗核抗体として、抗dsDNA抗体と抗Sm抗体が陽性となる。（○）

E　SLEではⅡ型およびⅢ型アレルギーにより補体が消費されて、補体価低下を認める。これはSLEの活動性を反映する。（○）

解答：C（***iM*** [6] 114～115）

□□ **27** 30歳の女性。高血圧で治療中であったが、突然、発熱と全身倦怠感とを生じた。口腔体温は38.3℃で、血圧は正常であった。顔面に蝶形紅斑を認め、手関節や足関節に腫脹と圧痛とを認めた。また、胸骨下縁下部に摩擦音を聴取した。

これらの所見の原因として最も考えられる薬剤はどれか。

A　カプトプリル

B　ヒドララジン

C　ミノキシジル

D　ニトロプルシド

E　プロプラノロール

❏解法ガイド [身体所見] ＃1　若年女性の発熱、蝶形紅斑、関節炎⇒SLEが疑われる。

＃2　胸骨下縁下部に摩擦音⇒漿膜炎の一つの心膜炎によるものである。

＃3　高血圧の治療中⇒降圧薬を投与されていると考えられるので、薬剤性ループス様症候群が最も考えられる。

❏診　　断 薬剤性ループス様症候群。

❏解法サプリ ある種の薬剤、例えばジフェニルヒダントイン、プロカインアミドなどを長期服用していると、SLE類似症状が出現し、抗核抗体、特にヒストンに対する抗体が出現する。これを薬剤性ループス様症候群（drug-induced lupus syndrome）と呼ぶ。SLEと異なり、重篤な腎障害などは少なく、二本鎖DNAに対する抗体などは認めないことが多い。薬を中止すると、大部分の症例では臨床症状，抗核抗体ともに消失する。

❏選択肢考察 A　カプトプリルの副作用は、乾性咳嗽である。(×)

B　ヒドララジンは薬剤性ループス様症候群の原因となりうる。薬剤性ループス様症候群を生じる薬剤としては、ジフェニルヒダントイン、ヒドララジン、プロカインアミドなどが代表的である。(○)

C　ミノキシジルは、現在はロゲインやリアップとして育毛剤として有名であるが、もともとは降圧薬として開発されたものである。(×)

D　ニトロプルシドは一酸化窒素（NO）を供給することで、血管平滑筋内のcGMPが上昇し、平滑筋が弛緩して血管拡張による降圧作用を生じる。緊急の降圧薬として用いられることがある。副作用としては、バイアグラとの併用による虚血性心疾患などがある。(×)

E　プロプラノロールはβ遮断薬で、降圧薬として用いられるが、薬剤性ループス様症候群の原因とはなりにくい。(×)

解答：B（*iM* [6] 118）

□□ **28**　活動性の全身性エリテマトーデスに対してまず投与されるのはどれか。

A　免疫抑制薬
B　免疫グロブリン製剤
C　副腎皮質ステロイド薬
D　非ステロイド性抗炎症薬
E　抗リウマチ薬

❑解法ガイド

全身性エリテマトーデス（SLE）の治療としては安静や増悪因子の除去などの一般治療に加え、発熱、関節痛などに対してはNSAIDsの投与を行うが、治療の根幹は免疫を抑制する副腎皮質ステロイド薬にある。プレドニゾロン投与が行われることが多く、血清補体価の正常化などを目標に投与され、特に活動性腎症や中枢神経症状、汎血球減少、汎漿膜炎など、重症のものには大量投与が行われる。

そのほか、ステロイド無効時やステロイド減量時などには免疫抑制薬の併用が、さらに活動性の高いものに対してはステロイドのパルス療法や、血清中の抗体や免疫複合体の除去のための血漿交換療法なども行われる。

❑選択肢考察

A　SLEに対しては免疫抑制薬が投与されることも少なくないが、これは一般的にステロイド無効時、もしくはステロイドを減量しなければならないときなどに用いられる。免疫抑制薬としてはアザチオプリン、シクロホスファミドなどが用いられる。ループス腎炎や中枢神経ループスなどを伴った重症例でステロイド無効時などにはシクロホスファミドのパルス療法などを用いることもある。（×）

B　SLEでは高γ-グロブリン血症を認め、リウマトイド因子が陽性であることも少なくない。SLEでは白血球減少、特にリンパ球減少を認め、易感染性を認めることがあるが、主としてT細胞が減少するのであり、液性免疫は保持され、高γ-グロブリン状態となっていることが多く、免疫グロブリン製剤の投与の必要性は少ない。（×）

C　活動性が高いSLEには副腎皮質ステロイド薬投与が適応となる。一般にステロイドはプレドニゾロン換算で30～40mg/日より開始し、血清補体価の正常化を指標として減量していく。活動性の高いループス腎炎や、中枢神経症状、血球減少、漿膜炎などを伴ったSLEではプレドニゾロン60mg/日から投与を行うべきであろう。（○）

D　NSAIDsは消炎鎮痛効果はあるが活動性のSLEの治療には有効でないと考えられるので、不適切である。（×）

E　抗リウマチ薬とは金製剤やD-ペニシラミン、メトトレキサートなどの免疫調製薬で、いわゆる疾患修飾性抗リウマチ薬（DMARDs）のことである。活動性のSLEにはステロイドのほうが良い適応である。（×）

解答：C（*iM* [6] 117）

29 全身性エリテマトーデスの患者で、投与中の副腎皮質ステロイド薬の減量が適切な場合はどれか。

A 尿糖の出現
B 尿蛋白の増加
C 血清補体価の低下
D タール便の排泄
E ニューロパチーの出現

❏ 解法ガイド　　全身性エリテマトーデスの主たる治療薬である副腎皮質ステロイド薬は副作用が多く認められるため、重症の副作用（major side effect）の出現時には減量が必要となる。
　重症の副作用にはステロイド精神病や消化管出血（ステロイド潰瘍）、骨粗鬆症や小児における成長障害、易感染性、さらにステロイドの急激な中断時のステロイド離脱症候群などがある。そのほか、軽症の副作用（minor side effect）としては肥満や多毛、皮膚病変、白内障や緑内障、高血圧、ステロイドミオパチーなどである。

❏ 選択肢考察
A　副腎皮質ステロイド薬は高血糖をきたし、尿糖を認めることが少なくない。しかし、尿糖が出現しても、それはインスリンの併用により血糖のコントロールを行うことにより改善されるので、ステロイド薬の減量が必ずしも必要な状態とはいえない。(×)
B　副腎皮質ステロイド薬は脂溶性薬剤であり、その代謝は主として肝臓で行われ、腎障害を生じることはまれであり、ステロイド薬による尿蛋白の出現を認めることはない。SLEの経過観察中の尿蛋白の増加はステロイド薬によるものではなく、ループス腎炎の増悪によるものと考えられるので、ステロイド薬の増量が必要となる。(×)
C　補体は免疫を補助する酵素蛋白であり、急性期炎症反応性物質であるので、炎症反応が著明である場合には上昇してくるが、II型、III型アレルギーで消費が亢進している場合には低下してくる。SLEでは、その活動期には血清補体価が低下し、逆に血清補体価が低下している場合にはSLEの活動性が高いと判断することができる。血清補体価の低下時にはステロイド薬を増量することはあっても減量する必要はない。(×)
D　タール便は上部消化管出血により生じる。SLEのステロイド治療中にタール便が出現した場合にはステロイド潰瘍による上部消化管出血の可能性が高いと考えられるので、タール便をみたらステロイド薬の減量が必要となることが多い。(○)
E　一般にステロイド薬は中枢神経症状として抑うつや、逆に躁状態などのステロイド精神病を呈することもある。ステロイド薬の副作用としてニューロパチー（末梢神経障害）が出現することはない。SLEにおけるニューロパチーはSLEに伴った血管炎により多発性単神経障害をきたすものが考えられる。(×)

解答：D（**iM** 6 117）

□□ **30**　副腎皮質ステロイド薬投与中の全身性エリテマトーデス患者が発熱、項部硬直および外転神経麻痺を呈した。

まず行うべき検査はどれか。

A　頭部血管造影

B　脳 SPECT

C　脳　波

D　脳脊髄液検査

E　血液培養

❏ **解法ガイド**　[身体所見] ＃1　発熱や項部硬直が出現している⇒髄膜炎と考えられる。

＃2　外転神経麻痺⇒脳神経の中で頭蓋内を走行する距離が最も長い外転神経が髄膜炎による脳圧亢進により圧迫を受け、麻痺を呈したと考えられる。この症例では副腎皮質ステロイド薬投与により易感染性を生じ、そのため髄膜炎を認めたものと考えられよう。

❏ **解法サプリ**　全身性エリテマトーデス（SLE）の治療の要となるステロイド薬投与は、約 10％に major side effect と呼ばれる重症の副作用を認める。その場合はステロイドの減量を考慮する必要がある。重症の副作用として、易感染性、骨粗鬆症などの骨病変、ステロイド潰瘍などによる消化管出血、ステロイド精神病のほか、ステロイド離脱症候群などがある。

❏ **選択肢考察**

A　脳腫瘍や頭蓋内占拠性病変、脳血管病変などは考えにくく、頭部血管造影の適応になるとは考えられない。(×)

B　SPECT は脳の血流や代謝をみられるが、髄膜炎には有用な検査とはいえない。(×)

C　髄膜炎では、小児では特にけいれんを合併することがあるが、脳波に異常を認めないことが多く、非特異的である。診断に有用とはいえない。(×)

D　ステロイド投与中の SLE 患者であり、易感染性があると考えられ、さらに発熱、項部硬直から髄膜炎の可能性が高く、また外転神経麻痺を呈していることから脳圧が亢進している可能性が高い。まず脳脊髄液検査により髄膜炎の診断と鑑別診断、さらに起炎菌の同定を行うべきである。(○)

E　ステロイド投与中の SLE 患者であるため易感染性を生じて、病原体が血液を介して髄液に移行したのかもしれない。その病原体としてはクリプトコッカスや結核菌が考えられるが、一般的な血液培養では検出することが困難であり、さらにその培養には数週間を要する。緊急性のある治療が必要なこの患者に対してはまず行うべき検査とはいえない。(×)

解答：D（*iM* [6] 115）

到達目標 2 　全身性エリテマトーデス〈SLE〉の合併症（中枢神経ループス、ループス腎炎）を説明できる。

図7　中枢神経ループスとループス腎炎

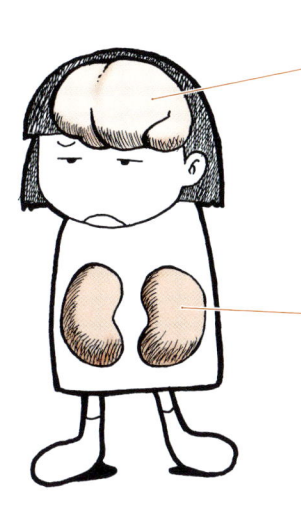

中枢神経ループス
- 精神症状（うつ、不安、失見当識、記憶障害、統合失調症様状態）
- 脳血管障害（多発性の小梗塞、出血）
- けいれん（大発作が最多）
- その他（頭痛、髄膜炎、髄膜脳炎、脳神経障害…）

ループス腎炎
- 50％以上の患者が腎病変を示し、30％が腎不全となる。

表3　ループス腎炎の分類

Ⅰ型	微小メサンギウムループス腎炎	
Ⅱ型	メサンギウム増殖性ループス腎炎	蛋白尿陰性～軽度蛋白尿 他の病型への移行あり 腎不全はまれ
Ⅲ型	巣状ループス腎炎	軽度蛋白尿 血尿 他の病型への移行あり 腎不全はまれ
Ⅳ型	びまん性ループス腎炎 　びまん性分節性ループス腎炎（Ⅳ-S） 　びまん性全節性ループス腎炎（Ⅳ-G）	中等度蛋白尿～ネフローゼ症候群 血尿 高血圧 腎不全へと移行
Ⅴ型	膜性ループス腎炎	ネフローゼ症候群 血尿 時に高血圧 腎不全は少ない
Ⅵ型	進行した硬化性ループス腎炎	中等度蛋白尿～ネフローゼ症候群 血尿 高血圧 腎不全へと至る

[Point]

［ループス腎炎］

- ❑ SLEでは半数以上に糸球体病変が認められ、ループス腎炎と呼ばれる。
- ❑ 病変の主座は糸球体で、いわゆるtelescoped sediments（活動性腎炎のとき、赤血球、白血球や各種円柱が同時に多数認められるもの）が特徴である。
- ❑ 糸球体病変は多彩で、微小変化型から急速進行性糸球体腎炎型までさまざまな病型がある（**表3**）。
- ❑ 腎障害は治療抵抗性で予後を決定する重要な因子である。

［中枢神経ループス（CNSループス）］

- ❑ SLEでは自己免疫による炎症性病変により多臓器に多彩な症状を呈するようになるが、局所症状として精神神経症状が20～50％に認められる。進行期における中枢神経症状は予後に関係し、死因の一つとして重要である。
- ❑ 中枢神経障害はSLEに合併する血管障害によるものも少なくない。

□□ **31**　中枢神経ループスで最も**認めにくい**のはどれか。

⚡

A　うつ状態

B　躁状態

C　認知症状態

D　幻覚・妄想状態

E　せん妄状態

❑ 解法ガイド

全身性エリテマトーデス（SLE）では自己免疫による炎症性病変により多臓器に多彩な症状を呈するようになるが、特に全身症状に加え、局所症状として精神神経症状が20～50％に認められる。進行期における中枢神経症状は予後に関係し、死因の一つとして重要である。また、中枢神経障害はSLEに合併する血管障害によるものも少なくない。

SLEの中枢神経障害としてはけいれんおよび精神障害が診断基準に含まれているが、精神症状としては抑うつや統合失調症様症状、中枢神経症状としてはけいれんや舞踏病様症状、意識障害などが重要である。

❑ 選択肢考察

A　SLEでは感情障害をきたす頻度も高く、抑うつ状態となることが多い。また、これは特に治療に用いる副腎皮質ステロイド薬によるステロイド精神病としての抑うつ、時に躁状態を呈することがあり、それとの鑑別が重要である。（○）

B　SLEでは一般的に感情の障害としては抑うつ状態となることが多いが、場合により躁状態を呈することもありうる。（○）

C　SLEで認知症状態を呈さないことはないが、比較的認めにくい。（×）

D　SLEでは精神症状として統合失調症様症状の一つである幻覚・妄想状態を呈することがあり、統合失調症との鑑別が必要となる。（○）

E　せん妄は軽度の意識障害に精神的興奮を伴ったものであり、アルコール依存症の離脱症状としての振戦せん妄や、多発性脳梗塞などに合併する夜間せん妄などがあるが、SLEでもせん妄状態が認められることがある。（○）

解答：C（*iM* [6] 114）

□□ **32** ループス腎炎患者について**適切でない**のはどれか。

A 免疫複合体陽性

B 赤血球円柱

C 梅毒血清反応偽陽性

D 補体価〈CH_{50}〉高値

E 血清γ-グロブリン高値

❏解法ガイド

SLEは自己免疫を基礎とする全身性の炎症性疾患で、皮膚病変および内臓の多彩な病変を特徴とする。SLEによる腎障害はループス腎炎と呼ばれ、SLEの約2/3に認められる。病変の主座は糸球体にあり、蛋白尿や血尿、各種の円柱などを認め、いわゆるtelescoped sediments（活動性腎炎のとき、赤血球、白血球や各種円柱が同時に多数認められるもの）が特徴である。

糸球体病変は多彩で、微小変化型から急速進行性糸球体腎炎型までさまざまな病型があり、それぞれに移行型が存在するため、予後を予測することはむずかしい。約半数は難治性ネフローゼ型を呈し、腎病変はSLEの予後を決定する大きな因子であり、またループス腎炎は初発症状の一つでもあり、SLEの活動性と一致して変化しうる。

❏選択肢考察

A SLEでは自己抗体の出現により血液中の免疫複合体が形成されることが少なくなく、それに補体が結合し、血管壁を障害することにより血管炎を生じることもある。血清中免疫複合体はSLE活動性の指標の一つでもある。(○)

B SLEではループス腎炎の場合にはさまざまな糸球体病変をとる可能性があり、血尿や蛋白尿、赤血球円柱や顆粒球円柱など同時にさまざまな種類の所見が認められるのが特徴である。これをtelescoped sedimentsという。(○)

C SLEでは非特異的なカルジオリピンに対する抗体をみるWassermann反応が陽性となるにもかかわらず、トレポネーマに対する特異的抗体をみるTPHAが陰性である、いわゆる生物学的偽陽性を10～20％に認める。このカルジオリピンに対する抗体であるWassermann反応は抗リン脂質抗体症候群との関係が重要である。(○)

D 血清補体価はSLEの活動性の指標として最も重要なものの一つと考えられている。血清補体価の低下時にはSLEの活動性が高く、ステロイド治療により、もしくは自然経過でSLEの活動性が低下してきた場合には血清補体価が改善してくる。(×)

E SLEでは慢性炎症が存在するため、IgGの上昇を中心とした高γ-グロブリン血症をきたすことが多い。それによりリウマトイド因子が陽性となることも少なくない。(○)

解答：D（*iM* [6] 113）

33　18歳の女子。トイレを出ようとしたら全身けいれんが起こったため来院した。2か月前から微熱、全身倦怠感および関節痛を自覚している。体温37.6℃。両手指にしもやけ様の発疹を認め、脱毛が目立つ。尿所見：蛋白2＋、糖（－）。沈渣に赤血球30〜40/1視野、白血球30〜40/1視野。
この疾患における活動性の指標として**誤っている**のはどれか。
A　血清補体価低値
B　血清免疫複合体高値
C　血清抗dsDNA抗体高値
D　末梢血白血球数増加
E　赤沈亢進

❏ 解法ガイド　[身体所見]　#1　18歳の女子がトイレを出ようとしたら全身けいれんが起こった⇒一般的に18歳の女子における全身けいれんはてんかんによるものと考えられ、原発性てんかんとしては大発作が最も考えられるが、脳血管障害や外傷後、脳腫瘍、全身性疾患などに伴う続発性てんかんも考慮する必要がある。
　　　　　　　　　　　　　#2　2か月前から微熱、全身倦怠感、関節痛などを自覚⇒亜急性に全身症状を伴っており、特に関節痛を自覚していることから、全身症状と関節痛より膠原病疾患を考えたい。
　　　　　　　　　　　　　#3　体温37.6℃⇒微熱が存在。
　　　　　　　　　　　　　#4　両手指にしもやけ様の発疹⇒しもやけ様の発疹は手指末梢部の循環障害によるものと考えられ、Raynaud現象の出現と相関して認められることが多い。
　　　　　　　　　[検査所見]　#1　尿蛋白2＋⇒蛋白尿を認める。
　　　　　　　　　　　　　#2　尿糖（－）⇒糖尿病性腎症に伴う蛋白尿は否定的。
　　　　　　　　　　　　　#3　沈渣に赤血球30〜40⇒血尿を認める。
　　　　　　　　　　　　　#4　白血球30〜40⇒増加している。
　　　　　　　　　　　　　#5　検査所見#1〜4より、蛋白尿を伴い、多彩な尿沈渣所見を認めることからtelescoped sedimentsと考えられ、SLEによる糸球体病変の可能性が疑われる。
❏ 診　　断　　SLE。
❏ 解法サプリ　　中枢神経ループスでけいれんで発症したSLE患者の活動性の指標を考慮する設問である。
❏ 選択肢考察　　A　一般に補体は急性期炎症反応性物質であるので、炎症反応が著明である場合には上昇してくるが、Ⅱ型、Ⅲ型アレルギーで消費が亢進している場合には低下してくる。SLEでは、その活動期には血清補体価が低下し、逆に血清補体価が低下している場合にはSLEの活動性が高いと判断することができる。
　　　　　　　　B　血清免疫複合体はSLEの活動性の原因の一つとなるⅢ型アレルギーの亢進により高値を示すものと考えられている。血清免疫複合体が形成されることにより免疫グロブリンのFc部分に補体が結合し、活性化され、そのため血管炎を生じ、腎病変や中枢神経病変などをはじめとする各種の病変をきたすようになるものと考えられる。そのため、血清免疫複合体はSLEの活動性を反映しているといえよう。
　　　　　　　　C　SLEの活動性の根幹には自己抗体の増加が出現しているものと考えられるため、

血清抗 dsDNA 抗体の抗体価は高値を示すと考えられる。一般的に血清抗 dsDNA 抗体価は SLE の活動性を反映して増減するといえる。(○)

D　SLE の活動期ではⅡ型アレルギーの亢進により自己組織に対する免疫反応が増悪することで、汎血球減少の増悪を認めることが多い。すなわち抗赤血球抗体や抗白血球抗体、抗血小板抗体の出現による汎血球減少が増悪し、末梢血白血球数は炎症による増加ではなく、破壊による減少を認めると考えられる。(×)

E　SLE での炎症を示す指標としては、血清 CRP よりも赤沈のほうが適している。活動性の高いときには赤沈は亢進してくる。(○)

解答：D（*iM* 6 115）

到達目標 3 抗リン脂質抗体症候群の病態生理、症候、診断と治療を説明できる。

Point
- 抗リン脂質抗体症候群は血清中に抗カルジオリピン抗体や循環抗凝固因子（ループスアンチコアグラント）などの抗リン脂質抗体を認め、動静脈血栓症や習慣性流産、血小板減少などを呈する症候群である。SLEやその他の膠原病に合併することもある。
- in vitroでは血小板減少やAPTT延長などの所見が得られるにもかかわらず、in vivoでは動静脈における血栓症を認めるという解離現象が出現する。
- 検査：血小板減少、APTT延長、抗カルジオリピン抗体陽性、梅毒血清反応生物学的偽陽性など。
- 治療：抗凝固療法としてヘパリンやワルファリン、抗血小板療法が適応になる。ただし、ワルファリンは催奇形性があるので妊娠中は**禁忌★**である。

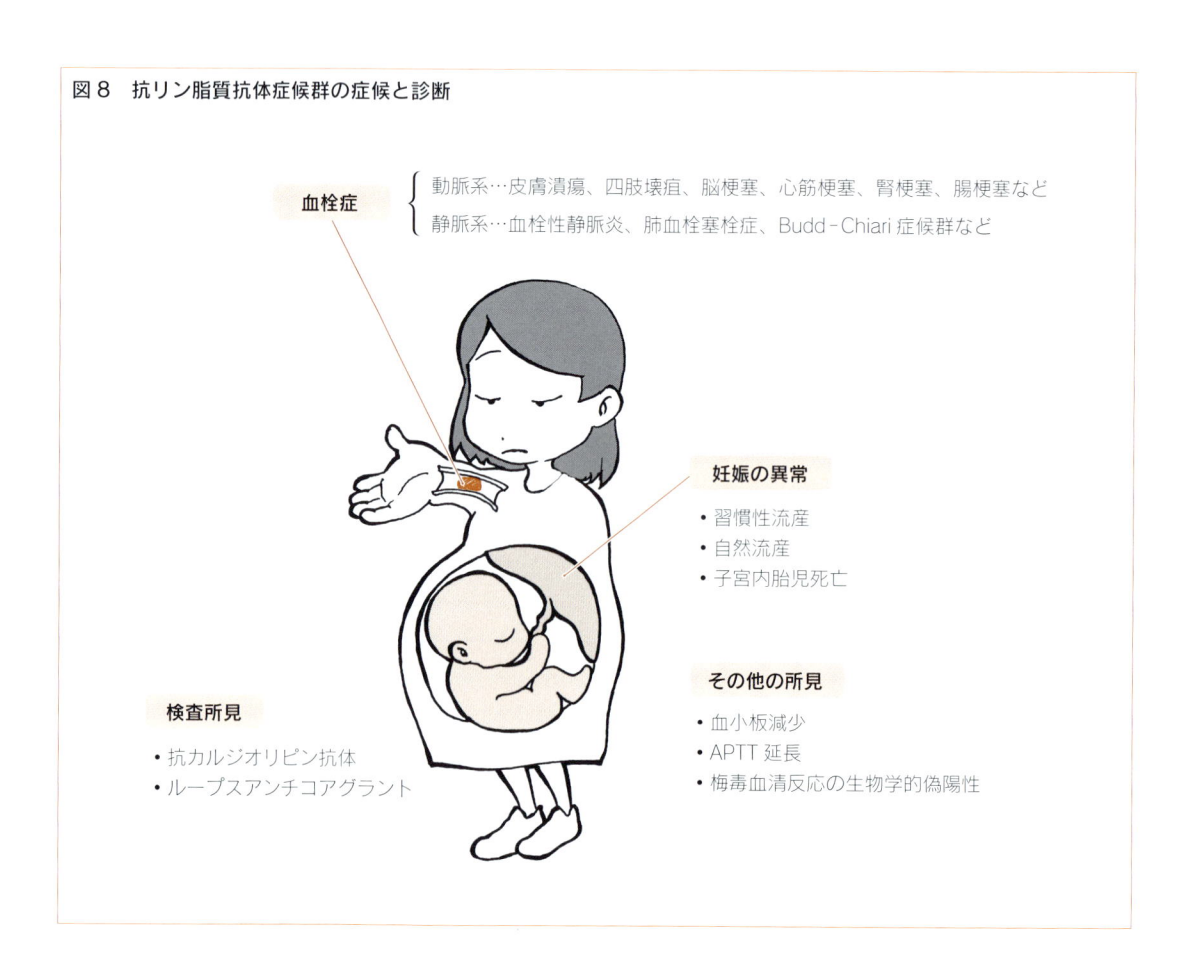

図8 抗リン脂質抗体症候群の症候と診断

血栓症
- 動脈系…皮膚潰瘍、四肢壊疽、脳梗塞、心筋梗塞、腎梗塞、腸梗塞など
- 静脈系…血栓性静脈炎、肺血栓塞栓症、Budd-Chiari症候群など

妊娠の異常
- 習慣性流産
- 自然流産
- 子宮内胎児死亡

検査所見
- 抗カルジオリピン抗体
- ループスアンチコアグラント

その他の所見
- 血小板減少
- APTT延長
- 梅毒血清反応の生物学的偽陽性

□□ **34** ⚡

抗リン脂質抗体症候群で**みられない**のはどれか。

A　習慣流産
B　動静脈血栓
C　血小板増加
D　梅毒血清反応偽陽性
E　活性化部分トロンボプラスチン時間〈APTT〉延長

❑解法ガイド

抗リン脂質抗体症候群は血清中に抗カルジオリピン抗体や循環抗凝固因子（ループスアンチコアグラント）などのリン脂質に対する自己抗体（抗リン脂質抗体）を認め、動静脈血栓症や習慣性流産、血小板減少などを呈するものであり、SLEに合併することもあれば、他の膠原病に合併することもある。

臨床的には血液凝固能の亢進により動脈血栓症や静脈血栓症、さらに胎盤循環障害による習慣性流産を認め、検査上、血小板の減少や第Ⅷ凝固因子活性の低下などによるAPTTの延長を認める。さらに抗リン脂質抗体の出現により、抗カルジオリピン抗体陽性（Wassermann反応陽性）であるにもかかわらず、梅毒トレポネーマに対する抗体が陰性であるためTPHA陰性で、生物学的偽陽性を認める。

❑選択肢考察

A　抗リン脂質抗体症候群では、血栓形成傾向により胎盤循環障害による習慣性流産を認めることが多い。逆に習慣性流産の場合には抗リン脂質抗体症候群の出現を考慮して検索すべきである。抗リン脂質抗体症候群による習慣性流産に対しては血栓形成を抑制する抗凝固療法や抗血小板療法が適応となるが、ワルファリンは催奇形性があるので妊娠中は**禁忌**★であり、胎盤通過性のないヘパリンを用いるべきである。(○)

B　抗リン脂質抗体症候群ではAPTTが延長し、血小板数が減少するにもかかわらず、出血傾向ではなく、血栓形成傾向が認められ、それは動脈および静脈の両方に出現する。その結果、脳血管障害や心筋梗塞、腸間膜動脈血栓症や続発性Budd-Chiari症候群や肺塞栓などを認める。(○)

C　抗リン脂質抗体症候群では、血小板膜表面のリン脂質に対する自己抗体の出現により血小板数の減少を認める。(×)

D　抗リン脂質抗体症候群ではリン脂質に対する自己抗体の出現によりWassermann反応の抗原であるカルジオリピンに対する抗体である抗カルジオリピン抗体が陽性となり、Wassermann反応が陽性となるが、梅毒トレポネーマに対する抗体が出現するわけではないのでTPHAは陰性で、梅毒血清反応偽陽性（biologically false positive；BFP）が認められる。(○)

E　APTTは、抗リン脂質抗体症候群で出現する循環抗凝固因子の作用で、内因系凝固因子活性の低下に伴い延長してくる。(○)

解答：C（*iM*[6] 119）

35 抗リン脂質抗体症候群でみられるのはどれか。

A 血小板増加
B 寒冷凝集素価上昇
C 血清γ-グロブリン低下
D 抗カルジオリピン抗体陽性
E 抗好中球細胞質抗体陽性

❏ 解法ガイド　　抗リン脂質抗体症候群は、血清中に抗カルジオリピン抗体や循環抗凝固因子（ループスアンチコアグラント）などのリン脂質に対する自己抗体（抗リン脂質抗体）を認め、血小板減少、APTT延長とともに、動静脈血栓症や習慣性流産などを呈するものである。

❏ 選択肢考察
A 抗リン脂質抗体症候群では血小板減少、APTT延長を認めるにもかかわらず、動静脈血栓症を生じる。(×)
B 寒冷凝集素価が上昇するのはマイコプラズマ感染症のほか、溶血性貧血である寒冷凝集素症、肝硬変などである。抗リン脂質抗体症候群では認められない。(×)
C 抗リン脂質抗体症候群は慢性炎症があり、血清γ-グロブリンは増加する。(×)
D 心臓の脂肪に対する抗体である抗カルジオリピン抗体が陽性となるのが抗リン脂質抗体症候群の特徴で、これがWassermann反応を陽性にする。しかし、スピロヘータに対する抗体であるTPHAは陰性であるので生物学的偽陽性を呈する。(○)
E 抗好中球細胞質抗体陽性は顕微鏡的多発血管炎、アレルギー性肉芽腫性血管炎、Wegener肉芽腫症などで認められるが、抗リン脂質抗体症候群では認められない。(×)

解答：D（*iM* 6 119）

□□ **36** ⚡

全身性エリテマトーデス患者で習慣流産のリスクを知るための検査はどれか。

A　抗 dsDNA 抗体

B　抗カルジオリピン抗体

C　抗 RNP 抗体

D　抗 SS-B 抗体

E　血清補体価

❏解法ガイド

全身性エリテマトーデス（SLE）患者は妊娠可能年齢の若年女性に多いので、SLE 合併妊娠となり、その場合には流産が認められることも少なくない。

その原因としては SLE によるループス腎炎の出現で腎臓に対する負荷が大きくなったり、また中枢神経症状によるものや、さらに合併する抗リン脂質抗体症候群による習慣性流産などがある。

❏選択肢考察

A　抗 dsDNA 抗体は SLE 患者において鋭敏度、特異度ともに高く出現してくる抗核抗体で、診断基準にも含まれている。SLE の診断に有用ではあっても、習慣性流産のリスクを知るための検査として有用であるとはいえない。(×)

B　抗カルジオリピン抗体はリン脂質に対する自己抗体である抗リン脂質抗体の一つであり、循環抗凝固因子などとともに抗リン脂質抗体症候群で陽性となる。抗リン脂質抗体症候群では血小板減少や循環抗凝固因子による内因系凝固因子活性の低下で、APTT の延長などを認めるにもかかわらず動静脈血栓症が出現し、妊娠中では胎盤の循環障害による習慣性流産を合併することが多い。それゆえ、SLE 患者における習慣性流産のリスクは抗リン脂質抗体症候群において高くなるので、抗カルジオリピン抗体の検出は有用であると考えられる。(○)

C　抗 RNP 抗体は混合性結合組織病（MCTD）で陽性になることの多い抗核抗体であり、SLE においても陽性になることもあるが、これ自体が習慣性流産の原因となるわけではないので、適切ではない。(×)

D　抗 SS-B 抗体は Sjögren 症候群に認められることの多い抗核抗体であるが、SLE 患者でも陽性となりうる。また、抗 SS-A 抗体陽性の SLE 患者が妊娠した場合には胎児の房室伝導障害を認めることがあるので、注意する必要がある。(×)

E　血清補体価の低下は SLE 自体の活動性を反映するが、習慣性流産のリスクに関しては抗リン脂質抗体症候群を検出するための抗カルジオリピン抗体や、梅毒血清反応の生物学的偽陽性、APTT 延長、血小板数減少などが重要である。(×)

解答：B（*iM* [6] 119）

37 33歳の女性。突然出現した前胸部の強い痛みと呼吸困難とのため緊急入院となった。3回の自然流産歴がある。左下腿は腫脹し、足関節を屈曲するとふくらはぎに強い痛みを訴える。抗核抗体陽性、抗カルジオリピン IgG 抗体陽性。
診断はどれか。
A 気　胸
B 大動脈解離
C 急性心筋梗塞
D スピロヘータ感染
E 抗リン脂質抗体症候群

❏ 解法ガイド 　身体所見　#1　33歳の女性が突然出現した前胸部の強い痛みと呼吸困難のため緊急入院となった⇒気胸や急性心筋梗塞、肺血栓塞栓症の可能性が高い。
　　　　　　　#2　既往歴に3回の自然流産歴⇒習慣性流産があった。習慣性流産では、染色体異常など以外に、抗リン脂質抗体症候群の可能性も考慮したい。
　　　　　　　#3　左下腿は腫脹し、足関節を屈曲するとふくらはぎに強い痛みを訴える⇒深部静脈の血栓性静脈炎による循環障害、いわゆる Homans 徴候を認めたのであろう。抗リン脂質抗体症候群による静脈血栓が形成されたと考えられる。
　　　　　　検査所見　#1　抗核抗体陽性⇒膠原病を疑わせる。
　　　　　　　#2　抗カルジオリピン IgG 抗体陽性⇒全身性エリテマトーデスや抗リン脂質抗体症候群が考えられる。

❏ 診　　断　抗リン脂質抗体症候群。
❏ 解法サプリ　抗リン脂質抗体症候群は動静脈血栓症を好発する。この症例では習慣性流産や深部静脈の血栓性静脈炎、さらに肺血栓塞栓症を生じたのであろう。
❏ 選択肢考察　A　気胸は突然の胸痛と呼吸困難の原因となるが、深部静脈の血栓性静脈炎や習慣性流産とは関係がない。抗核抗体陽性、抗カルジオリピン IgG 抗体陽性も認めない。（×）
　　　　　　B　大動脈解離は突然の共通の原因ではあるが、深部静脈の血栓性静脈炎や習慣性流産とは関係がない。（×）
　　　　　　C　急性心筋梗塞は突然の胸痛と呼吸困難の原因となるが、33歳の女性では動脈硬化はまれで、一般的には考えにくい。（×）
　　　　　　D　スピロヘータ感染では Wassermann 反応である抗カルジオリピン IgG 抗体が陽性となるが、梅毒性大動脈瘤の原因とはなっても突然の胸痛と呼吸困難は生じない。（×）
　　　　　　E　抗リン脂質抗体症候群は血清中に抗カルジオリピン抗体、ループス抗凝固因子（lupus anticoagulant）などの抗リン脂質抗体を認め、動静脈血栓症、習慣性流産、血小板減少などを呈する。本例は深部静脈血栓症から肺血栓塞栓症を生じたものである。（○）

解答：E（*iM* 6 118）

□□ **38** ⚡

33歳の女性。一昨日からの下肢の腫脹を主訴に来院した。3回の流産歴がある。左下肢に熱感を伴う有痛性の腫脹を認める。左足を背屈すると腓腹部に疼痛が生じる。血液所見：赤血球370万、Hb 11.0g/dl、白血球3,200、血小板8万、プロトロンビン時間〈PT〉12秒（基準対照10～14）、APTT 62秒（基準対照32.2）。抗核抗体160倍（基準20以下）。

この疾患で**みられない**のはどれか。

A　脳血栓
B　肺血栓塞栓症
C　Budd-Chiari症候群
D　腸間膜動脈血栓症
E　播種性血管内凝固〈DIC〉

❑**解法ガイド**

[身体所見] #1　33歳の女性。3回の流産歴がある⇒習慣性流産と診断できる。
#2　左下肢に熱感を伴う有痛性の腫脹を認める。左足を背屈すると腓腹部に疼痛が生じる⇒Homans徴候であり、深部静脈血栓症と判断される。

[検査所見] #1　赤血球370万、Hb 11.0g/dl⇒やや貧血気味。
#2　白血球3,200、血小板8万とともに減少⇒汎血球減少と判断できる。
#3　PT 12秒⇒基準範囲内である。
#4　APTT 62秒⇒延長しているので、内因系凝固因子の欠乏が考えられる。
#5　抗核抗体160倍⇒抗核抗体が陽性なので膠原病、特に汎血球減少などから全身性エリテマトーデスなどが考えられる。

❑**診　断**　抗リン脂質抗体症候群。

❑**解法サプリ**　血小板減少やAPTT延長にもかかわらず、深部静脈血栓症や習慣性流産などがあるので、抗リン脂質抗体症候群と診断される。

抗リン脂質抗体症候群は動静脈血栓症をきたす疾患で、特に動脈血栓を生じる唯一の血栓形成傾向疾患である。その特徴は、脳血管障害が圧倒的に多いことである。静脈血栓は深部静脈血栓症による肺血栓塞栓症の合併が多い。

❑**選択肢考察**

A　抗リン脂質抗体症候群では動脈血栓症も多く、特に脳血栓が多発するのが特徴である。（○）
B　下肢深部静脈血栓などは続発性に肺血栓塞栓症を合併することが多い。（○）
C　抗リン脂質抗体症候群による下大静脈の血栓症で、続発性のBudd-Chiari症候群が生じることがある。（○）
D　抗リン脂質抗体症候群では動脈血栓症として脳血栓が最も多いが、腸間膜動脈血栓症なども生じることがある。（○）
E　抗リン脂質抗体症候群では動静脈血栓が多発するが、これはDICではない。DICでは血管内血栓形成で血小板や凝固因子が消費されて減少するが、抗リン脂質抗体症候群では血栓形成が原因となって消費されて減少しているのではない。（×）

解答：E（***iM*** [6] 118～119）

● core curriculum

Chapter 4

病態と疾患
③全身性硬化症〈強皮症〉、皮膚筋炎・多発(性)筋炎

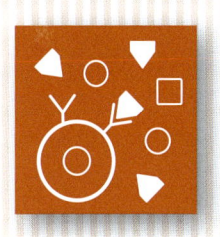

到達目標 1 　全身性硬化症〈強皮症〉の病態生理、症候、診断と治療を説明できる。

Point

- 全身性硬化症 (systemic sclerosis；SSc)、強皮症 (scleroderma)、全身性強皮症は同義である。
- 全身性硬化症は、フィブリノイド変性などによる皮膚の全身性の硬化所見に加え、肺線維症や消化管平滑筋の障害、腎病変などの内臓病変を伴う疾患である。

［疫　学］
- 膠原病では、関節リウマチ (約70万人)、SLE (約5万人) に次いで多い (約1万人)。
- 男女比は1：3～9で圧倒的に女性に多く、30～40歳代の女性に好発する。

［症　候］
- 初発症状：Raynaud 現象 (9割に認める)。
  皮膚硬化 (左右対称性に遠位端から浮腫→硬化→萎縮と進行する)。
- 全身症状：全身倦怠感、発熱、易疲労感など。
- 皮膚病変：ソーセージ様の手指腫大、仮面様顔貌、舌小帯の短縮、色素沈着など。
  細動脈攣縮による皮膚虚血により皮膚潰瘍、指先の瘢痕化、末節骨の骨吸収を生じる。
- 関節症状：関節痛。
- 心肺症状 (肺病変は3/4に認める)：両側肺底部肺線維症、心膜炎、胸膜炎。
- 消化器症状：平滑筋の線維化による下部食道の拡張、嚥下障害、逆流性食道炎、吸収不良症候群。
- 腎病変：強皮症腎。高レニン性悪性高血圧から急速に腎不全に至る。

［検　査］
- 炎症反応：赤沈亢進、白血球増加、γ-グロブリン増加。
- 自己抗体としてリウマトイド因子、抗核抗体、抗Scl-70抗体 (抗トポイソメラーゼⅠ抗体)、抗セントロメア抗体などが陽性となる。

［治　療］
- 特異的な治療法はない。保温、禁煙、ストレスの回避など。
- 炎症に対してNSAIDs、副腎皮質ステロイド薬。
- 皮膚硬化に対してコラーゲンの架橋を防ぐ目的でD-ペニシラミン投与。

cf. CREST症候群

- 全身性硬化症の予後良好の一亜型で、内臓病変を伴わない (原発性胆汁性肝硬変を合併することがある)。
- 抗セントロメア抗体が陽性となる (約9割)。
- **C**：calcinosis (石灰沈着)
  R：Raynaud 現象
  E：esophageal dysfunction (食道機能異常)
  S：sclerodactyly (強指症、末端部皮膚硬化)
  T：telangiectasia (毛細血管拡張)

表4 強皮症の診断基準（厚生労働省強皮症診断基準、竹原班、2003年）

大基準	手指あるいは足趾を越える皮膚硬化
小基準	①手指あるいは足趾に限局する皮膚硬化※1 ②手指尖端の陥凹性瘢痕、あるいは指腹の萎縮※2 ③両側性肺基底部の線維症 ④抗トポイソメラーゼⅠ抗体（抗Scl-70抗体）または抗セントロメア抗体陽性
除外基準	※1：限局性強皮症（いわゆるモルフィア）を除外する。 ※2：手指の循環障害によるもので、外傷などによるものを除く。
判定	大基準を満足するか、小基準の①および②〜④のうち1項目以上を満足する

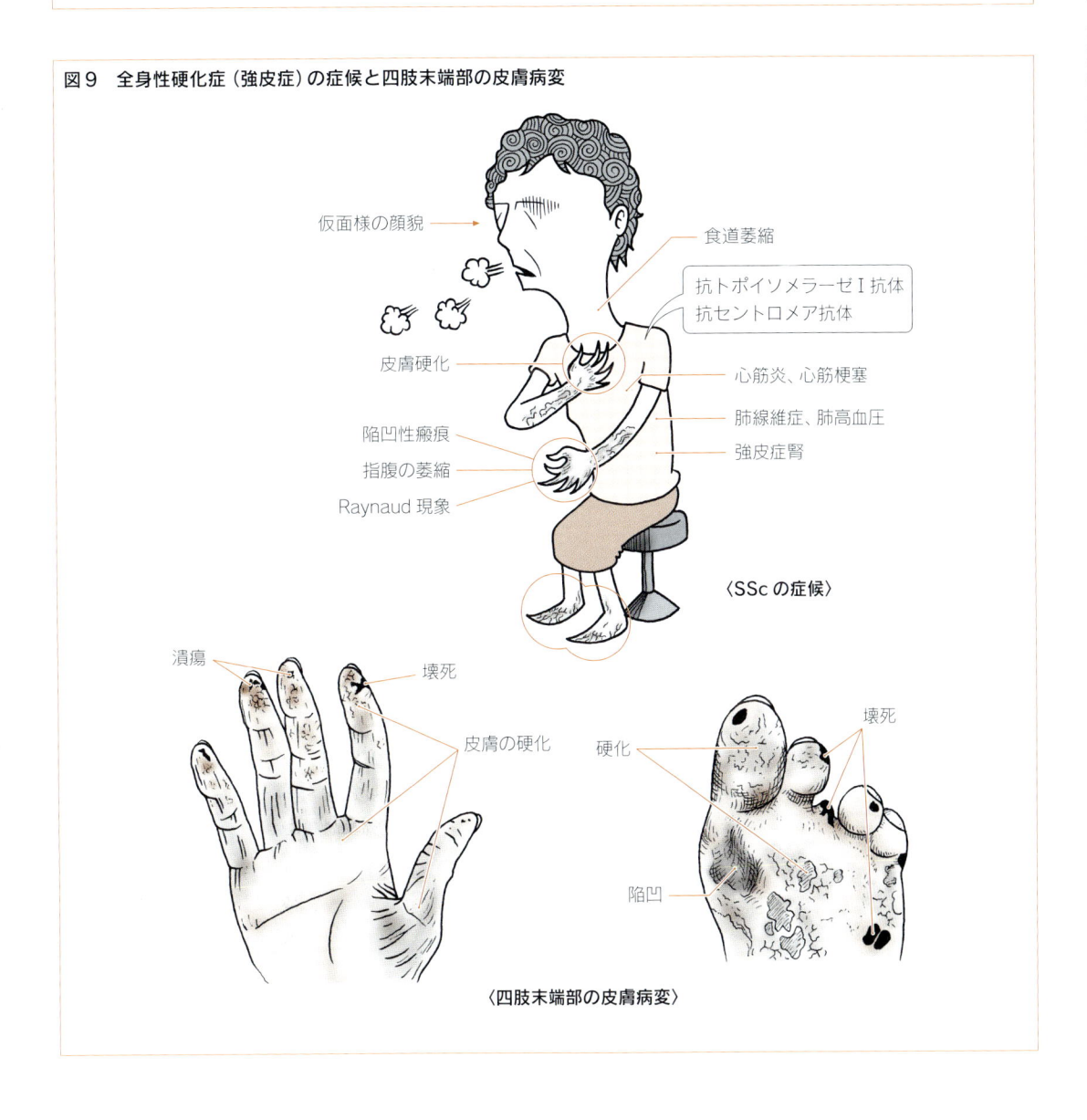

図9 全身性硬化症（強皮症）の症候と四肢末端部の皮膚病変

〈SScの症候〉
- 仮面様の顔貌
- 食道萎縮
- 抗トポイソメラーゼⅠ抗体
- 抗セントロメア抗体
- 皮膚硬化
- 心筋炎、心筋梗塞
- 肺線維症、肺高血圧
- 強皮症腎
- 陥凹性瘢痕
- 指腹の萎縮
- Raynaud現象

〈四肢末端部の皮膚病変〉
- 潰瘍
- 壊死
- 皮膚の硬化
- 硬化
- 陥凹

39 全身性硬化症〈強皮症〉で**認めにくい**のはどれか。
A　指先の潰瘍
B　嚥下障害
C　赤血球円柱
D　吸収不良
E　高血圧

❏ 解法ガイド　　全身性硬化症（強皮症）では、フィブリノイド変性などによる皮膚の全身性の硬化所見に加え、肺線維症や消化管平滑筋の障害、腎病変などの内臓病変を伴う疾患である。
　　臨床症状としては、全身症状に加え、Raynaud現象や、皮膚の硬化によるソーセージ様の手指の腫大や仮面様顔貌、舌小帯の短縮などのほか、色素沈着や血管の攣縮による皮膚の潰瘍および指先の瘢痕化、末節骨の骨吸収などの所見が認められる。
　　さらに関節病変や両側下肺野の肺線維症、下部食道平滑筋を中心とする線維化で下部食道の拡張や小腸の拡張、強皮症腎と称される高レニン性の悪性高血圧を伴った腎病変などが認められる。

❏ 選択肢考察
A　全身性硬化症では末梢血管の攣縮による皮膚の潰瘍および指先の瘢痕化、末節骨の骨吸収などの所見が認められる。(○)
B　全身性硬化症では下部食道の平滑筋の線維化によって拡張障害をきたし、下部食道の拡張とともにそれ以上拡張できないことで嚥下障害を認める。(○)
C　全身性硬化症では腎血管病変は認めるが全身性エリテマトーデスと異なり、糸球体病変は比較的まれで、血尿や赤血球円柱などの所見を得ることは少ない。(×)
D　全身性硬化症では消化管平滑筋の線維化によって、消化管運動が減少し、吸収不良をきたすことが少なくない。その結果、盲係蹄症候群としてビタミンB_{12}欠乏をきたすこともある。(○)
E　全身性硬化症では強皮症腎と称される高レニン性の悪性高血圧を伴った腎病変などが認められることもある。(○)

解答：C（*iM* 6 121）

40 全身性硬化症〈強皮症〉の所見として**適切でない**のはどれか。
A 皮膚色素沈着
B 手指尖端の虫食い状の瘢痕
C 舌小帯短縮
D 呼気時の喘鳴
E 仮面様顔貌

□ **解法ガイド**　　全身性硬化症では体重減少や全身倦怠感、発熱、易疲労感などの全身症状に加え、Raynaud現象や皮膚の硬化症、骨関節症状として関節痛や末節骨の骨吸収、指先の皮膚の潰瘍や瘢痕化、さらに内臓病変として肺線維症、逆流性食道炎、強皮症腎などが認められる。

□ **選択肢考察**
A 全身性硬化症では皮膚のフィブリノイド変性による硬化のみならず、皮膚の色素沈着および色素脱失などを認めるのが特徴である。そのほか、毛細血管の拡張や皮下石灰化などを認めることもある。(○)
B 全身性硬化症では細動脈の攣縮によりRaynaud現象などを認めるが、それと同様の機序により、特に終末動脈による指先の血管の攣縮では、指先の血流障害によって皮膚の潰瘍や末節骨の骨吸収、さらに指先の潰瘍に対する修復で虫食い状の瘢痕収縮などを認めるようになる。(○)
C 舌小帯の短縮は全身性硬化症に特徴的な所見であり、これは結合組織の線維化によって生じるものと考えられる。舌小帯の短縮は開口させ、舌を上方に挙上させたときに舌小帯が線維化により伸展性が制限され、舌の上方への挙上が妨げられることにより診察される。(○)
D 全身性硬化症では、呼吸器病変としては間質性肺炎から肺線維症を認めるが、気道に対する病変が存在するわけではないので、喘息などのように呼気時の喘鳴は認めない。(×)
E 皮膚の硬化性病変により顔面の皮膚の硬化も伴い、仮面様顔貌や開口障害などを認めることが多い。一般に仮面様顔貌は皮膚の硬化により生じる全身性硬化症のほか、随意筋の自発運動の低下が認められるParkinson病などで認められる所見である。(○)

解答：D (*iM* 6 121)

41 全身性硬化症〈強皮症〉の画像検査と検査所見の組合せで**誤っている**のはどれか。

A 上腕動脈造影　──────── 末梢血管の拡張
B 胸部X線撮影　──────── 下肺野線状網状陰影
C 手指X線単純撮影　────── 末節骨吸収像
D 小腸X線造影　──────── 腸管の拡張
E 食道X線造影　──────── 下部食道の拡張

❏ 解法ガイド　　全身性硬化症は、全身性の皮膚の硬化を主症状とし、肺や心臓、消化管、腎臓などの内臓病変を伴う。骨関節病変として末節骨の骨吸収を認めるほか、肺線維症、下部食道拡張、強皮症腎といわれる高血圧を伴った腎硬化症などが認められる。サーモグラフィや脈波の検査では血管攣縮の所見が認められる。

❏ 選択肢考察
A 全身性硬化症では末梢血管の収縮を認めることはあっても拡張を認めることはない。(×)
B 胸部X線撮影では全身性硬化症に特徴的な両側下肺野の肺線維症が認められるので、線状網状陰影が出現し、進行すると蜂窩肺と呼ばれる所見を呈するようになる。(○)
C 手指のX線単純撮影では、Raynaud現象と同様に手指末端の細動脈の攣縮に伴い、血流障害による末節骨の骨吸収像が認められる。これは手指尖端の皮膚の潰瘍およびその瘢痕化の所見と合致する所見である。指先は末節骨の骨吸収などに伴い、短縮してくることが多い。(○)
D 全身性硬化症では、消化管病変として下部食道の平滑筋の障害のみならず、十二指腸や空腸、回腸においても平滑筋の線維化で消化管の拡張を認め、バリウムが停滞した所見が認められる。(○)
E 食道X線造影では全身性硬化症に伴う下部食道の平滑筋の線維化による拡張が認められるが、造影剤の喉頭蓋谷への貯留などの所見は認められない。(○)

解答：A (*iM* 6 123)

42 全身性硬化症〈強皮症〉で異常を認めやすいX線検査はどれか。
A 仙腸関節単純撮影
B 胆道造影
C 腹部単純CT
D 胸部単純CT
E 頭部単純撮影

□ 解法ガイド　全身性硬化症における内臓病変を検索するための画像検査を選ばせる設問である。
□ 選択肢考察
A 仙腸関節単純撮影は強直性脊椎炎などの仙腸関節炎を合併する疾患では有用である。全身性硬化症では関節炎症状は存在するが、仙腸関節などの大関節に好発することはなく、仙腸関節単純撮影は有用とはいえない。(×)
B 全身性硬化症では胆道の狭窄や胆石、胆道腫瘍などを認めることはなく、胆道造影は有用とは考えられない。(×)
C 食道造影では全身性硬化症における下部食道の平滑筋の線維化による拡張や収縮能の低下が認められるが、腹部単純CTではほとんど所見は得られない。(×)
D 胸部単純CTでは、全身性硬化症では両側下肺野を中心とした肺線維症が認められ、進行すると蜂窩肺の所見が出現してくる。(○)
E 頭蓋骨や顔面骨、副鼻腔などに全身性硬化症では特に異常を認めることはないので、頭部単純撮影は有用ではない。(×)

解答：D (*iM* 6 123)

□□ **43** ⚡

50歳の女性。階段昇降時に息切れを自覚して来院した。5年前から寒冷時に手指の蒼白化を認め、顔面は浮腫状で、ソーセージ様指と指先に皮膚の陥凹とを認める。両側下肺野にfine crackles〈捻髪音〉を聴取する。抗核抗体1,280倍（基準40以下）。

この患者で予想されるのはどれか。

A　胸部X線写真で結節性陰影

B　四肢X線単純写真で骨打ち抜き像

C　上部消化管造影写真で食道拡張

D　表皮基底膜に免疫グロブリン沈着

E　抗Jo‐1抗体陽性

❏解法ガイド [身体所見] ＃1　50歳の女性が階段昇降時の息切れを主訴に来院している⇒これは労作性呼吸困難で、呼吸器疾患、心不全、貧血などを考慮したい。

＃2　5年前から⇒慢性的経過で発症している。

＃3　手指が蒼白⇒Raynaud現象を示すものと考えられる。膠原病、特に全身性硬化症や混合性結合組織病（MCTD）のほか、SLE、多発性筋炎・皮膚筋炎、寒冷グロブリン血症なども考慮したい。

＃4　両手指はソーセージ様に腫脹⇒MCTDもしくは全身性硬化症と考えたい。

＃5　末端部皮膚に陥凹を認める⇒指趾末端の終末動脈に対する血管攣縮で生じた血流障害による皮膚壊死と考えられる。

＃6　下肺野にfine crackles（捻髪音）を聴取⇒全身性硬化症に合併した間質性肺炎・肺線維症と診断される。これが息切れの原因であったのであろう。

❏診　断　全身性硬化症（強皮症）。

❏解法サプリ　ソーセージ様手指腫脹や下肺野のfine crackles（捻髪音）から考えられる肺線維症、末端部皮膚に陥凹、四肢末端の皮膚に硬化などから全身性硬化症の診断は容易であろう。

❏選択肢考察

A　胸部X線写真では肺に結節陰影を認めるのではなく、間質性肺炎・肺線維症による間質性陰影や蜂窩肺などを認める。（×）

B　全身性硬化症では指趾末節骨の吸収を認めることがあるが、多発性骨髄腫のように四肢単純X線写真で骨打ち抜き像を認めることはない。（×）

C　全身性硬化症では下部食道平滑筋の線維化による障害で、上部消化管造影で下部食道の拡張を認める。（○）

D　表皮基底膜に抗体沈着を認めるのは類天疱瘡などであり、全身性硬化症ではない。（×）

E　抗Jo‐1抗体が陽性であるのは多発性筋炎・皮膚筋炎であり、全身性硬化症ではない。全身性硬化症では抗Scl‐70抗体や抗セントロメア抗体を認める。（×）

解答：C（***iM*** [6] 123）

□□ 44　52歳の女性。5年前からRaynaud現象があり、昨年から食物が胸につかえる感じがするという。最近、皮膚がこわばるようになり、指先の一部が黒くなってきたことを心配して来院した。受診時の手の写真（⇒カラー口絵）を示す。
　診断はどれか。
　A　皮膚筋炎
　B　関節リウマチ
　C　全身性硬化症〈強皮症〉
　D　混合性結合組織病
　E　全身性エリテマトーデス

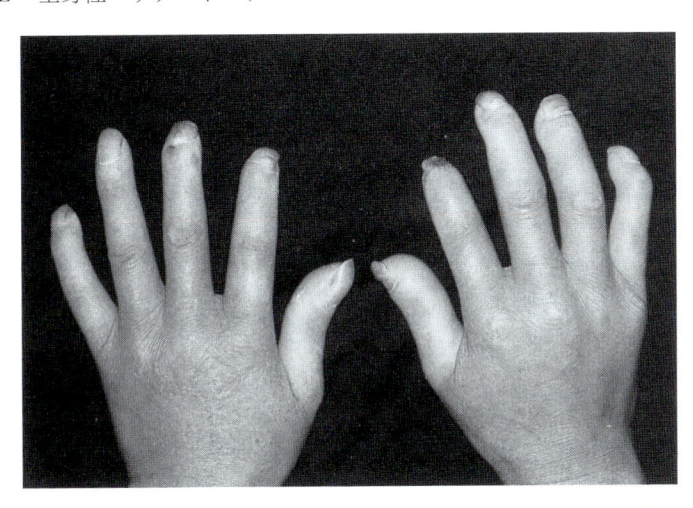

□ **解法ガイド**

身体所見
#1　52歳の女性⇒中年女性。
#2　5年前よりRaynaud現象がある⇒慢性経過。Raynaud現象は四肢末梢の細動脈の攣縮や寒冷グロブリンなどにより寒冷刺激で誘発された指先の循環障害で生じ、皮膚色調は、指先などがまず蒼白化し、次にチアノーゼ（紫色）となり、さらに血流回復で赤色化するのが特徴である。特発性のRaynaud病や振動工具によるものもあるが、70％は膠原病、特に混合性結合組織病や全身性硬化症、全身性エリテマトーデスなどによるものである。
#3　食物が胸につかえる感じ⇒下部食道平滑筋の線維化による食道の拡張障害で、嚥下障害を生じたものと考えられる。
#4　最近、皮膚がこわばる⇒真皮の線維化で皮膚が硬化したためと考えられ、全身性硬化症に合致する所見である。
#5　指先の一部が黒くなってきた⇒これは全身性硬化症の特徴であり、皮膚の硬化とともに皮膚壊疽を認めることがある。

画像所見
#1　指のソーセージ様腫脹を認める。
#2　指の皮膚の硬化による伸展不良で、DIP関節やPIP関節が屈曲状態になっている。
#3　指先の黒色の皮膚変化⇒指の動脈の攣縮による血流障害で皮膚の壊疽が生じたものと考えられる。

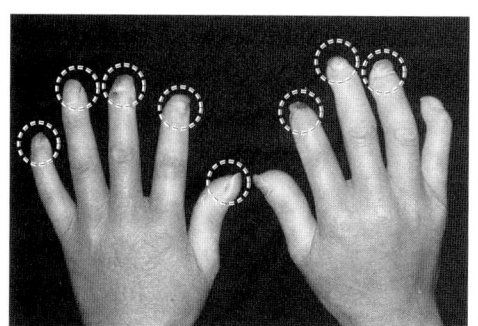

}DIP・PIP 関節の屈曲

ソーセージ様手指腫脹

皮膚潰瘍

- ❏ 診　　　断　　全身性硬化症（強皮症）。
- ❏ 解法サプリ　　全身性硬化症には典型的な症状を示す「びまん型」と比較的軽症の「限局型」がある。
- ❏ 選択肢考察
    A 皮膚筋炎でもRaynaud現象や横紋筋障害による嚥下障害を認めることがあるが、筋症状がないことや皮膚変化は全身性硬化症のような皮膚のこわばりではなく、ヘリオトロープ皮疹やGottron徴候であることからこの症例とは異なる。(×)
    B 関節リウマチでは全身症状と関節症状として多発性の関節炎を認めるが、皮膚病変は皮下結節が中心で、嚥下障害や皮膚の硬化などは認めない。(×)
    C 中年女性が慢性経過でRaynaud現象や嚥下障害を認めている。皮膚の硬化とともに色素沈着を認めるため、全身性硬化症が最も考えられる。(○)
    D 混合性結合組織病は全身症状と、全身性エリテマトーデス・全身性硬化症・皮膚筋炎それぞれの症状を併せもつものであり、Raynaud現象やソーセージ様手指腫大などの全身性硬化症と類似した症状を呈することもある。しかし、全身性エリテマトーデスや皮膚筋炎などの症状が全く認められないので否定的である。(×)
    E 全身性エリテマトーデスでは全身症状と蝶形紅斑、臓器症状、Raynaud現象などを認めるが、皮膚の硬化や嚥下障害などは認めない。(×)

解答：C（*iM* 6 120）

□□ **45** ⚡

50歳の女性。Raynaud現象と指先潰瘍とを主訴に来院した。両手指の浮腫状硬化と前胸部の斑状色素脱失とを認める。右示指と中指との先端に小潰瘍と陥凹性瘢痕とを認める。血液生化学所見：尿素窒素12mg/dl、クレアチニン0.8mg/dl。抗核抗体160倍（基準20以下）。

この疾患の診断に最も有用な自己抗体はどれか。

A　抗dsDNA抗体
B　抗Jo-1抗体
C　抗Scl-70抗体
D　抗ミトコンドリア抗体
E　リウマトイド因子

❏解法ガイド [身体所見] #1　50歳の女性がRaynaud現象と指先潰瘍とを主訴に来院した⇒Raynaud現象を認めるものとしては、振動工具病以外に、全身性硬化症（強皮症）や混合性結合組織病、全身性エリテマトーデスなどがある。

#2　指先潰瘍⇒全身性硬化症における指先の血管攣縮で生じる。

#3　両手指の浮腫状硬化⇒混合性結合組織病や全身性硬化症で認められ、前胸部の斑状色素脱失を認めるのは全身性硬化症に特徴的である。

#4　右示指と中指との先端に小潰瘍と陥凹性瘢痕とを認める⇒指先の血管攣縮によるものであろう。

[検査所見] 血液生化学所見では、

#1　尿素窒素12mg/dl（基準8～20）、クレアチニン0.8mg/dl（基準0.6～1.1）⇒いずれも基準範囲内で、腎障害は明らかではない。

#2　抗核抗体160倍⇒上昇しているので、膠原病が考えられる。

❏診　断　全身性硬化症（強皮症）。

❏解法サプリ　全身性硬化症では、自己抗体としてリウマトイド因子、抗核抗体、抗Scl-70抗体（抗トポイソメラーゼI抗体）、抗セントロメア抗体陽性などを認める。

❏選択肢考察
A　抗dsDNA抗体（二本鎖DNAに対する抗体）は全身性エリテマトーデスに特異的に認められる。（×）
B　抗Jo-1抗体は皮膚筋炎で認められる抗核抗体である。（×）
C　抗Scl-70抗体は全身性硬化症で特異的に認められる抗核抗体である。（○）
D　抗ミトコンドリア抗体は原発性胆汁性肝硬変で認められる自己抗体である。抗核抗体には含まれない。（×）
E　リウマトイド因子はIgGに対する自己抗体で、全身性硬化症でも認められるが、関節リウマチなどでも認められ、特異性は低い。（×）

解答：C（*iM* [6] 124）

46 全身性硬化症〈強皮症〉の治療薬として**適切でない**のはどれか。

A　ペニシラミン
B　プロスタグランジン製剤
C　非ステロイド性抗炎症薬
D　利尿降圧薬
E　カルシウム拮抗薬

❏ 解法ガイド　　全身性硬化症の治療に特異的なものはなく、副腎皮質ステロイド薬も抗炎症作用の意味しかないので、皮膚の硬化に対しては無効である。一般的には保温や禁煙、ストレスの回避などの一般的な治療に加え、炎症に対してはNSAIDsやステロイド薬、皮膚硬化に対してはコラーゲンの架橋を防ぐD-ペニシラミンの投与、血管の攣縮によるRaynaud現象や皮膚潰瘍、指先部の陥凹性瘢痕（pitting scar）などに対しては血管を拡張させ、血流を回復させるプロスタグランジンやCa拮抗薬などの投与が行われている。

❏ 選択肢考察
A　ペニシラミンはコラーゲンの架橋を防ぐ作用があり、全身性硬化症における皮膚の硬化などに対して有効である。(○)
B　プロスタグランジン製剤は子宮収縮作用とともに血管拡張作用も有するので、全身性硬化症の症例に対してはRaynaud現象や手指先端の潰瘍、および末節骨の骨吸収などの原因となる手指の終末動脈の攣縮を改善するのに有効であると考えられ、適応がある。(○)
C　非ステロイド性抗炎症薬は、全身性硬化症においても関節痛や炎症に対して用いられる。(○)
D　全身性硬化症では強皮症腎として高レニン性の悪性高血圧を生じ、急速に腎不全に至ることもある。そのような場合にはACE阻害薬などが用いられるが、降圧利尿薬の適応となることはない。(×)
E　Ca拮抗薬は血管拡張作用や房室伝導抑制作用を有するので、異型狭心症や高血圧のほか、上室性頻拍症などに対して用いられることがある。Ca拮抗薬の血管拡張作用は全身性硬化症におけるRaynaud現象や、指先の難治性潰瘍などの基礎となる指先の終末動脈の攣縮を改善する作用もあり、治療薬として適切である。(○)

解答：D（*iM* 6 124）

到達目標 2 全身性硬化症〈強皮症〉の臓器病変（特に肺・腎）を説明できる。

Point

❑ 全身性硬化症（強皮症）では全身性の皮膚硬化に加えて、肺、心臓、消化管、腎臓などの内臓病変を伴う。内臓病変が生命予後に関係する。

[肺病変]

❑ 肺病変は75％に認められる。全身性硬化症では肺間質の炎症による間質性肺炎、さらに線維化による肺線維症（両側肺底部）を認める頻度が高い。呼吸困難、乾性咳嗽、Velcroラ音（fine crackles）、拡散障害、拘束性障害を認め、末期では、X線写真上、両下肺野を中心に蜂窩肺を呈する。

❑ また肺高血圧、肺性心を伴う例もある。

[腎病変]

❑ 強皮症腎と称される高レニン性の悪性高血圧を伴った腎病変などが認められる。

❑ 心肺病変とともに主要死因の一つである。

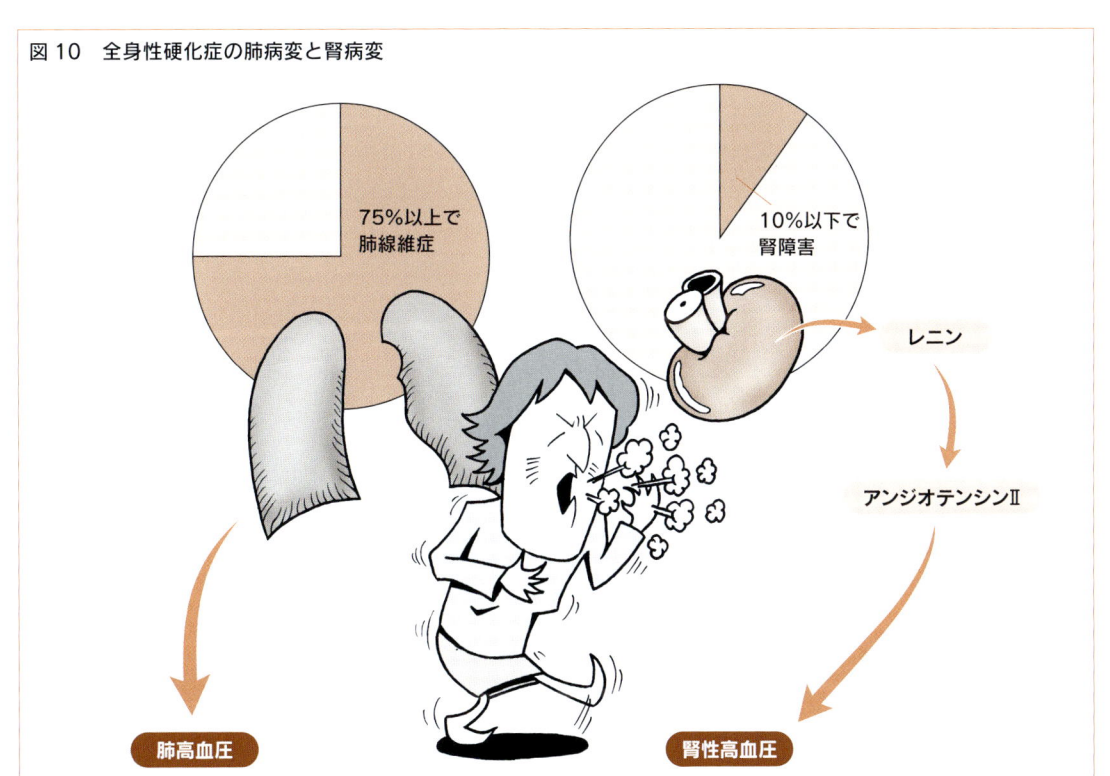

図10 全身性硬化症の肺病変と腎病変

肺高血圧

❑ 全身性硬化症では75％以上の例で肺線維症を伴う。肺線維症は予後に関わる重大な因子のうち最も頻度が高い。また肺高血圧を伴う例もある。

❑ 典型例は胸部X線写真における両側肺底部の線状・網状陰影である。より初期の肺病変はCTで観察される。進行すると蜂窩肺となる。

❑ 治療では副腎皮質ステロイド薬、免疫抑制薬、D-ペニシラミンが有効とされる。

腎性高血圧

❑ 全身性硬化症の10％以下で腎障害が認められる。腎障害のほとんどはびまん型強皮症にみられ、急速に進行して腎不全に陥る傾向にある（腎クリーゼ）。腎動脈の内膜肥厚による虚血性の急性尿細管壊死が本態で血管炎によるものではない。

❑ 腎血流の低下によりレニン分泌が亢進し、アンジオテンシンI・IIを介して腎性高血圧に至る。

❑ 治療ではACE阻害薬、Ca拮抗薬が有効である。

□□ **47** ⚡

食道蠕動運動の低下を認めるのはどれか。

A　関節リウマチ
B　皮膚筋炎
C　全身性エリテマトーデス
D　全身性硬化症〈強皮症〉
E　Sjögren 症候群

❑ 解法ガイド　全身性硬化症（強皮症）では食道下 2/3 の平滑筋の線維化による下部食道の拡張、収縮能低下が認められ、嚥下障害、逆流性食道炎（朝の胸やけ、げっぷ）などを伴うのが特徴である。

❑ 選択肢考察

A　関節リウマチは食道病変を伴うものではない。(×)

B　皮膚筋炎は、咽頭筋や食道上部の横紋筋の障害による嚥下障害をきたす。しかし、蠕動運動が存在するのは横紋筋ではなく、Auerbach 神経叢のある平滑筋であるので、皮膚筋炎で食道蠕動運動が障害されるのではない。(×)

C　全身性エリテマトーデスは自己免疫疾患の代表で、皮膚病変、内臓病変（腎障害、神経障害、漿膜炎など）、汎血球減少などを認める。しかし、原則として食道蠕動運動障害を伴うことはない。(×)

D　全身性硬化症では下部食道平滑筋の線維化により、食道蠕動運動が障害される。その結果として、下部食道の拡張、収縮能低下が認められる。(○)

E　Sjögren 症候群は、涙腺や唾液腺に対する自己免疫により、涙液分泌や唾液分泌の低下を生じる疾患である。Sjögren 症候群では食道病変はなく、食道蠕動運動が障害されるのではない。(×)

解答：D（***iM*** [6] 122）

□□ **48** 全身性硬化症〈強皮症〉で**みられない**のはどれか。

A 肺線維症

B 消化管平滑筋線維化

C 色素沈着

D 指先瘢痕化

E 糸球体腎炎

❏ **解法ガイド** 全身性硬化症では、フィブリノイド変性などによる皮膚の全身性の硬化所見に加え、肺線維症や消化管平滑筋の障害、腎病変などの内臓病変を伴う疾患である。

❏ **選択肢考察**

A 全身性硬化症では肺線維症の合併が多く、乾性咳嗽や体動時の息切れ、低酸素血症などが認められる。(○)

B 全身性硬化症では、消化管病変として下部食道の平滑筋の障害のみならず、十二指腸や空腸、回腸においても平滑筋の線維化で消化管の拡張を認める。(○)

C 全身性硬化症では皮膚のフィブリノイド変性による硬化のみならず、皮膚の色素沈着および色素脱失などを認める。(○)

D 全身性硬化症では細動脈の攣縮によりRaynaud現象などを認めるが、それと同様の機序により、特に終末動脈である指先の血管の攣縮では、指先の血流障害によって皮膚の潰瘍や末節骨の骨吸収、さらに指先の潰瘍に対する修復で虫食い状の瘢痕収縮などを認めるようになる。(○)

E 全身性硬化症では高レニン性の悪性高血圧を伴った悪性腎硬化症、すなわち強皮症腎を認めることがあるが、糸球体病変を伴うことは少ない。(×)

解答：E（***iM*** [6] 121 ～ 122）

□□ **49** ⚡

全身性硬化症〈強皮症〉患者の生命予後を最も悪化させるのはどれか。

A 皮膚硬化
B 関節炎
C 肺線維症
D Raynaud 現象
E 下部食道病変

❏ 解法ガイド 全身性硬化症患者の生命予後は肺線維症、肺高血圧と悪性腎硬化症による悪性高血圧の有無に強く依存している。

❏ 選択肢考察

A 皮膚病変そのものは全身性硬化症患者の生命予後を悪化させるものではない。(×)

B 膠原病では関節病変を伴うことが多い。関節病変はQOLには大きく関与するが、生命予後には大きくは関与しない。(×)

C 全身性硬化症では肺線維症や肺高血圧などの肺病変を伴うことがあり、これは生命予後に大きく影響する。(○)

D 全身性硬化症では血管攣縮によるRaynaud 現象を認めることが多いが、それ自体が生命予後を悪化させることはない。(×)

E 全身性硬化症では消化管平滑筋の線維化などの下部食道病変や小腸病変を合併する。しかし、消化管病変そのものはQOLには大きく関与するが、生命予後には大きくは関与しない。(×)

解答：C（*iM* [6] 124）

□□ **50** ⚡

40歳の女性。微熱と手足の関節痛とを訴えて来院した。数年前から家事で冷水を使用すると手指が白くなることに気付いた。また最近、労作時の息切れも自覚するようになった。血圧136/88mmHg。手指、手背および顔面皮膚の硬化と舌小帯の短縮とを認める。抗核抗体1,280倍（基準20以下）、抗Scl-70抗体陽性。

この疾患で**認めにくい**のはどれか。

A　肺線維症
B　急性心筋梗塞
C　末節骨骨吸収
D　逆流性食道炎
E　悪性高血圧症

❑解法ガイド [身体所見] ＃1　40歳の女性が微熱と手足の関節痛とを訴えて来院した⇒発熱と関節炎があれば、膠原病や敗血症、急性白血病などを考慮したい。

＃2　数年前から⇒慢性経過。

＃3　家事で冷水を使用すると手指が白くなる⇒寒冷刺激で指趾末端の終末動脈が攣縮して生じるRaynaud現象を示す。膠原病が疑われる。

＃4　最近、労作時の息切れも自覚⇒慢性経過をきたす発熱と関節炎では膠原病が考えられ、特にRaynaud現象を認め、労作性呼吸困難をきたす場合には、全身性硬化症による肺線維症の合併を考慮したい。

＃5　血圧136/88mmHg⇒基準範囲。全身性硬化症による悪性高血圧は考えにくい。

＃6　手指、手背および顔面の皮膚の硬化と舌小帯の短縮⇒全身性硬化症に特徴的であるが、混合性結合組織病の可能性もある。

[検査所見] ＃1　抗核抗体1,280倍⇒抗核抗体陽性で膠原病が疑われる。

＃2　抗Scl-70抗体陽性⇒全身性硬化症と診断される。

❑診　断　全身性硬化症（強皮症）。

❑選択肢考察

A　全身性硬化症では肺線維症の合併頻度が高いのが有名で、生命予後にも大きく関与する。(○)

B　血管炎を合併している場合には心筋梗塞を伴うこともあるが、全身性硬化症だけでは心臓病変が生じるとしても、肺線維症などによる続発性肺高血圧による右心不全や、緩徐に進行する心筋線維化による拡張障害などである。(×)

C　全身性硬化症では手指の終末動脈の攣縮でRaynaud現象を認めることが多いが、それにより指先の皮膚の血流障害で皮膚の潰瘍・瘢痕化、さらに末節骨骨吸収をきたすこともある。(○)

D　全身性硬化症では下部食道平滑筋や小腸平滑筋の線維化によって、逆流性食道炎や消化管蠕動運動障害を認めることもある。(○)

E　抗Scl-70抗体陽性の全身性硬化症では内臓病変の合併が多く、この症例では現在は合併していないが、悪性高血圧症・悪性腎硬化症を合併することもある。(○)

解答：B（*iM* [6] 121～122）

□□ **51**　50歳の女性。手指の蒼白化と階段昇降時の息切れとを主訴に来院した。手指と顔面とのむくみと皮膚硬化、胸やけとを自覚している。血圧120/74mmHg。聴診上、両下肺にfine crackles〈捻髪音〉を聴取する。血液生化学所見：尿素窒素16mg/dl、クレアチニン1.0mg/dl。免疫学所見：抗核抗体1,024倍（基準20以下）、抗Scl-70抗体（+）。

この患者で考えられるのはどれか。

A　脳血管障害　　B　左心不全　　C　間質性肺炎
D　肺血流障害　　E　強皮症腎

❏**解法ガイド** [身体所見] ＃1　50歳の女性が手指の蒼白化と階段昇降時の息切れとを主訴に来院した⇒Raynaud現象と呼吸器病変とが考えられる。

＃2　手指と顔面とのむくみ、胸やけとを自覚⇒手指と顔面のむくみ、すなわち浮腫は真皮の炎症によるものと考えられ、胸やけは全身性硬化症では食道病変、特に逆流性食道炎によるものであろう。

＃3　血圧120/74mmHg⇒高血圧はない。全身性硬化症では生命予後に関与する強皮症腎（悪性腎硬化症）による悪性高血圧を合併することもあるが、この症例では認められない。

＃4　両下肺にfine crackles聴取⇒全身性硬化症に合併する肺線維症によるものであろう。

[検査所見] ＃1　尿素窒素16mg/dl（基準8～20）、クレアチニン1.0mg/dl（基準0.6～1.1）⇒腎機能は正常である。

＃2　抗核抗体1,024倍（基準20以下）⇒陽性。

＃3　抗Scl-70抗体（+）⇒全身性硬化症が考えられる。一般に、抗トポイソメラーゼI抗体と抗セントロメア抗体、抗核小体抗体が共存することはまれである。

❏**診　断**　全身性硬化症（強皮症）。

抗Scl-70抗体（+）であるので、全身性硬化症が考えられる。

❏**選択肢考察**

A　脳血管障害は脳梗塞や脳出血であるが、悪性腎硬化症などを伴わない全身性硬化症では合併する可能性は低い。(×)

B　この患者では肺線維症による肺高血圧で右心不全を生じる可能性はあるが、原則として左心不全は認めない。(×)

C　全身性硬化症では肺間質の炎症による間質性肺炎、さらに線維化による肺線維症を認める頻度が高い。呼吸困難、乾性咳嗽、Velcroラ音、拡散障害、拘束性障害を認め、末期では、X線写真上、両下肺野を中心に蜂窩肺となる。(○)

D　肺線維症による肺性心のほか、肺動脈収縮による肺高血圧もあり、それが肺血流障害となる可能性もあるが、全身性硬化症自体で肺血流障害そのものはきたさない。(×)

E　この患者では「尿素窒素16mg/dl、クレアチニン1.0mg/dl」と糸球体濾過値（GFR）の低下はなく、強皮症腎とは考えにくい。(×)

解答：C（*iM* [6] 121）

到達目標 3 皮膚筋炎・多発(性)筋炎の症候、診断と治療を説明できる。

[概念]
- 多発性筋炎（polymyositis；PM）は、骨格筋を主要病変部位とし、四肢近位筋群、頸筋、咽頭筋などの対称性の筋力低下をきたすもので、筋組織にリンパ球様細胞（単核球）の浸潤を認める。他の内臓器官にも病変を伴う非化膿性炎症性疾患であり、これに皮膚病変を伴ったものを皮膚筋炎（dermatomyositis；DM）とする（PM/DM）。
- 腎病変の合併は少ないが、間質性肺炎や悪性腫瘍合併率が高い。

[病理]
- 筋線維の変性・壊死・萎縮、間質の線維化、リンパ球（CD8陽性）の浸潤を認める。

[症状]
- 上気道感染や分娩、外傷などが誘因となることもあるが、健康人に徐々に発症することが多い。
- 初発症状：下半身から始まる筋力低下が最も多く、皮膚症状、関節痛、筋肉痛がそれに次ぐ。
- 近位筋（骨盤帯筋、肩甲帯筋、咽・喉頭筋）の筋力が対称性に低下（下肢から始まり上肢に進行する）。
  例：しゃがみ立ち不能、階段上昇不能、寝返りが打てない、上肢挙上不能（髪がとかせない）、嚥下障害、発声障害、呼吸障害、立つとすぐ便意を催す。
- 筋肉痛は約60％に認められる。
- 皮膚症状（約40％）：ヘリオトロープ疹（両上眼瞼部の紫紅色調の浮腫性紅斑）、Gottron徴候（ゴットロン）（手指伸側の皮疹）、多形性皮膚萎縮症（皮疹が慢性化して皮膚萎縮、色素沈着、脱失、毛細血管拡張などを生じたもの）、Raynaud現象（約20％に認める）など。

[検査]
- 炎症反応：赤沈亢進、CRP上昇。
- 筋破壊所見として筋原性酵素（CK、アルドラーゼ、AST、LD）が上昇する（→筋破壊を反映）。
- 尿中クレアチン排泄増加（>400mg/日）、尿中クレアチニン排泄減少。
- 筋電図：筋原性パターンで、収縮時のshort duration・low voltageを認める。
- 筋生検：横紋筋組織への炎症細胞の浸潤。
- 抗核抗体：抗Jo-1抗体陽性（多発性筋炎・皮膚筋炎の20～30％に陽性で、特異性が高い）。

[合併症]
- 悪性腫瘍：15～20％に悪性腫瘍（胃癌、乳癌、肺癌など）を合併する。50歳以上に多い。
- 全身性硬化症に次いで間質性肺炎・肺線維症の合併頻度が高い（抗Jo-1抗体陽性に多い）。
- 誤嚥性肺炎、呼吸筋障害による呼吸不全、心筋障害による心不全など。
- 悪性腫瘍を合併しなければ予後は良好である。

[治療]
- 一般療法：活動性の高い時期には安静を、非活動時には運動療法を行う。
- 薬物療法：ステロイド薬が第一選択で、CKの改善を指標に漸減する。ステロイド抵抗例では免疫抑制薬を用いる。

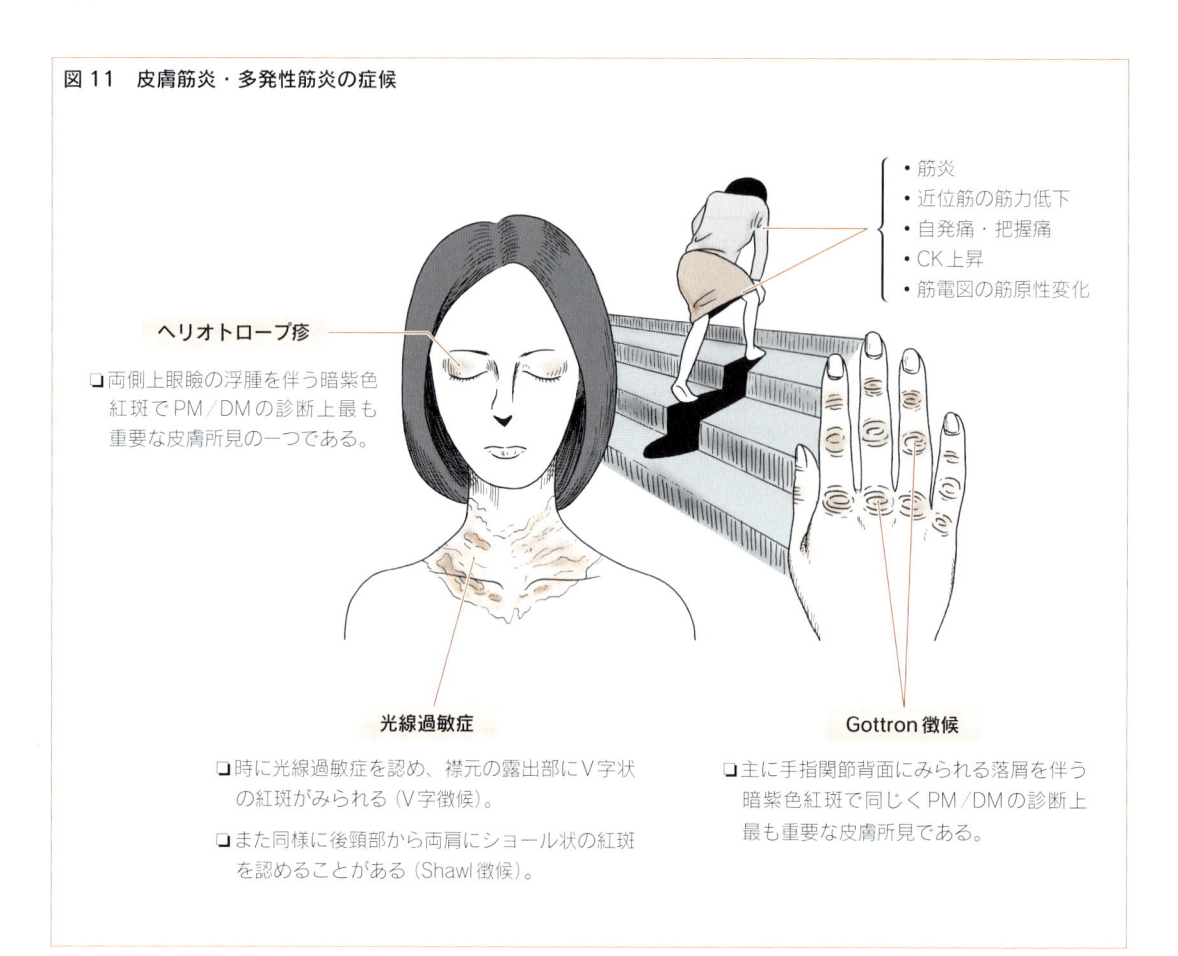

図11 皮膚筋炎・多発性筋炎の症候

- 筋炎
- 近位筋の筋力低下
- 自発痛・把握痛
- CK上昇
- 筋電図の筋原性変化

ヘリオトロープ疹
- 両側上眼瞼の浮腫を伴う暗紫色紅斑でPM/DMの診断上最も重要な皮膚所見の一つである。

光線過敏症
- 時に光線過敏症を認め、襟元の露出部にV字状の紅斑がみられる（V字徴候）。
- また同様に後頸部から両肩にショール状の紅斑を認めることがある（Shawl徴候）。

Gottron徴候
- 主に手指関節背面にみられる落屑を伴う暗紫色紅斑で同じくPM/DMの診断上最も重要な皮膚所見である。

□□ **52** ⚡

皮膚筋炎で**認められない**所見はどれか。

A 手指のソーセージ様腫脹
B 上眼瞼の浮腫状皮疹
C 手指関節背部の紅斑
D 肘関節伸側の紅斑
E 多形性皮膚萎縮症

❏解法ガイド 皮膚筋炎の皮膚病変としては上眼瞼の浮腫状の紫色皮疹であるヘリオトロープ疹や、手背の皮疹であるGottron徴候、poikilodermaといわれる多形性皮膚萎縮症などが認められる。さらに臓器病変としては、肺線維症や間質性肺炎に加え、悪性腫瘍の合併率が高いのが特徴である。

❏選択肢考察

A 手指のソーセージ様腫脹は混合性結合組織病（MCTD）や全身性硬化症の浮腫性硬化期に認められる病変であり、皮膚筋炎では認められない。（×）

B 上眼瞼の浮腫状の皮疹であるヘリオトロープ疹は皮膚筋炎に特徴的である。（○）

C 手指関節背部の紅斑はGottron徴候と呼ばれ、多発性筋炎・皮膚筋炎（PM/DM）の皮膚症状の一つであり、手指背部の伸側に生じる皮疹で、特にPIP関節やMCP関節などに好発する。（○）

D 皮膚筋炎では関節の伸側に紅斑を認めることが多く、大小関節を問わず出現しうる。（○）

E 皮膚の萎縮、色素沈着、色素脱失、毛細血管の拡張などを合併した多形性皮膚萎縮症（poikiloderma）も皮膚筋炎の特徴の一つである。（○）

解答：A（*iM* [6] 127）

□□ **53** 皮膚筋炎で認めることが少ないのはどれか。

⚡

A 間質性肺炎

B 嚥下障害

C 悪性腫瘍

D ヘリオトロープ疹

E 血清クレアチニン高値

❑解法ガイド 多発性筋炎（PM）は自己免疫を基礎とし、女性に好発する。近位の骨格筋を主要病変部位とし、他の内臓器官にも各種の病変を伴う非化膿性炎症性疾患である。これに皮膚病変を伴ったものを皮膚筋炎（DM）とするが、本質的に同一疾患と考えられている。近位筋を中心とする筋細胞の破壊で筋力低下や筋肉痛、筋萎縮などを認め、さらに皮膚病変としてヘリオトロープ疹や多形性皮膚萎縮症が認められる。さらに臓器病変としては、肺線維症や間質性肺炎に加え、悪性腫瘍の合併率が高いのが特徴である。

❑選択肢考察

A 皮膚筋炎では膠原病の中では全身性硬化症に次いで間質性肺炎や肺線維症を合併する頻度が高く、抗Jo-1抗体陽性例に多く認められ、40％に生じるという。しかし、SLEや全身性硬化症と異なり、腎病変を生じることはまれである。(×)

B 皮膚筋炎は随意筋の筋力低下を生じ、嚥下障害も認められることがある。嚥下障害の結果、誤嚥性肺炎をきたすこともあり、さらに発声障害や呼吸障害なども合併してくることがある。(×)

C 皮膚筋炎の合併症としては、悪性腫瘍に最も注意する必要がある。その15～20％に悪性腫瘍を合併し、特に50歳以上では半数以上に悪性腫瘍を合併するという。部位としては胃癌や乳癌、肺癌などが多く、そのほか、卵巣癌や悪性リンパ腫など、悪性腫瘍の部位は一定していない。(×)

D 皮膚筋炎の皮膚病変としては上眼瞼の浮腫状の皮疹であるヘリオトロープ疹が特徴的である。(×)

E クレアチニンは筋肉から産生される物質であるので、骨格筋の筋量が不変であれば1日尿中クレアチニン排泄量は不変である。皮膚筋炎では筋細胞の破壊により筋量が減少するので血清クレアチニンは低下する。ただし、筋細胞の破壊でクレアチニンの前駆物質であるクレアチンは血清濃度の上昇および尿中排泄量の増加を認める。(○)

解答：E（***iM*** [6] 127～128）

54 皮膚筋炎の経過中にしばしばみられるのはどれか。
A　ネフローゼ症候群
B　結腸の巨大憩室
C　間質性肺炎
D　間質性腎炎
E　溶血性貧血

❏ 解法ガイド　　皮膚筋炎の経過中に、合併症として多発性関節炎や間質性肺炎、肺線維症、嚥下障害に伴う誤嚥性肺炎などが認められる。

❏ 選択肢考察
A　皮膚筋炎では腎病変を伴うことはなく、糸球体病変によるネフローゼ症候群や間質性腎炎、および尿細管病変も合併することはまれである。一般にネフローゼ症候群を合併しやすい膠原病としてはSLEが最も多く、尿細管間質病変を伴いやすいものとしてはSjögren症候群などが重要である。(×)
B　結腸の巨大憩室は消化管平滑筋の線維化による消化管運動障害に伴う全身性硬化症などで認められることがあるが、皮膚筋炎の経過中に認められるものではない。(×)
C　皮膚筋炎では腎病変を合併することはまれであるが、間質性肺炎や肺線維症の合併率は高く、膠原病では全身性硬化症に次いで多く、40％に生じるという。特に抗Jo-1抗体陽性例に多い。(○)
D　皮膚筋炎ではネフローゼ症候群のみならず、間質性腎炎も含めて腎障害を認めることはまれである。(×)
E　SLEでは多数の自己抗体が出現し、赤血球に対しても抗赤血球抗体が出現することにより血管外溶血をきたし、溶血性貧血を認めることが多いが、皮膚筋炎では貧血は特徴的ではなく、出現したとしても慢性炎症に伴う鉄の利用障害による貧血である。(×)

解答：C（*iM* 6 128）

55 皮膚筋炎の血液生化学所見で高値を**示さない**のはどれか。

A　ミオグロビン
B　LD
C　ALT
D　クレアチン
E　アルドラーゼ

解法ガイド　皮膚筋炎の検査所見では炎症反応に加え、筋障害により筋原性酵素であるクレアチンキナーゼ（MM型）やAST、LD、アルドラーゼなどの上昇を認め、尿中クレアチン排泄の増加（クレアチニン排泄の減少）も認められる。さらに筋電図上、筋原性パターンを呈し、また筋生検では横紋筋組織へのリンパ球細胞の浸潤を認めるのが特徴である。

自己抗体としては抗核抗体の中で抗Jo-1抗体が30％に陽性である。

選択肢考察
A　ミオグロビンは筋細胞を構成するHb類似の鉄を含有した蛋白であるが、皮膚筋炎による筋細胞の破壊により、その血中濃度の上昇や尿中への排泄が増加してくる。(○)

B　LDは肝細胞のほか、骨格筋や心筋、肺間質、腎臓、赤血球など、多くの細胞に含まれており、筋細胞からの逸脱酵素としてLDの上昇を認めることも多い。(○)

C　ALTは肝細胞に特異性の高いトランスアミナーゼであり、ASTと異なり、骨格筋などへの含有量は少なく、皮膚筋炎では高値を示すことはない。(×)

D　クレアチニンは筋肉から産生される物質であるので、骨格筋の筋量が不変であれば1日尿中クレアチニン排泄量が不変である。糸球体濾過率（GFR）の低下がない場合には血清クレアチニンはほぼ一定に保たれるが、筋細胞の破壊により筋量が減少する場合には血清クレアチニンは低下してくる。しかし、筋細胞の破壊でクレアチニンの前駆物質であるクレアチンは血清濃度の上昇および尿中排泄量の増加を認める。(○)

E　アルドラーゼは筋原性酵素の一つであり、皮膚筋炎では筋細胞の破壊に伴い上昇してくることが多い。これはCK（MM型）やAST、LDなども同様である。一般にこれらの筋原性酵素は、その上昇の程度が筋炎の活動性を反映し、またステロイド投与による治療効果判定の指標ともなりうる。(○)

解答：C（*iM* 6 128）

□□ **56** ⚡

40歳の女性。5年前から両手の近位指節間関節と中手指節関節との背部に紅斑が出現した。両側上眼瞼に紫紅色の浮腫性紅斑も認めた。6か月前から、立ち上がったりふとんを持ち上げるのに困難を覚えるようになった。さらに乾性咳嗽と呼吸困難とが出現したため来院した。両上下肢近位筋群に軽度の萎縮と把握痛とを認める。

診断はどれか。

A　関節リウマチ　　B　皮膚筋炎　　C　全身性硬化症
D　混合性結合組織病　　E　全身性エリテマトーデス

❏解法ガイド [身体所見]

＃1　40歳の女性⇒中年女性。

＃2　5年前から⇒慢性の経過。

＃3　両手の近位指節間関節と中手指節関節の背部に紅斑を生じている⇒Gottron徴候と考えられる。Gottron徴候は多発性筋炎・皮膚筋炎（PM/DM）の皮膚症状の一つであり、手指背部の伸側に生じる皮疹で、特にPIP関節やMCP関節などにも好発しうる。

＃4　両側上眼瞼に紫紅色の浮腫性紅斑も認めた⇒いわゆるヘリオトロープ疹であり、これもまた皮膚筋炎に特徴的な所見である。

＃5　6か月前から、立ち上がったりふとんを持ち上げるのに困難を覚えるようになった⇒PM/DMでは近位筋を中心とする骨格筋の破壊により筋力低下や筋肉痛、筋萎縮を認めるが、この症例も立ち上がりや、ふとんを持ち上げたりするときに用いられる近位筋の障害をきたしたために生じたものと考えられる。

＃6　乾性咳嗽と呼吸困難とが出現した⇒乾性咳嗽は肺間質病変や胸膜病変で生じ、さらに呼吸困難を伴っていることから、肺間質病変により拡散障害を生じ、低酸素血症を認めるようになったものと考えることができる。

＃7　両上下肢近位筋群の軽度萎縮と把握痛⇒PM/DMでは骨格筋の障害が主として近位筋群に生じ、筋細胞の破壊により筋痛、特に把握痛を生じたり、また筋細胞の萎縮が認められることが少なくないので、この症例の所見と合致する。

❏診　断　多発性筋炎・皮膚筋炎（PM/DM）。

❏選択肢考察

A　関節リウマチでは皮疹や筋病変を認めることはないので否定的である。(×)

B　手背部に紅斑が出現し、Gottron徴候と考えられること、両側上眼瞼の紫紅色の浮腫状紅斑はヘリオトロープ疹と考えられること、またさらに亜急性〜慢性に近位筋を中心とした筋肉の把握痛や萎縮、筋力低下が認められるようになり、また乾性咳嗽と呼吸困難から肺線維症が認められていることから、PM/DMが最も考えられる。(○)

C　全身性硬化症（強皮症）でも肺線維症が認められるが、Gottron徴候やヘリオトロープ疹、筋病変を認めることはないので否定的である。(×)

D　混合性結合組織病ではPM/DMの症状も含まれるが、この患者では全身性硬化症や全身性エリテマトーデスなどの膠原病の症状が認められないので否定的である。(×)

E　全身性エリテマトーデスでは皮疹を認め、筋痛も認めることがあるが、Gottron徴候やヘリオトロープ疹などは認めない。(×)

解答：B（*iM* [6] 126）

□□ **57** ⚡

56歳の女性。半年前からの皮疹と筋力低下とを主訴に来院した。最近、上眼瞼に紫紅色の浮腫が、肘と膝関節との伸側に紅斑が出現した。体温37.6℃。便潜血1＋。血清生化学所見：クレアチニン0.3mg/dl、AST 50IU/l、ALT 32IU/l、CK 148IU/l（基準10～40）。抗核抗体80倍（基準20以下）。

この疾患で予想される合併症はどれか。

A　感染症
B　腎障害
C　悪性腫瘍
D　肝障害
E　中枢神経障害

❑解法ガイド

[身体所見] ＃1　56歳の女性が半年前から皮疹と筋力低下とを主訴に来院した⇒慢性経過の筋力低下は運動ニューロンもしくは筋疾患で生じる。これに皮疹が合併するものとしては、皮膚筋炎などが最も考えられる。

＃2　最近、上眼瞼に紫紅色の浮腫が、肘と膝関節との伸側に紅斑が出現した⇒上眼瞼の紫紅色の浮腫はヘリオトロープ疹が考えられ、また紅斑も皮膚筋炎に合致する所見である。

＃3　体温37.6℃⇒微熱があり膠原病に合致する所見である。

＃4　便潜血1＋⇒皮膚筋炎に合併する消化管の悪性腫瘍の可能性がある。

[検査所見] ＃1　クレアチニン0.3mg/dl（基準0.6～1.1）⇒GFRの低下は明らかではない。皮膚筋炎では腎障害を合併することがまれなことに合致する。

＃2　AST 50IU/l（基準40以下）、ALT 32IU/l（基準35以下）、CK 148IU/l⇒ASTのみが上昇しており、CKも上昇しているので筋障害と考えられる。

＃3　抗核抗体80倍⇒陽性であるので膠原病の可能性が高い。皮膚筋炎でも抗Jo-1抗体が陽性となるのに合致する。

❑診　　断　皮膚筋炎。

❑解法サプリ　成人女性で、筋症状と皮膚症状を認め、腎病変は認めないが、間質性肺炎・肺線維症の合併がある場合には皮膚筋炎が最も考えられる。

❑選択肢考察

A　皮膚筋炎で糖質コルチコイドによる治療を行う場合には、易感染性が生じて、感染症が合併しやすいが、皮膚筋炎自体では感染症を合併しやすいということはない。（×）

B　全身性エリテマトーデスや全身性硬化症と異なり、皮膚筋炎や混合性結合組織病では腎障害を合併することはまれである。（×）

C　皮膚筋炎では悪性腫瘍の合併が多く、この症例では胃癌や大腸癌などの消化器癌が疑われる。（○）

D　皮膚筋炎ではASTが上昇することがあるが、これは筋破壊によるもので、ALTは正常である。肝障害を合併することはまれである。（×）

E　全身性エリテマトーデスでは中枢神経障害を認めることがあるが、皮膚筋炎では合併することはまれである。（×）

解答：C（*iM* [6] 128）

□□ 58　45歳の女性。発熱と筋肉痛とを主訴に来院した。1か月前から37℃台の微熱が出現し、徐々に運動時の筋肉痛と階段の昇降困難とがみられるようになった。眼瞼に浮腫状の紅斑を認める。大腿四頭筋生検H-E染色標本（⇒カラー口絵）を示す。
　　この疾患でみられるのはどれか。
　A　抗Jo-1抗体高値
　B　抗アセチルコリン受容体抗体高値
　C　尿中クレアチニン増加
　D　食道蠕動運動低下
　E　神経伝導速度低下

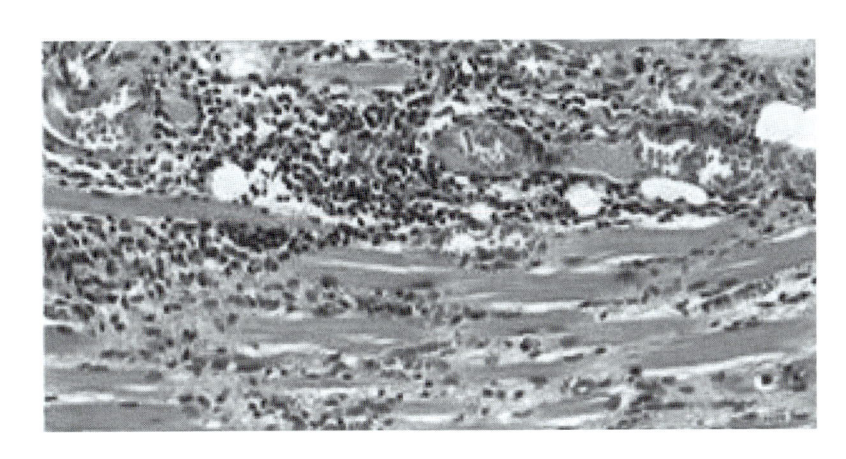

□解法ガイド　身体所見　#1　45歳の女性が発熱と筋肉痛とを主訴に来院した⇒炎症を伴った筋障害では、多発性筋炎やWeil病、旋毛虫症、リウマチ性多発性筋痛症、好酸球性筋膜炎などがある。
　　　　　　　　#2　1か月前から⇒亜急性に発症。
　　　　　　　　#3　37℃台の微熱⇒亜急性炎症があると考えられ、膠原病や慢性感染症を疑わせる。
　　　　　　　　#4　徐々に運動時の筋肉痛と階段の昇降困難とがみられるようになった⇒筋肉の炎症を伴った近位筋の筋力低下を生じたものと考えられる。
　　　　　　　　#5　眼瞼に浮腫状の紅斑を認める⇒ヘリオトロープ疹で、この患者は皮膚筋炎であったものと考えられる。
　　画像所見　大腿四頭筋生検H-E染色標本では、
　　　　　　　　#1　著明なリンパ球浸潤と筋破壊を認める⇒皮膚筋炎に合致する所見である。

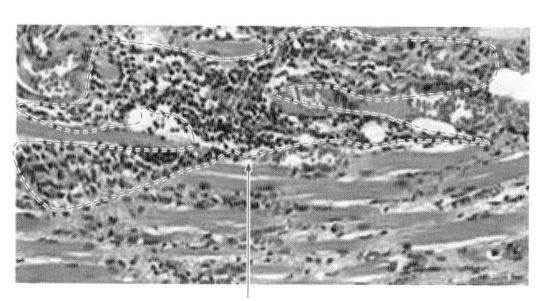

著明なリンパ球浸潤

- ❏ 診　　　断　　皮膚筋炎。
- ❏ 解法サプリ　　皮膚筋炎の筋病変としては、対称性の随意近位筋破壊による筋力低下や筋肉痛、筋萎縮を認める。
- ❏ 選択肢考察　　A　皮膚筋炎では抗核抗体として、抗Jo-1抗体が高値を示すことが特徴である。(○)
　　　　　　　　　B　抗アセチルコリン受容体抗体は随意筋の神経筋接合部のアセチルコリン受容体に対する自己抗体で、これが高値を示すのは重症筋無力症である。重症筋無力症は筋の易疲労性を呈するが、筋痛や皮疹は認めない。(×)
　　　　　　　　　C　筋破壊により骨格筋の筋量を反映するクレアチニンの尿中排泄は減少する。ただし、筋破壊があると筋細胞から逸脱したクレアチンが尿中に排泄されて、尿中クレアチンが増加する。(×)
　　　　　　　　　D　皮膚筋炎では横紋筋の障害を生じるので、咽頭や食道上部の横紋筋障害による嚥下障害は認めることはあっても、平滑筋は障害しないので蠕動運動の低下はきたさない。(×)
　　　　　　　　　E　皮膚筋炎では末梢神経は障害されないので、神経伝導速度低下を認めることはない。(×)

解答：A（**iM** 6 126）

● core curriculum

Chapter 5

病態と疾患
④関節リウマチ

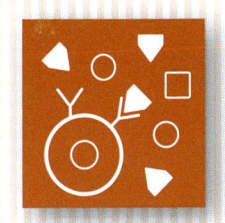

到達目標 1　関節リウマチの病態生理、症候、診断、治療とリハビリテーションを説明できる。

Point

[概　念]
- 関節リウマチ (rheumatoid arthritis；RA) は非化膿性多発性関節炎を主徴とする全身性炎症性疾患で、その発症に自己免疫が関与すると考えられ、増悪、寛解を繰り返す。関節炎は滑膜の炎症から始まり、軟骨、関節の破壊を生じ、関節変形や強直に至るものもある。
- 全国で約70万人の患者がいる。男女比は1：3で、40歳代の女性に多い。

[病　態]
- 関節内でリウマトイド因子が変性IgGと免疫複合体を形成し、それに補体が結合した免疫複合体が好中球を遊走させ、関節内で白血球の破壊が生じることで好中球内のリソソーム (lysosome) に含まれるリゾチーム (lysozyme) などが遊離し、組織破壊、炎症が生じる。
- 初期には関節滑膜の血管周囲に指状嵌入樹枝状細胞 (interdigitating dendritic cell；IDC) が出現し抗原提示を行う。さらに、CD4陽性T細胞が滑膜に侵入しIL-1やIL-6、TNF-αなどの炎症性サイトカインも関与して炎症反応を起こし、滑膜炎からパンヌス (滑膜の増殖性肥厚による炎症性肉芽) 形成、軟骨破壊、関節破壊に至る。

[症　状]
- 全身症状：発熱、体重減少、易疲労感、全身倦怠感。
- 関節症状 (早期)：朝のこわばり (初発症状としても多く、その持続時間は活動性の指標にもなる)
　　　　　　　　　多発性関節炎 (PIP・MCP・MTP関節が多発性・持続性・対称性に障害される)
- 関節症状 (晩期)：関節変形 (尺側偏位、スワンネック変形、ボタンホール変形、外反母趾など)
　　　　　　　　　関節強直、手根管症候群、環軸関節亜脱臼、滑液包炎をきたす。
- 関節外症状：皮下結節、胸膜炎、間質性肺炎、心膜炎など。

[検　査]
- 炎症反応：赤沈亢進、CRP上昇。
- リウマトイド因子 (IgM) 陽性。関節リウマチの80％以上に陽性だが、他疾患でも陽性となる。
- 関節液所見：白血球増加、関節液中補体低下を認める。IgG-リウマトイド複合体 (免疫複合体) は関節外病変や血管炎を伴う場合に陽性になることが多い。
- X線所見：関節炎で関節周囲軟部組織の紡錘状腫脹、関節裂隙狭小化、骨びらん・破壊、骨性強直、亜脱臼、関節変形。

[関節破壊の指標]
- MMP-3 (matrix metalloproteinase 3)：滑膜で産生される蛋白分解酵素で、関節滑膜の増殖や関節破壊の量を反映 (関節リウマチ重症度の指標) する。
- 抗CCP (cyclic citrullinated peptide) 抗体：関節リウマチ患者では、早期から陽性率が高い (80％以上) ので、早期治療のための早期診断に有用である。
　☞ 抗CCP抗体とMRI画像がRAの早期診断にきわめて有用である。

[評　価]
- RAのstageはX線検査による関節所見より決定され、各々の関節について行う。

Point

[治療]

❑ 基礎的療法：炎症の強い局所と全身は安静にして、関節の拘縮を防ぐための運動療法、温熱療法、物理療法などを行う。

❑ 薬物療法：メトトレキサート。そのほか、金製剤、D-ペニシラミン、非ステロイド性抗炎症薬（NSAIDs）、副腎皮質ステロイド薬（即効性）など。

❑ 抗サイトカイン療法
　①抗TNF-αキメラ抗体（インフリキシマブ）：抗ヒトTNF-αモノクローナル抗体で、関節リウマチやCrohn病、Behçet病に有効である。
　②抗TNF-α受容体IgG（エタネルセプト）：遊離したTNF-αを中和することで、炎症性サイトカインを抑制する。

❑ 整形外科的療法：滑膜切除術、人工関節。

図12　関節リウマチの病態

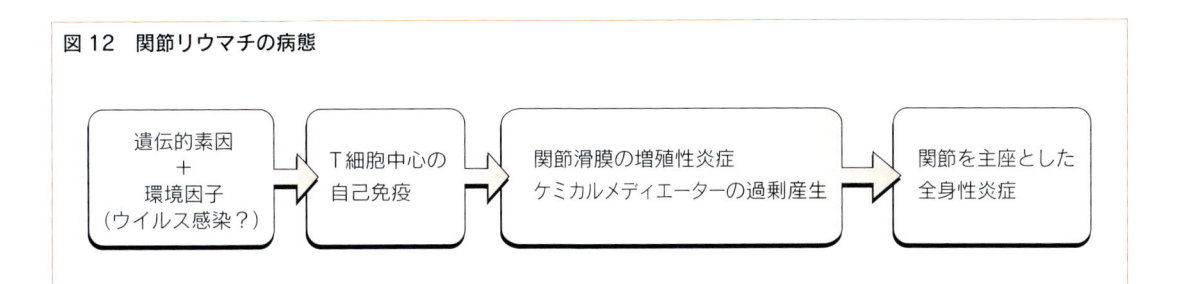

遺伝的素因＋環境因子（ウイルス感染？） → T細胞中心の自己免疫 → 関節滑膜の増殖性炎症　ケミカルメディエーターの過剰産生 → 関節を主座とした全身性炎症

表5　関節リウマチ（RA）の分類基準（米国リウマチ学会、1987年）

基　準	定　義
1. 朝のこわばり	少なくとも1時間続くこと。
2. 3か所以上での関節炎	3領域以上（下記14領域のうち）の軟部組織の腫脹または関節液貯留（骨の過形成のみでは不可）が医師により確認されること。左右両側の、PIP関節、MCP関節、手、肘、膝、足、MTP関節の計14領域。
3. 手関節炎	手関節、MCP関節、PIPの関節の少なくとも1領域の腫脹。
4. 対称性関節炎	左右の同じ関節部位が同時に罹患していること（基準2の14領域のうち。ただし、PIP、MCP、MTP関節は対称性が完全でなくてもよい）。
5. リウマトイド結節	骨突起部、伸展筋表面、または傍関節部位に皮下結節が確認されること。
6. 血清リウマトイド因子	血清リウマトイド因子陽性。正常人で5％以下の陽性率の測定法ならばどの方法でもよい。
7. X線異常所見	手指／手関節の正面撮影で罹患関節近傍の骨びらんや骨の脱石灰化像を認める（変形性関節症のみでは不可）。

【判　定】
7項目のうち少なくとも4項目を満たせば関節リウマチとする。
基準1～4は少なくとも6週間持続しなければならない。
2種類の臨床診断がなされた場合でも除外しないこと。

図13 関節リウマチの関節病変

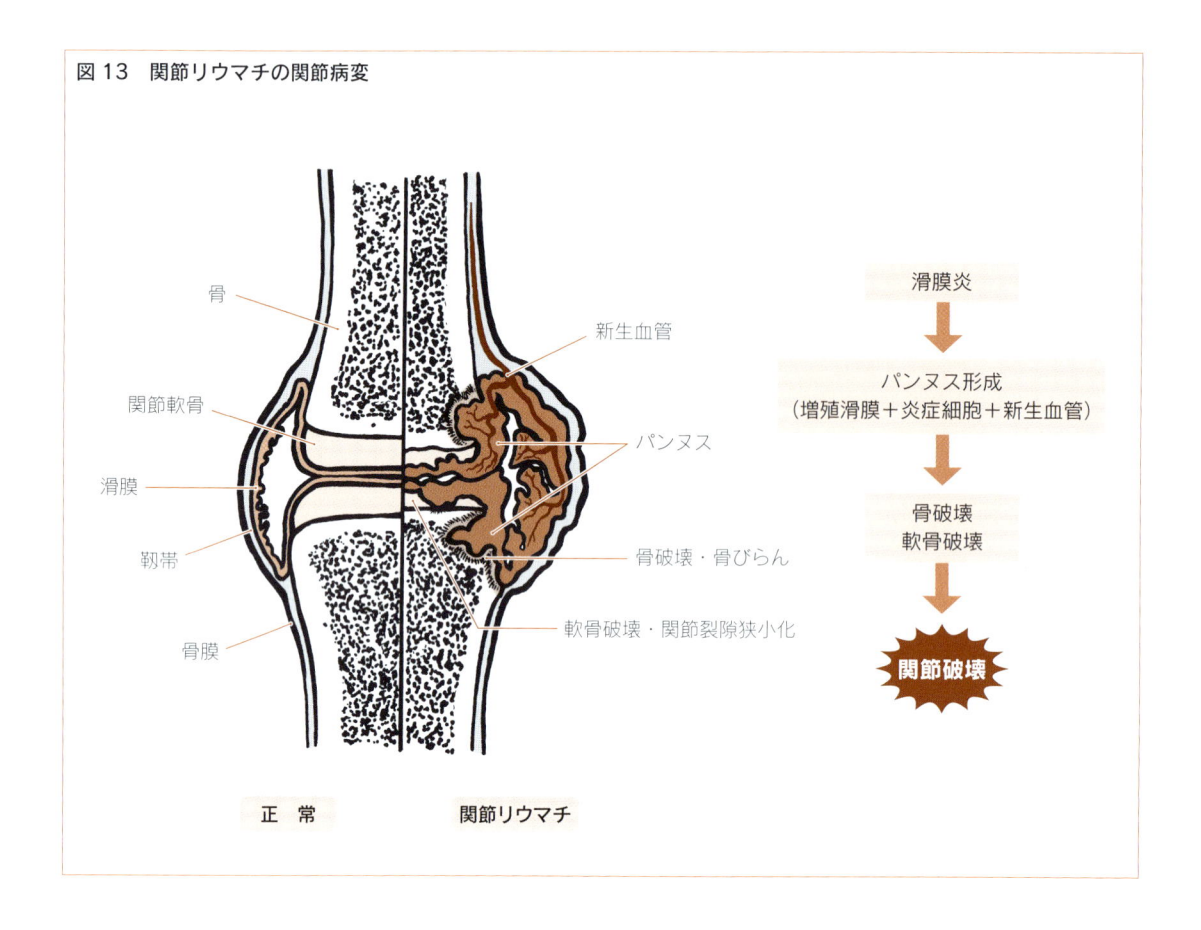

図14　手の関節と関節リウマチ

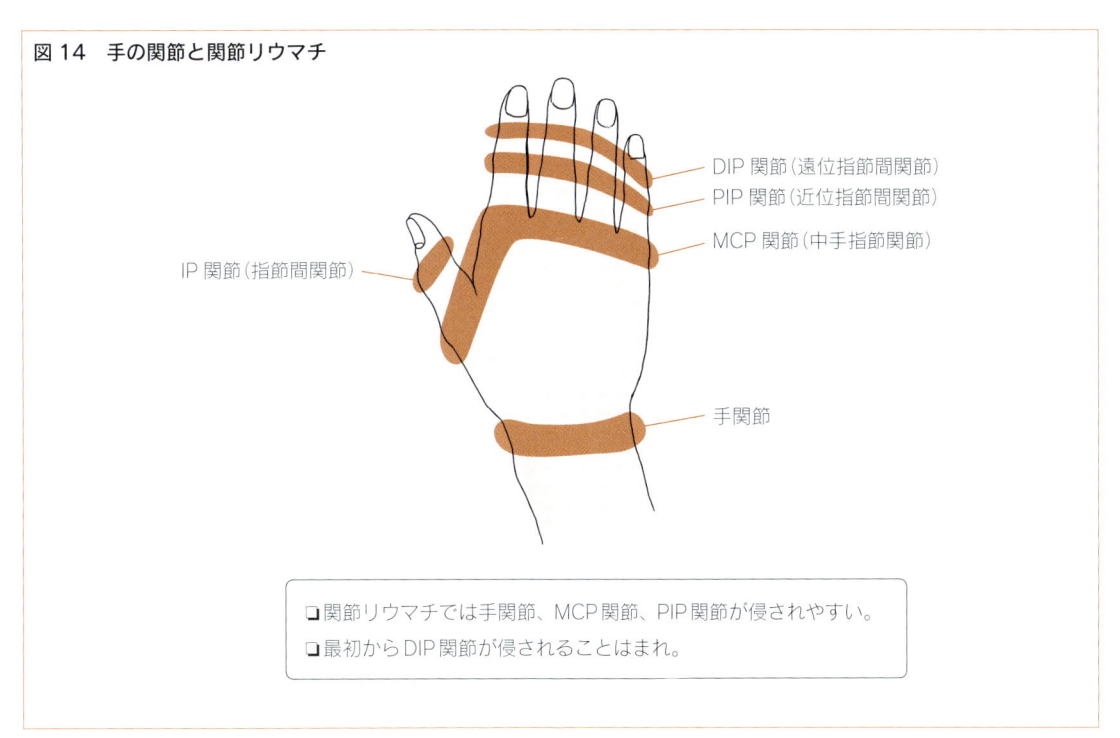

- DIP関節（遠位指節間関節）
- PIP関節（近位指節間関節）
- MCP関節（中手指節関節）
- IP関節（指節間関節）
- 手関節

❑ 関節リウマチでは手関節、MCP関節、PIP関節が侵されやすい。
❑ 最初からDIP関節が侵されることはまれ。

図15　関節リウマチにみられる手指の変形

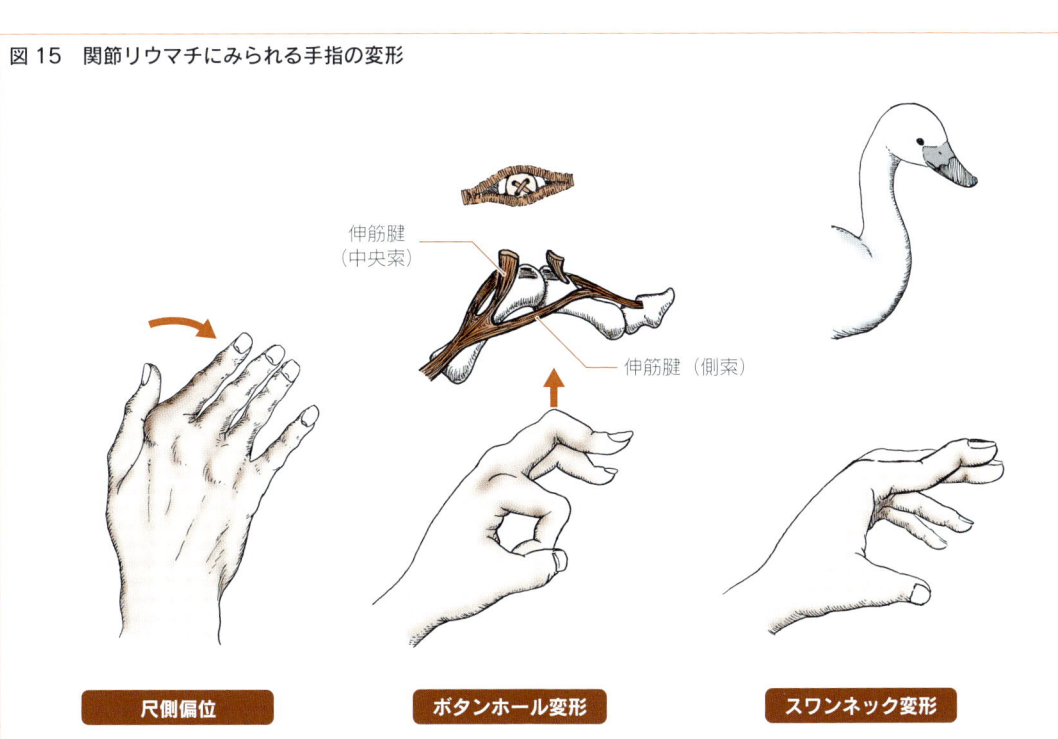

伸筋腱（中央索）
伸筋腱（側索）

尺側偏位
❑ MCP関節の亜脱臼や破壊によって拇指以外の指が手指伸筋腱に引っ張られて尺側へと偏位する。

ボタンホール変形
❑ 手指伸筋腱（中央索）がPIP関節の背側で断裂することによる手指の変形。腱の裂け目がボタンホールのようにみえる。

スワンネック変形
❑ 手指伸筋腱（側索）がDIP関節の背側で断裂することによる手指の変形。変形した手指が白鳥の首のようにみえる。

□□ **59** 関節リウマチで**みられない**のはどれか。

⚡

A 手関節尺側偏位
B 前腕伸側の皮下結節
C 中手指節関節の圧痛
D 遠位指節間関節の骨棘形成
E 朝のこわばり

❏ **解法ガイド** 関節リウマチ（RA）では発熱や体重減少、全身倦怠感などの全身症状を呈するが、主たる症状は関節症状である。早期症状としての活動性の指標にもなる朝のこわばりや、多発性・持続性・対称性の関節炎、さらにそれが進行すると関節の変形や強直をきたすようになる。

多発性関節炎の好発部位としては、近位指節間関節（PIP関節）や中手指節関節（MCP関節）のほか、手関節、肘関節、膝関節、足関節、顎関節、環椎軸椎関節などがある。関節変形では尺側偏位やスワンネック変形、ボタンホール変形、外反母趾などがある。そのほか関節外症状として、伸側で外圧を受けやすい場所に皮下結節が形成されることも多く、また呼吸器症状として胸水中の糖の著減を伴った胸膜炎や、間質性肺炎などがある。

検査所見では、リウマトイド因子（IgM型）の陽性率が80％以上と高く、赤沈亢進やCRP上昇などの炎症反応を認める。関節液所見としては、白血球増加や関節液中補体価低下（血清中補体価上昇）、IgG-リウマトイド複合体（免疫複合体）陽性などがある。

RAの病期分類はX線検査による関節所見より決定され、また機能障害度分類（クラス分類）や活動性の評価などが行われている。

❏ **選択肢考察**

A 関節炎が進行すると関節や骨軟骨の破壊を生じ、関節強直や変形をきたす。RAでは手関節の尺側偏位をきたす。（○）

B 皮下結節はリウマトイド結節と呼ばれ、腕伸側のほか外圧を受けやすい肘や膝の伸側、後頭部などにも好発する。（○）

C 中手指節関節（MCP関節）はRAの関節炎の好発部位であり、したがって圧痛を認めることが多い。一般にRAでは、多発性・対称性・持続性の関節炎を認め、マクロの炎症所見として発赤、腫脹、熱感、疼痛を合併するので、運動時痛とともに、進行することにより圧痛を認めることもある。（○）

D 遠位指節間関節（DIP関節）の骨棘形成はRAで生じることはまれであり、骨関節の加齢や負荷による変性である変形性関節症で認められるものである。（×）

E RAでは朝のこわばり（morning stiffness）が初発症状としても多く、その持続時間は活動性の指標にもなる。夜間睡眠中に関節運動が行われないため、炎症性滲出物などによる線維成分の出現で関節が癒着したりすることによるものと考えられる。（○）

解答：D（*iM* [6] 86）

□□ **60** 関節リウマチの診断に**有用でない**のはどれか。

A 骨びらん
B 皮下結節
C 手関節炎
D 朝のこわばり
E 蛋白尿

❏解法ガイド 関節リウマチ（RA）の診断のための分類基準としては、朝のこわばりや多発性関節炎、特に手関節や中手指節関節（MCP関節）や、近位指節間関節（PIP関節）に好発し、対称性の関節炎であることが多く、またリウマトイド因子やリウマトイド結節および手関節などのX線所見が含まれている。

❏選択肢考察

A RAの診断基準には、手指および手関節のX線所見で、罹患関節周囲の骨びらんや脱灰などが含まれている。(○)

B RAでは外圧がかかる部位に好発する皮下結節、すなわちリウマトイド結節の存在が診断上重要である。(○)

C RAの診断基準には、「3か所以上の関節炎」、「手関節炎」、「対称性関節炎」の3つの関節症状が含められている。(○)

D 1時間以上持続する朝のこわばりはRAの診断基準に含まれる。朝のこわばりは非常に特徴的な臨床症状である。(○)

E 蛋白尿そのものはRAの診断には用いられない。RA自体では蛋白尿は特徴的ではないが、治療薬の副作用や長期間持続した場合にはアミロイドーシスを合併したりして蛋白尿を認めることも多い。(×)

解答：E（*iM* [6] 86～88）

61 関節リウマチのX線単純撮影所見について**誤っている**のはどれか。

A　手根骨の骨性強直は進行例に認められる。
B　遠位指節間関節の亜脱臼が特徴的である。
C　異常所見は左右対称性にみられることが多い。
D　骨の辺縁びらん像は、関節囊付着部近くに最も早く現れる。
E　初期変化として認められやすいのは、関節周囲の骨萎縮である。

解法ガイド　関節リウマチ（RA）のX線単純撮影の所見では、関節の炎症による関節周囲軟部組織の紡錘状の腫脹や、関節軟骨の障害による関節裂隙の狭小化、またRAではまず滑膜炎が生じるので、関節囊付着部位を初発とする骨の破壊や、びらんなどを認める。その程度が増悪したものをmultilating RAということがある。さらに進行すると関節強直をきたすこともある。関節が破壊され変形し、亜脱臼から脱臼を認めるようにもなる。

選択肢考察
A　手根骨の関節は小関節の一つであり、RAで障害されることが多く、また手根骨相互の運動自体も少ないので、進行例では骨性強直を生じやすい。一般に関節強直には線維性強直と骨性強直があり、線維性強直の進行により骨性強直をきたすものと考えられる。(○)

B　亜脱臼はRAの関節障害で認められる。しかし、RAは近位指節間関節（PIP関節）や中手指節関節（MCP関節）などの小結節に強く認められることが多いが、遠位指節間関節（DIP関節）が障害されることはまれであり、この関節はむしろ骨関節の変性疾患である変形性関節症で障害されることが多い。(×)

C　RAの関節炎は多発性・持続性・対称性であることが特徴であり、PIP関節やMCP関節が好発部位であるが、対称性は完全でなくてもよいとされている。(○)

D　骨の辺縁びらん像などはRAでは滑膜炎で発症することが多いので、関節囊付着部位近くに最も早く現れる。(○)

E　RAの初期変化としては、関節の炎症による関節周囲軟部組織の紡錘状の腫脹や、サイトカインなどによる反応性の骨の脱灰による関節周囲骨萎縮などである。(○)

解答：B （*iM* 6 90）

□□ **62** 関節リウマチの関節液の所見として**適切でない**のはどれか。

A　補体価〈CH_{50}〉の低下

B　好中性白血球の増加

C　免疫複合体の増加

D　粘稠性の増加

E　混　濁

❏解法ガイド　関節リウマチ（RA）は活動性の高い時期には関節液が異常所見を呈し、白血球数は3,000～50,000/μlで、多核白血球が優位なことが多いが、リンパ球が増加することもある。

関節液は無菌性であるが白血球増加によりやや混濁しており、リゾチームなどによるムチンの分解で関節液の粘性は低下していることが多い。関節液中には免疫複合体が認められ、関節液中補体価が血清補体価の30％以下になることが多い。

❏選択肢考察

A　RAの関節液ではIgG-リウマトイド因子免疫複合体が形成され、それに血清補体が結合することにより、関節液中補体価が減少することが多く、血清中の30％以下となる。それに対し血清補体価は炎症反応により上昇していることが多い。また、痛風や感染性関節炎などでは関節液中補体価は上昇することが多く、SLEでは関節液と血清の両方の補体価が低い。(○)

B　RAの関節液所見は炎症性であり、正常では白血球数は200/μlであるのが、3,000～50,000/μlとなり、特に好中球が優位に増加することが多いが、リンパ球数の増加も認められる。(○)

C　RAの関節液ではIgG-リウマトイド因子免疫複合体が形成され、それに血清補体が結合して関節液中の免疫複合体が陽性となる。(○)

D　RAでは、炎症性の滑液所見であり、多核白血球からのリゾチーム分泌などにより、関節液中ムチンが分解され、関節液粘稠性の低下が認められる。(×)

E　RAでは炎症性の滑液所見を認め、関節液中白血球数が増加するので関節液の外観が黄色で半透明となり、やや混濁している。(○)

解答：D（*iM* [6] 90）

63 関節リウマチを診断する上で特異性が低いのはどれか。

A　朝のこわばり
B　3か所以上の関節炎
C　左右対称の関節炎
D　リウマトイド因子
E　赤　沈

❏ 解法ガイド　　関節リウマチ（RA）の分類基準（**表5**、p.85）を参照のこと。

❏ 選択肢考察
A　朝のこわばりはRAに特徴的な症状である。夜間、関節運動がない間に関節内に線維成分が形成され、それが起床後に運動を行うときに関節のこわばりとして感じられるものである。(×)

B　3か所以上の関節炎、すなわち多発性の関節炎は、感染性関節炎との鑑別のために重要である。RAは系統疾患であるので、多発性の関節炎を認める。(×)

C　左右対称の関節炎も診断基準にあるようにRAの特徴である。(×)

D　リウマトイド因子はIgGに対する自己抗体で、全身性エリテマトーデスや皮膚筋炎などの膠原病でも認められ、また、高齢者ではRAでない場合でも陽性の場合があるが、RAで陽性率が最も高い。(×)

E　赤沈は貧血や炎症で亢進する。RAでは炎症によりサイトカインを介する高γ-グロブリン血症や高フィブリノゲン血症により亢進し、炎症反応を反映する。全身性エリテマトーデスや全身性硬化症（強皮症）、皮膚筋炎、慢性感染症などでも亢進するので特異性は低い。(○)

解答：E（***i*M** 6 92）

□□ 64　40歳の女性。5年前から両手の近位指節間関節および両膝関節に疼痛と腫脹とがある。1か月前から両膝関節の運動時疼痛が増強したので来院した。朝のこわばりは2時間持続する。赤沈70mm/1時間。右膝関節に膝蓋跳動を認めた。両手のX線写真を示す。

診断はどれか。
A　変形性骨関節症
B　関節リウマチ
C　リウマチ性多発性筋痛症
D　痛　風
E　偽痛風

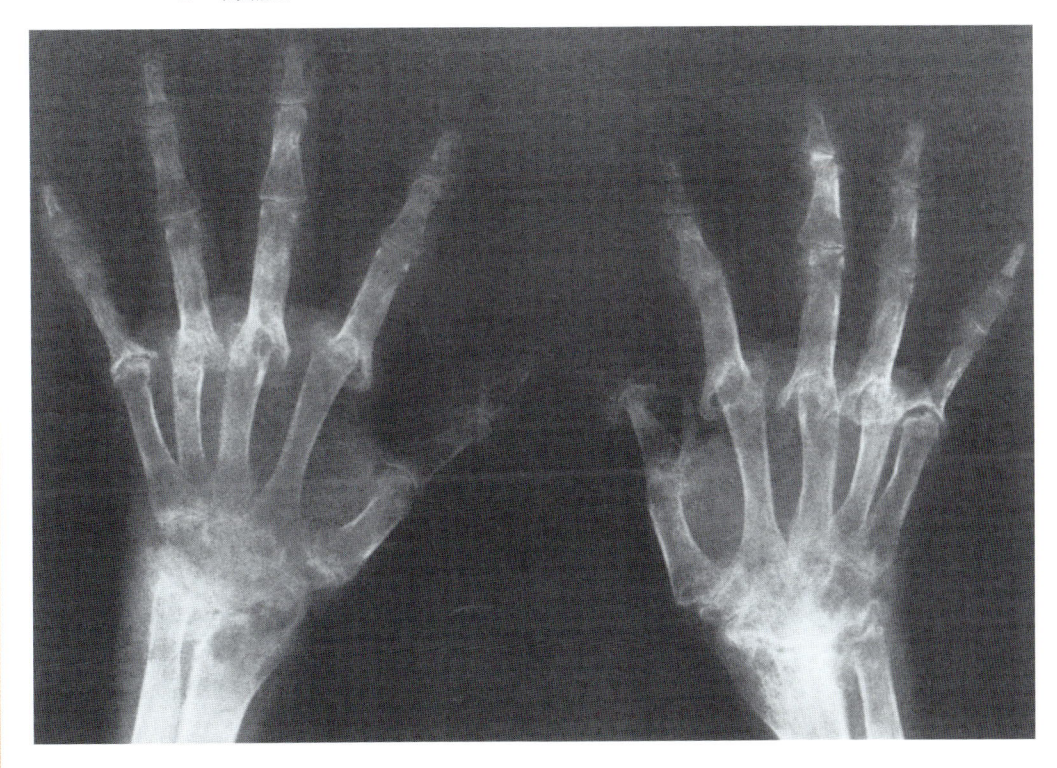

□ 解法ガイド　身体所見　#1　40歳の女性、5年前から両手の近位指節間関節、両膝関節などに疼痛と腫脹とがある⇒中年女性に慢性経過で、左右両側対称性に近位指節間関節（PIP関節）という小関節が侵されており、また膝関節も障害されていることから、多発性の関節障害があると考えられる。一般に、関節炎が慢性多発性に認められる場合には膠原病疾患、痛風などの代謝異常、変形性関節症などの変性疾患、感染性関節炎などを考慮したい。

#2　1か月前から両膝関節の運動時疼痛が増強した⇒痛風や偽痛風などの結晶性関節炎は、安静時疼痛が強いのが特徴であるのに対し、感染性関節炎や膠原病などに伴う関節炎、変形性関節症などでは運動時疼痛が主体である。感染性関節炎や膠原病に伴う関節炎では、運動時疼痛が初発症状であっても炎症が強い場合には安静時にも疼痛を認めることが少なくない。

この症例では運動時疼痛の程度が増強したというので、関節炎の増悪をみたものと考えられる。

＃3　朝のこわばりは2時間持続する⇒朝のこわばりは関節リウマチ（RA）にかなり特徴的な所見である。

＃4　右膝関節に膝蓋跳動を認めた⇒これは右膝関節に関節炎を生じ、関節液の貯留が増加したものと考えられる。

[検査所見] ＃1　赤沈70mm／1時間（基準3～15）と著明に上昇している⇒炎症反応が強い。RAは自己免疫疾患が基礎にあると考えられているので、臨床症状や炎症所見に増悪・寛解を繰り返すことが少なくなく、この症例は現在、関節痛の増悪を認めていることからも、活動性の高い状態にあると考えられる。

[画像所見] ＃1　右第2指、3指、4指、左第2指、3指、4指を中心として、中手指節関節（MCP関節）を中心とする関節破壊、亜脱臼が認められ、PIP関節も関節裂隙の狭小化や関節破壊が認められる。

＃2　手根骨の強直が考えられ、小指の尺側偏位も認められる。

＃3　遠位指節間関節（DIP関節）の障害は明らかではない。

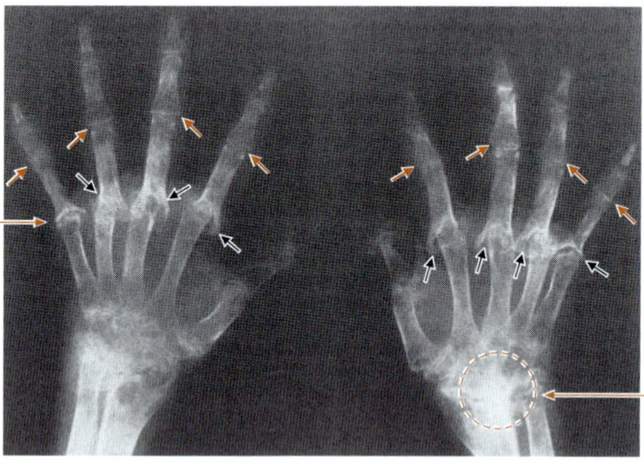

↑：PIP関節の裂隙狭小化・関節破壊
↑：MCP関節の関節破壊・亜脱臼

❏診　断　関節リウマチ（RA）。

❏選択肢考察

A　変形性骨関節症は関節の変性疾患で、中高齢者に膝関節や股関節の運動時の痛みを認める。炎症性疾患ではないので原則として朝のこわばりや炎症反応は認めない。（×）

B　中年女性で慢性の多発性対称性関節炎があり、朝のこわばりを伴っており、炎症反応を伴っているので、RAが最も疑われる。（○）

C　リウマチ性多発性筋痛症は高齢者に多く、肩のこわばりを認めることがあるが、炎症反応以外の自己抗体は認めない。筋痛は著明であるが筋細胞の破壊もないのでCKの上昇や筋力低下などは認めない。（×）

D　高尿酸血症による関節内尿酸結晶の形成で痛風が生じるが、第1母趾関節の安静時痛が特徴である。朝のこわばりは認めない。（×）

E　偽痛風は関節内のピロリン酸カルシウム結晶の形成による関節炎であるが、朝のこわばりは認めない。（×）

解答：B（*iM* [6] 91）

□□ **65** 55歳の女性。7年前から両手指の近位指節間関節と両膝関節とに疼痛・腫脹がある。3か月前から頸部痛を認め、両膝関節の運動時疼痛が増強したので来院した。左手掌側のしびれを自覚している。関節は朝にこわばりを認めるが、次第に軽快する。赤沈70mm/1時間。CRP 6.8mg/dl、リウマトイド因子陽性。抗核抗体陰性。左手の写真（⇒カラー口絵）を示す。

正しいのはどれか。
A 安静臥床が必要である。
B 関節液の粘度上昇を認める。
C 皮下尿酸結節を認める。
D 腕神経叢障害を認める。
E 頸部X線撮影の適応がある。

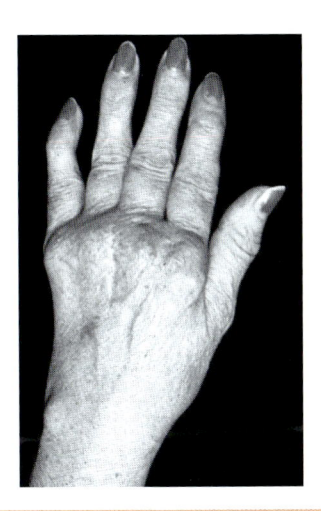

❏ **解法ガイド**

身体所見
#1 55歳の女性と成人女性が、7年前から慢性的に両手指のPIP関節や両膝関節とに疼痛・腫脹がある⇒多発性関節炎と診断したい。関節リウマチ（RA）ではPIP関節やMCP関節に炎症を認めるが、変形性骨関節症（OA）ではDIP関節に関節痛を認める。
#2 次第に増悪して3か月前からは頸部痛を認める⇒RAに合併した環軸関節亜脱臼を考慮したい。
#3 左手掌側のしびれを自覚⇒RAに合併する手根管症候群の可能性があり、正中神経障害を疑わせる。
#4 関節部の朝のこわばり⇒RAの診断基準に入っているが、時間とともに次第に軽快する。この持続時間は活動性を反映する。

検査所見
#1 赤沈70mm/1時間⇒亢進。
#2 CRP 6.8mg/dl⇒炎症反応は強い。
#3 リウマトイド因子陽性⇒特異性は低いが、RAでは陽性率が80％以上と敏感度は高い。
#4 抗核抗体陰性⇒SLEなどの他の膠原病に伴った関節炎は否定的である。

画像所見
#1 PIP関節やMCP関節の腫大、尺側偏位、関節屈曲などの変形を認める⇒RAに合致する所見である。

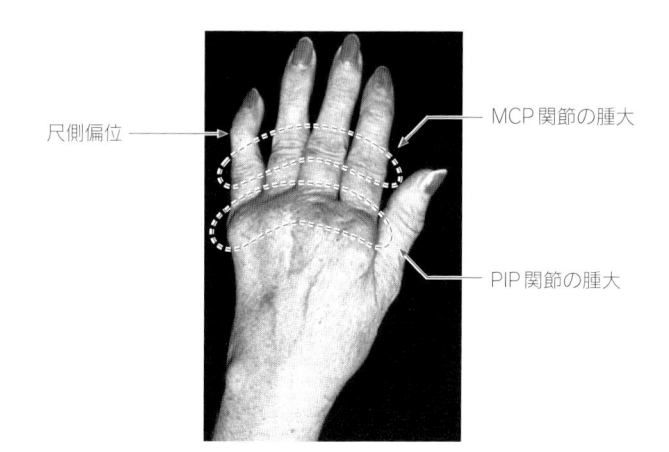

尺側偏位 —— MCP関節の腫大
PIP関節の腫大

- ❏ 診　　断　　関節リウマチ（RA）。
- ❏ 解法サプリ　　この症例では慢性経過をとり、関節変形をきたす関節炎で、リウマトイド因子陽性であるので、RAと診断される。RAの合併症では、慢性炎症に伴う貧血や長年続いたものではアミロイドーシスなどの合併に気を付ける。この症例では頸部痛を認めているので、環軸関節亜脱臼も疑って頸椎X線を撮影すべきであろう。
- ❏ 選択肢考察
  - A　RAでは、関節の運動時疼痛を認めるが、関節を安静に保つと関節拘縮を生じるので、安静臥床は不適切である。(×)
  - B　RAでは、関節液の貯留を認め、炎症細胞の浸潤でムチンが分解されてその粘度の低下を認める。(×)
  - C　皮下尿酸結節は痛風で認めるものであり、RAでは皮下結節としてリウマチ結節を認める。(×)
  - D　この症例の手掌のしびれ感は手根管症候群の合併で生じたものである。腕神経叢障害を認めるのではない。(×)
  - E　RAではさまざまな部位の関節炎をきたすが、環軸関節亜脱臼も合併する。その場合には延髄が圧迫されて呼吸麻痺をきたすこともあるので危険なことがある。この患者の頸部痛は環軸関節亜脱臼の可能性が高いので、頸部X線撮影の適応がある。(○)

解答：E（*iM* 6 89）

□□ **66** ⚡

48歳の女性。7年前から両側の手関節と手指関節との痛みを訴えている。1か月前から痛みが増強したので来院した。

診断上重要性が低いのはどれか。

A　症状の持続期間

B　朝のこわばりの持続時間

C　近位指節間関節の疼痛

D　中手指節関節の腫脹

E　遠位指節間関節の関節可動域制限

❑解法ガイド　関節リウマチ（RA）の関節痛の好発部位はPIP関節、MCP関節、環軸椎関節などである。ちなみに、変形性骨関節症の関節痛の好発部位はDIP関節（Heberden結節）、膝関節、股関節であることも併せて覚えておきたい。

❑選択肢考察

A　RAの診断基準では、朝のこわばりや関節炎、手関節炎、対称性関節炎などの症状の持続期間が、6週間以上と定義されている。(×)

B　RAの診断基準では、朝のこわばりの持続が少なくとも1時間以上、となっている。(×)

C　RAの診断基準では、近位指節間関節（PIP関節）の関節炎が含まれている。炎症の四主徴としては、発赤、腫脹、疼痛、熱感である。PIP関節の疼痛は関節炎を示している。(×)

D　RAの診断基準では、中手指節関節（MCP関節）の関節炎が含まれている。(×)

E　RAではDIP関節が障害されることはまれなので、診断上の重要性は低い。DIP関節が障害されるのは変形性関節症である。(○)

解答：E（*iM* [6] 86）

□□ **67** ⚡

49歳の女性。最近、疲れやすさを自覚するようになった。手指関節、膝関節および肘関節の腫脹を認めるため来院した。朝のこわばりを認める。血液所見：赤沈84mm/1時間。CRP 3＋。

最も考えられるのはどれか。

A　関節リウマチ
B　全身性硬化症〈強皮症〉
C　全身性エリテマトーデス
D　多発性筋炎
E　皮膚筋炎

❏解法ガイド [身体所見] ＃1　49歳の女性。最近、疲れやすくなった⇒全身症状としての易疲労感があったと判断される。

＃2　手指関節、膝関節および肘関節の腫脹を認める⇒炎症症状が指・膝・肘関節に認められるので、多発性関節炎が存在するといえる。

＃3　＃1～2より、中年女性で全身症状と多発性関節炎を主症状とするのは関節リウマチ(RA)であるので、この患者もRAが疑われる。

＃4　朝のこわばりがある⇒RAに特異性が高い症状である。

[検査所見] ＃1　赤沈が亢進しており、CRPも上昇⇒炎症反応が著明。

❏診　断　関節リウマチ(RA)。

❏解法サプリ　易疲労感や微熱などの全身症状を伴い、多発性の関節炎を主症状とする場合にはRAが最も考えられる。

❏選択肢考察

A　全身症状と多発性関節炎を主症状とし、朝のこわばりがある中年女性であり、RAと診断される。(○)

B　全身性硬化症も全身症状としての易疲労感、関節炎、また炎症反応などがあるが、RAと異なり、関節破壊・変形や朝のこわばりなどは認めない。また、全身性硬化症ではその診断基準を満たす皮膚の硬化や肺線維症などを認める。(×)

C　全身性エリテマトーデスでも全身症状としての易疲労感、関節炎、また炎症反応などがあるが、RAと異なり、関節破壊・変形や朝のこわばりなどは認めない。さらに、全身性エリテマトーデスであれば診断基準に合致する他の身体症状を認めるはずである。(×)

D　多発性筋炎では全身症状としての易疲労感、関節炎に加え、筋力低下や筋痛・筋萎縮などの筋症状を認めるはずである。(×)

E　皮膚筋炎では全身症状としての易疲労感、関節炎に加え、筋力低下や筋痛・筋萎縮などの筋症状、さらにヘリオトロープ皮疹などの皮膚症状も認めるはずである。(×)

解答：A（*iM* [6] 85）

□□ **68** ⚡

41歳の女性。持続する発熱と手足の関節痛とを主訴に来院した。両手関節と両膝関節の腫脹・疼痛とを認める。手のX線写真で手根骨部に骨融解像がみられた。皮疹は認めない。

診断はどれか。

A 関節リウマチ

B 混合性結合組織病

C 変形性関節症

D 感染性関節炎

E 全身性エリテマトーデス

❑ **解法ガイド** [身体所見] ＃1 41歳の女性が持続する発熱と手足の関節痛を主訴に来院した⇒関節痛と持続する発熱から膠原病が疑われる。

＃2 両手関節と両膝関節の腫脹・疼痛を認める⇒多発性の対称性の関節痛と腫脹が存在している。炎症の四主徴である疼痛と腫脹がある。変形性関節症では原則として炎症はないので、関節リウマチ(RA)などの膠原病が最も疑われる。

＃3 皮疹は認めない⇒SLEや皮膚筋炎、全身性硬化症は否定的である。

[画像所見] ＃1 手のX線写真で手根骨部に骨融解像がみられた⇒膠原病の中でも骨や関節の破壊や変形を主徴とするRAが最も考えられる。

❑ **診　断** 関節リウマチ(RA)。

❑ **解法サプリ** RAは30～50歳代、特に40歳代の女性に好発する。男女比は1：3で女性に多い。膠原病の中でも飛びぬけて有病率の高い疾患で、約70万人の患者が存在するといわれる。

❑ **選択肢考察**

A 中年の女性で、多発性・対称性の関節炎を主徴とするので、RAが最も考えられる。(○)

B 混合性結合組織病では関節症状とともにRaynaud現象やソーセージ様の手指の腫大などを認めるはずである。(×)

C 変形性関節症は運動時を中心とする多発性関節痛があるが、関節および全身の炎症症状は認めない。(×)

D 感染性関節炎では炎症症状が認められるが、系統疾患ではないので多発性に関節炎を生じることは少ないので否定的である。(×)

E SLEでは関節症状とともに顔面の蝶形紅斑などの皮疹が出現するはずである。(×)

解答：A（*iM* [6] 85）

到達目標 2 関節リウマチの関節外症状を説明できる。

Point

- RAの関節外症状としては皮下結節の形成や胸膜炎、間質性肺炎などを合併することが多い。

[皮下結節（リウマチ結節）]

- 5〜25％にみられ、肘、手、膝、後頭、足首などの伸側で外圧を受けやすい部位に多い。
- 皮膚との癒着はなく、圧痛はない。肺、胸膜、心臓、脊椎などにみられることもある。
- 活動性を反映することが多い。

[胸膜炎]

- 胸水中の糖の著減、補体価低下を認める。

[間質性肺炎]

- 両下肺野を中心とする間質性肺炎（男性に多い）を30％に認め、末期には蜂窩肺（honeycomb lung）を呈したり、またリウマチ結節を肺実質に認めることがある。

[心膜炎]

- 時にリウマチ結節による伝導障害を認めることもある。

[その他]

- アミロイドーシス、手根管症候群（→正中神経麻痺で猿手）、小球性貧血（慢性炎症疾患による貧血で、鉄の利用障害によるので、血清鉄低値で血清トランスフェリンが低下する）、など。

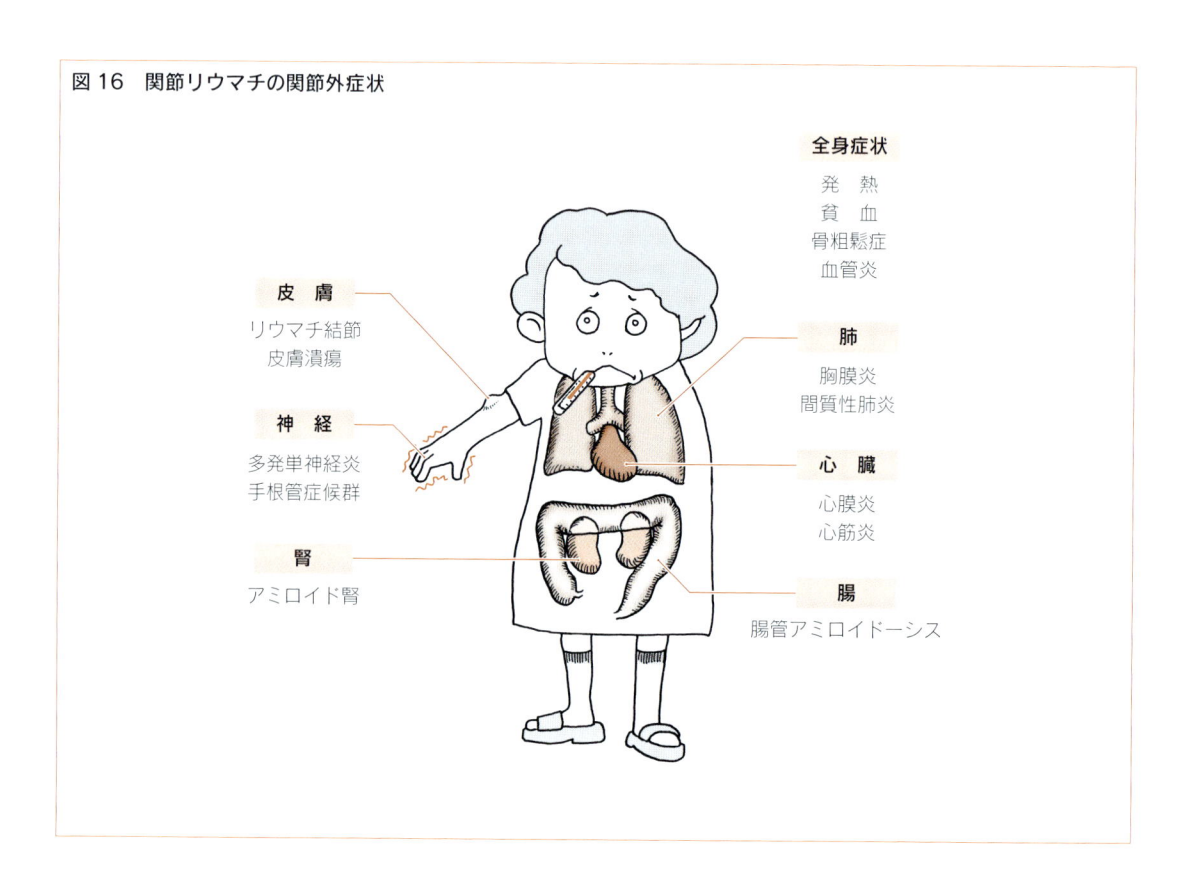

図16 関節リウマチの関節外症状

全身症状
発熱
貧血
骨粗鬆症
血管炎

皮膚
リウマチ結節
皮膚潰瘍

神経
多発単神経炎
手根管症候群

腎
アミロイド腎

肺
胸膜炎
間質性肺炎

心臓
心膜炎
心筋炎

腸
腸管アミロイドーシス

69 関節リウマチで**認められない**のはどれか。

A 低色素性貧血
B アミロイドーシス
C 運動時に増悪する関節痛
D 関節内出血
E 環軸関節亜脱臼

❏ 解法ガイド 　関節リウマチ（RA）は全人口の約1％の有病率で40歳代の中年女性に好発する。RAの原因は不明であるが、IgGに対する自己抗体であるリウマトイド因子が陽性である。
　関節滑膜にマクロファージやCD4陽性T細胞が多く存在し、それらの産生するサイトカインも関与して炎症を生じている可能性が高い。
　関節外症状として皮下結節の形成や胸膜炎、間質性肺炎などを合併することが多い。

❏ 選択肢考察
A RAでは、慢性炎症による網内系の機能の亢進で血清鉄が網内系に捕捉され、鉄の利用障害が生じるため低色素性貧血を呈することがある。しかし、この場合には血清鉄は低下していても貯蔵鉄は増加しており、血清フェリチンは上昇し、そのため血清トランスフェリンの低下により総鉄結合能は正常もしくはやや上昇しているのが特徴である。(○)
B 長年続いたRAではアミロイドーシスを合併することが有名である。蛋白尿からネフローゼ症候群に至ることも多い。(○)
C RAの関節痛は運動時に増悪することが多く、痛風の関節痛が安静時痛であるのと対照的である。(○)
D 関節内出血は血友病性関節症や外傷による関節障害、色素性絨毛結節性滑膜炎などで認められることがあるが、RAで認められることはない。(×)
E 一般に脊椎の椎体部分は椎間板による結合で滑膜などはないので、RAは生じないが、椎弓部分は関節結合しているので関節炎を生じうる。特に環軸関節亜脱臼（第1頸椎の環椎と第2頸椎の軸椎が炎症により亜脱臼をきたす）では軸椎の歯突起が延髄や脊髄を圧迫し、呼吸中枢の異常で突然死を認めることもありうるので注意が必要である。(○)

解答：D（*iM* 6 88）

□□ **70** 関節リウマチの合併症として少ないのはどれか。

⚡

A 肺線維症

B 皮下結節

C 胸水貯留

D アミロイド腎症

E 自己免疫性溶血性貧血

❏解法ガイド 関節リウマチ（RA）の関節外症状についての設問である。ここに挙げられているもののほかには心膜炎、手根管症候群、多発性単神経炎、血管炎などがある。

❏選択肢考察

A RAの関節外症状としては皮下結節や胸膜炎、間質性肺炎などがあり、間質性肺炎は肺線維症に至ることも多い。珪肺患者にRAが合併した場合に形成されるリウマチ結節様の多発性の円形陰影が出現した場合はCaplan症候群と呼ばれる。(×)

B RAの関節外症状としては皮下結節が5～25％に認められ、肘や膝、後頭部など、伸側で外圧を受けやすい部位に多く認められる。皮下結節は皮膚との癒着はなく、圧痛も認めない。皮下結節はRAの活動性を反映するといわれる。組織学的には皮下結節の中心にフィブリノイド壊死層が存在し、それを取り巻いたマクロファージや、さらにその外側にリンパ球や形質細胞からなる肉芽層が特徴となっている。(×)

C RAの合併症として胸膜炎がある。胸膜炎により滲出性胸水をきたし、胸水中の糖が著減するのが特徴である。(×)

D 長年続いたRAではアミロイド腎症を合併し、蛋白尿からネフローゼ症候群に至ることも多い。(×)

E RAでは鉄の利用障害による低色素性貧血を認めることはあるが、全身性エリテマトーデスのように抗赤血球抗体が出現するわけではないので、自己免疫性溶血性貧血を認めることはまれである。(○)

解答：E（*iM* [6] 88）

□□ **71** 間質性肺炎を伴うことがまれなのはどれか。
A 皮膚筋炎
B 全身性硬化症〈強皮症〉
C Sjögren症候群
D 関節リウマチ
E 大動脈炎症候群

❏ **解法ガイド** 　膠原病は、自己免疫による原因不明のコラーゲンの炎症変性により、全身性病変のほか、関節病変、皮膚病変に加え、内臓病変として腎病変や肺病変、心臓病変、神経病変、眼病変、消化管病変などをきたすものが多い。

　肺病変は特に全身性硬化症や関節リウマチ（RA）、皮膚筋炎などによる間質性肺炎および肺線維症、また混合性結合組織病（MCTD）などによる肺高血圧症、RAや悪性関節リウマチ（MRA）、全身性エリテマトーデス（SLE）などにみられる胸膜炎などが特徴的である。

❏ **選択肢考察**
A 皮膚筋炎は筋力低下や筋肉痛、筋萎縮などの骨格筋病変を主症状とし、多形性皮膚萎縮症やヘリオトロープ疹などの皮膚病変を伴ったもので、肺病変としては間質性肺炎、肺線維症、肺癌を認める。（×）
B 全身性硬化症は浮腫から硬化に至る皮膚病変や臓器病変としては肺間質の線維化、強皮症腎、消化管の運動性障害なども認められる。（×）
C Sjögren症候群では涙腺および唾液腺などの外分泌の自己免疫による炎症性障害、のほか、リンパ球浸潤によるリンパ球性間質性肺炎（形質細胞性間質性肺炎）や、間質性腎炎、およびそれによる尿細管性アシドーシスなどを認める。（×）
D RAは結合組織病の中で非化膿性多発性関節炎を主症状とする全身性炎症性疾患で、胸膜炎、間質性肺炎なども認める。（×）
E 大動脈炎症候群では大動脈病変とともに肺動脈病変として肺高血圧を認めることがあるが、間質性肺炎を伴うことはまれである。（○）

解答：E（*iM* 6 88）

到達目標 3 悪性関節リウマチの症候、診断と治療を説明できる。

Point

[概　念]
- 関節リウマチ(RA)のうち関節外症状として(壊死性)全身性血管炎に基づく症状が強いものを悪性関節リウマチ(malignant RA；MRA)とする。難治性で重篤な臨床病態を伴うRAと定義されている。

[症　状]
- 全身症状：発熱(38℃以上)、体重減少。
- 関節炎(関節の破壊が強い)。
- 関節外症状：間質性肺炎、胸膜炎、皮下結節、上強膜炎。
- 血管炎による関節外症状：多発性単神経炎(神経を栄養しているvasa nervosumの血管炎による閉塞で生じる)、指趾壊疽、皮膚潰瘍、紫斑、心筋梗塞、腸間膜動脈閉塞。

[検　査]
- 炎症反応：白血球増加、赤沈亢進、CRP上昇、血小板増加。
- リウマトイド因子高値、IgG-リウマトイド因子陽性、免疫複合体高値、血清補体低下。
- X線写真：骨破壊著明。胸部X線で、間質性肺炎や胸水貯留を認める。

[治　療]
- 寛解するまでは原則入院治療。RAの治療は継続。
- 血管炎に対してステロイド薬。

図17　悪性関節リウマチの特徴

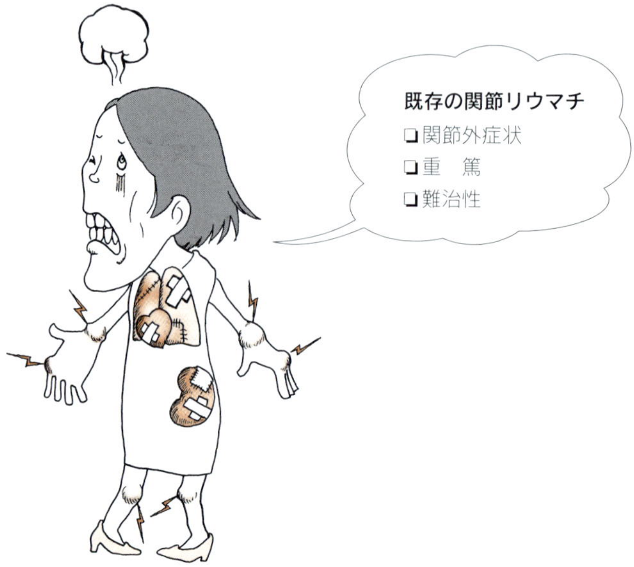

既存の関節リウマチ
- 関節外症状
- 重　篤
- 難治性

表6　悪性関節リウマチの診断基準 (厚生省「難治性血管炎」調査研究班、1991)

1. 臨床症状	a. 多発性単神経炎	知覚障害、運動障害いずれを伴ってもよい。
	b. 皮膚潰瘍または梗塞または指趾壊疽	感染や外傷によるものは含まない。
	c. 皮下結節	骨突起部、伸側表面もしくは関節近傍にみられる皮下結節。
	d. 上強膜炎または虹彩炎	眼科的に確認され、他の原因によるものは含まない。
	e. 滲出性胸膜炎または心膜炎	感染症など、他の原因によるものは含まない。癒着のみの所見は陽性にとらない。
	f. 心筋炎	臨床所見、炎症反応、筋原性酵素、心電図、心エコーなどにより診断されたものを陽性とする。
	g. 間質性肺炎または肺線維症	身体所見、胸部Ｘ線、肺機能検査により確認されたものとし、病変の広がりは問わない。
	h. 臓器梗塞	血管炎による虚血、壊死に起因した腸管、心筋、肺などの臓器梗塞。
	i. リウマトイド因子高値	2回以上の検査で、RAHAないしRAPAテスト2,560倍以上。
	j. 血清低補体価または血中免疫複合体陽性	2回以上の検査で、C3、C4などの血清補体成分の低下、またはCH_{50}による補体活性化の低下をみること。または2回以上の検査で血中免疫複合体陽性（C1q結合能を基準とする）をみること。
2. 組織所見	皮膚、筋、神経、その他の臓器の生検により、小ないし中動脈に壊死性血管炎、肉芽腫性血管炎ないしは閉塞性内膜炎を認めること。	
3. 判定基準	関節リウマチの診断基準（米国リウマチ学会の診断基準で確実RA以上ないし1987年改訂基準、p.85参照）を満たし、上記に掲げる項目の中で、 　a. 1の項目の3項目以上満たすもの、または、 　b. 1の項目の1項目以上と2の項目があるもの、を悪性関節リウマチと診断する。	

72 悪性関節リウマチについて**誤っている**のはどれか。

A　リウマトイド因子陽性
B　血清補体価上昇
C　皮膚潰瘍
D　上強膜炎
E　胸膜炎

解法ガイド

悪性関節リウマチ（MRA）は関節リウマチ（RA）のうち関節外症状として、壊死性全身性血管炎に基づく症状が強いものをいい、RAの1％以下に生じるにすぎないが、リウマトイド因子の強陽性例や、皮下結節のある活動性の高いものに多い。

症状としては全身症状および関節炎症状に加え、血管炎による関節外症状として多発性単神経炎（mononeuritis multiplex）や皮膚の潰瘍などのほか、上強膜炎や胸膜炎、心筋梗塞や腸間膜動脈閉塞、腎障害、皮下結節などを認める。

検査所見では赤沈亢進やCRP上昇などの炎症反応に加え、白血球増加や血小板数の増加を認め、リウマトイド因子は強陽性であり、IgG型リウマトイド因子も陽性となることもある。血中免疫複合体は陽性となり、その消費により血清補体価は活動期には低下している。X線上、骨破壊が著明なものが少なくない。

選択肢考察

A　リウマトイド因子はIgGに対する自己抗体であり、その多くはIgMに属する。一般にRAではリウマトイド因子が80％以上に陽性となるが、MRAでは高値を示すことが多く、さらにIgG型リウマトイド因子も陽性となることもある。（○）

B　MRAでは血管炎を伴っているため、血清中に免疫複合体が形成されることが多く、それにより補体が消費され、活動期には血清補体価が低値を示すことが多い。一般のRAでは関節液中で免疫複合体が形成されているので、関節液中の補体価が低値を示すことが多いが、血清補体価は炎症反応により上昇していることが多いのと対照的である。（×）

C　MRAではRAの関節外症状として全身性血管炎を伴っており、皮膚を栄養する血管が血管炎のために血栓や炎症で閉塞した場合には、皮膚の血流障害による壊死や潰瘍を認めることが多い。（○）

D　上強膜は結膜と強膜の間に存在する結合組織であり、膠原病、特にMRAなどでは炎症の場となることが多く、上強膜炎による血管の拡張や強膜の菲薄化を認めることが多い。（○）

E　胸膜炎もRAで認められる所見であるが、特にMRAでは滲出性胸膜炎や心膜炎など、漿膜の炎症を生じる頻度が高く、RAの胸膜炎発生頻度が3％であるのに比し、MRAでは約30％と頻度が高い。SLEにみられる汎漿膜炎（胸膜炎および心膜炎など）と同様に、血管炎が関与している所見と考えられる。（○）

解答：B（*iM* 6 98）

□□ **73** 悪性関節リウマチで**認めにくい**のはどれか。

A 胸膜炎
B 皮下結節
C 血栓性静脈炎
D 皮膚潰瘍
E 急性腹症

❑ **解法ガイド** 悪性関節リウマチ（MRA）の病態には全身動脈型（Bevans 型）と、指趾末端、皮膚、筋肉、末梢神経周囲の小動脈を侵す末梢動脈型（Bywaters 型）に大別されている。一般の RA に比し、50 歳代男性に多く、臨床症状としては多発性単神経炎や皮膚の潰瘍、皮下結節、上強膜炎、胸膜炎、心膜炎、間質性肺炎、肺線維症、腸間膜動脈の閉塞などが認められる。

❑ **選択肢考察**

A 胸膜炎は RA で認められるが、特に MRA では滲出性胸膜炎や心膜炎など、漿膜の炎症を生じる頻度が高い。RA の胸膜炎発生頻度が 3 % であるのに比し、MRA では約 30 % と頻度が高い。血管炎が関与していると考えられる。(○)

B RA の皮下結節の頻度が約 20 % であるのに対し、MRA では約 70 % と高く、より多くの症例に認められる。好発部位としては骨突起部や伸側表面、関節近傍などの外圧を受けやすい部位であることは RA と同様である。(○)

C 皮下の血栓性静脈炎は Behçet 病に特徴的であり、下肢に好発する索状の皮下結節で結節性紅斑を合併する頻度が高い。しかし、MRA では動脈の炎症はあるが、静脈の炎症を伴うことは少なく、血栓性静脈炎の合併はまれである。(×)

D MRA では皮膚を栄養している血管が障害されるので、皮膚潰瘍を認める。(○)

E MRA では全身症状および関節炎症状に加え、血管炎による関節外症状として腸間膜動脈閉塞を認めることがあり、その場合には急性腹症で発症する。(○)

解答：C（*iM* [6] 97）

□□ 74　65歳の女性。関節リウマチのため近医に通院していた。時々臍周囲から下腹部に痛みを覚えるようになり、今朝から激しい腹痛と血便とが出現した。体温37.6℃。脈拍96/分、整。血液所見：白血球12,600、血小板56万。CRP 10.6mg/dl、RAHAテスト2,560倍（基準40以下）。

この疾患で**みられない**のはどれか。

A　強膜炎
B　皮下結節
C　肺線維症
D　陰部潰瘍
E　筋力低下

❑ 解法ガイド　身体所見　#1　65歳の女性が関節リウマチのため近医に通院⇒基礎疾患としてRAを有する。
　　　　　　　　　　　#2　時々臍周囲から下腹部に痛みを覚えるようになり、今朝から激しい腹痛と血便とが出現した⇒RAには各種合併症があるが、皮膚筋炎と異なり悪性腫瘍の合併は多くはなく、動脈炎を合併するものに悪性関節リウマチ（MRA）がある。これは消化管の動脈が次第に狭窄して、急に閉塞した虚血性大腸炎に合致する所見である。
　　　　　　　　　　　#3　体温37.6℃⇒微熱。心房細動があれば腸間膜動脈塞栓症などが考えられる。
　　　　　　　　　　　#4　脈拍96/分、整⇒脈は不整でないので心房細動は否定的。
　　　　　　　検査所見　#1　白血球12,600（基準4,000〜8,500）と増加⇒RA自体で白血球が増加することはまれなので、MRAなどで炎症反応が著明になった結果と考えられる。
　　　　　　　　　　　#2　血小板56万（基準15〜40万）と増加⇒血管炎に合致する所見である。
　　　　　　　　　　　#3　CRP 10.6mg/dl⇒炎症反応が著明である。
　　　　　　　　　　　#4　RAHAテスト2,560倍⇒RAHAテスト（RA hemagglutination test）はリウマトイド因子の凝集試験で、リウマトイド因子が強陽性であることを示している。
❑ 診　　断　　悪性関節リウマチ（MRA）。
❑ 解法サプリ　MRAは関節リウマチに壊死性全身性血管炎を伴ったもので、多発性単神経炎、皮膚潰瘍、上強膜炎、胸膜炎、心筋梗塞・腸間膜動脈閉塞、皮下結節、肺線維症などを認める。
❑ 選択肢考察　A　MRAでは結膜下の強膜炎を認めるのが特徴である。(○)
　　　　　　　B　関節リウマチでも皮下結節を認めるが、悪性関節リウマチでも診断基準に皮下結節が入っている。(○)
　　　　　　　C　MRAでは肺線維症が診断基準に入っている。(○)
　　　　　　　D　MRAでは血管閉塞による皮膚の栄養血管の障害で皮膚潰瘍を認めるが、陰部潰瘍はBehçet病に特徴的である。(×)
　　　　　　　E　MRAでは神経を栄養している血管炎により多発性単神経炎を生じ、そのために感覚障害や筋力低下を認める。(○)

解答：D（*iM* 6 97〜98）

□□ **75**

55歳の女性。10年前から多発関節痛がある。最近38℃の弛張熱と動悸とがあり来院した。脈拍92/分、整。血圧146/80mmHg。心雑音なし。赤血球360万、Hb 10.6g/dl、白血球10,600、血小板52万。赤沈84mm/1時間、リウマトイド因子陽性。手の写真（⇒カラー口絵）を示す。

最も考えられるのはどれか。

- A 全身性エリテマトーデス
- B 結節性多発動脈炎
- C 閉塞性血栓血管炎
- D 悪性関節リウマチ
- E 感染性心内膜炎

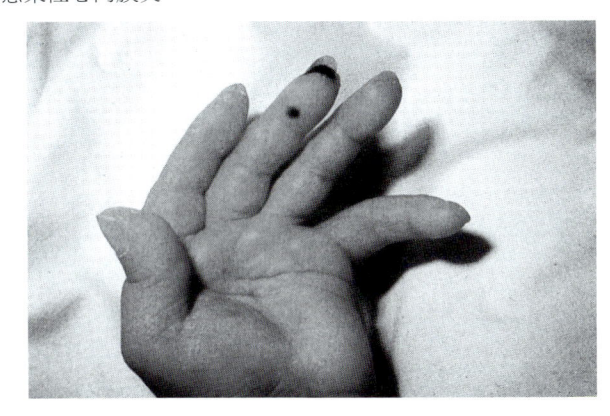

□ **解法ガイド**

身体所見
- #1 55歳の女性が10年前から多発関節痛がある⇒多発関節痛が10年前からと長期にわたっていることから膠原病もしくは変形性関節症を考えたい。
- #2 38℃の弛張熱と動悸とがある⇒弛張熱は日差が1℃以上と変化が激しい発熱で、最低でも37℃以下に下がらないものを指す。spiking feverとも呼ばれ、敗血症などの感染症や若年性関節リウマチのStill病などで認められることもある。動悸は発熱に伴って頻拍となったため出現したのであろう。

検査所見
- #1 脈拍92/分、整⇒発熱に伴いやや増加気味である。
- #2 血圧146/80mmHg⇒収縮期血圧がやや増加しているが、これは発熱により循環器系がhyperdynamicな状態になったためと考えられる。
- #3 心雑音はない⇒感染性心内膜炎などは否定的であろう。
- #4 赤血球360万、Hb 10.6g/dl⇒明らかな貧血を認める。10年前からの多発関節痛がRAによるものであれば、慢性関節炎に伴った貧血の可能性がある。
- #5 白血球10,600と増加、血小板52万と明らかに上昇している。
- #6 赤沈84mmと著明に亢進⇒炎症反応が非常に強い。
- #7 リウマトイド因子陽性⇒多発関節痛の原因がRAであることを疑わせる。

画像所見
- #1 第2指から第4指にかけてすべて尺側偏位をきたしており、特に第5指において著明である⇒RAに典型的である。
- #2 第1指はボタンホール状変形を認める⇒RAに認められる所見である。
- #3 第3指のDIP関節周辺の皮膚および指先に黒色調の病変が認める⇒終末動脈である手指先端の血流の障害による皮膚壊疽が存在しているものと考えられる。

小動脈の炎症などで血管閉塞を生じた可能性が高いと思われる。

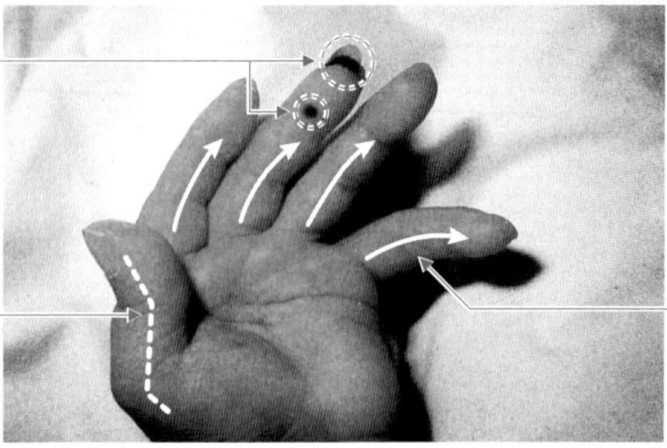

❏診　　断　悪性関節リウマチ(MRA)。

❏解法サプリ　MRAの臨床症状としては多発性単神経炎や皮膚の潰瘍、皮下結節、上強膜炎、胸膜炎、心膜炎、間質性肺炎、肺線維症、腸間膜動脈の閉塞などが認められる。

検査所見としては赤沈亢進やCRP陽性、白血球増多、血小板増多などのほか、高γ-グロブリン血症、リウマトイド因子高値陽性、特にIgG型リウマトイド因子陽性、そのほか、免疫複合体の高値や血清補体価の低値を認めることが多い。

❏選択肢考察

A　SLEは若年成人女性に多く、この症例の手の写真で示されているような関節の変形や破壊を認めることはまれであり、白血球や血小板は汎血球減少により低下することはあっても、上昇することはまれである。(×)

B　結節性多発動脈炎は中高齢男性に多く、多発関節痛や発熱などの全身症状、炎症反応などを伴うが、一般に抗核抗体は陰性であり、障害される血管は中等大の動脈が多いので、本例のように手指先端の壊疽を伴うことはまれである。(×)

C　閉塞性血栓血管炎(TAO)は原因不明の血管炎により血栓が形成され、慢性の四肢末梢の血行障害により、疼痛や間欠性跛行、冷感などをきたす。四肢の血流障害が主たる症状で(時に遊走性静脈炎を合併する)、壮年男性に好発し、喫煙が誘因となることが多い。この症例のように全身性炎症症状を伴うことはまれであり、著明な貧血や白血球増加や血小板増加、また炎症反応が著明となることは少なく、リウマトイド因子が認められることはない。(×)

D　この症例ではリウマトイド因子が陽性であるということ、尺側偏位やボタンホール変形などの骨関節の破壊を伴った長期にわたる多発関節痛があるということなどから、RAの存在が疑われ、さらに亜急性に全身症状を伴い、著明な炎症反応が出現し、手指末端の皮膚の壊疽が出現しているので、血流障害を伴っていることが推測される。関節リウマチに血管炎をはじめとする関節外症状を認めるので、MRAの可能性が高い。(○)

E　発熱や動悸、貧血、炎症反応、リウマトイド因子陽性などは感染性心内膜炎でも認められる。また手指末端の壊疽も感染性心内膜炎で形成されたvegetation(疣贅)が剥離して、末梢動脈を閉塞したものによる可能性も考えられる。しかし、尺側偏位やボタンホール変形などを伴った長期にわたる多発関節痛があり、心雑音を認めないことから、感染性心内膜炎は否定的であろう。(×)

解答：D(*iM* [6] 97)

□□ **76** ⚡

悪性関節リウマチの血管炎の治療として最も適切なのはどれか。

A　非ステロイド性抗炎症薬

B　D-ペニシラミン

C　メトトレキサート

D　副腎皮質ステロイド薬

E　シクロスポリン

❏ 解法ガイド　悪性関節リウマチ（MRA）は現在もその原因が不明であり、治療も確立していない。血管病変により生命予後が不良となる可能性も高い。

悪性関節リウマチの治療としては、一般のRAに対する治療に加え、副腎皮質ステロイド薬が最も重要であり、そのほか、免疫抑制薬や血漿交換療法なども行われることがある。

❏ 選択肢考察

A　一般の関節リウマチに対しては非ステロイド性抗炎症薬が第一選択薬であるが、血管炎を伴っているMRAには第一選択とはならない。(×)

B　D-ペニシラミンは重金属のキレート薬であり、Wilson病などに用いられ、また全身性硬化症や原発性胆汁性肝硬変などにも有効である。しかし、MRAの血管炎を抑制する作用はない。(×)

C　メトトレキサートは葉酸代謝拮抗薬で、現在関節リウマチの主たる治療薬であるが、血管炎そのものに対する治療としてはステロイドを用いる。(×)

D　副腎皮質ステロイド薬はステロイド骨格を有し、抗炎症作用と免疫抑制作用を有する（抗炎症作用は即効性をもつが、免疫抑制作用の効果発現には時間がかかる）。自己免疫も抑制するのでMRAの血管炎も抑制し、MRAには最も有用である。(○)

E　シクロスポリンやシクロホスファミドなどの免疫抑制薬も血管炎にも用いられるが、まず有用なのはステロイドであり、ステロイドの効果がない場合やステロイドの副作用が強い場合などに用いられる。(×)

解答：D（*iM* [6] 98）

到達目標 4 若年性関節リウマチの特徴を説明できる。

Point

[概　念]
- 若年性関節リウマチ (juvenile RA；JRA) は15歳以下の小児に発症した関節リウマチで、発症型から全身型 (Still型)、少関節型、多関節型 (成人型) の3型に分けられる。
- JRAは近年、若年性特発性関節炎 (juvenile idiopathic arthritis；JIA) という呼び方に移行しつつある。
- リウマトイド因子は陰性のことが多い。
- 関節障害による発育障害が問題となる。

[病　型]

①全身型JRA (Still病)：(20％)
- 幼児に好発し、急激に発症する。
- 主症状：弛張熱 (spiking fever)、発疹 (リウマトイド疹で発熱時に著明となり、解熱とともに自然消退する)、肝・脾・リンパ節腫大 (全身)。
- 心膜炎、胸膜炎のほか、心筋炎による心不全が重要。多発性関節炎は全身症状に遅れて発症する。
- リウマトイド因子は陰性で、白血球 (好中球) 増多、CRP上昇、赤沈亢進などを認める。

②多関節型JRA：30％
- 年長女児に多く、RAが小児に発症したもので関節炎を主症状とするが、大関節の障害が多い。
- 顎関節障害による小顎症や頸椎の関節炎を認めることもある。
- 成人のRAへの移行が多い。

③少関節型JRA：50％
- 女児に多く、発症後6か月以内に4か所以下の大関節炎があり、また虹彩毛様体炎の合併が多く、緑内障や帯状角膜変性を伴い失明するものもある。

[治　療]
- NSAIDs (アスピリン、インドメタシン) が第一選択。
- 心膜炎、心筋炎、虹彩毛様体炎ではステロイド薬を投与する。ただし、慢性的なステロイド薬投与は、小児の成長抑制の原因となるので、慎重に用いる。

図18 若年性関節リウマチの分類と特徴

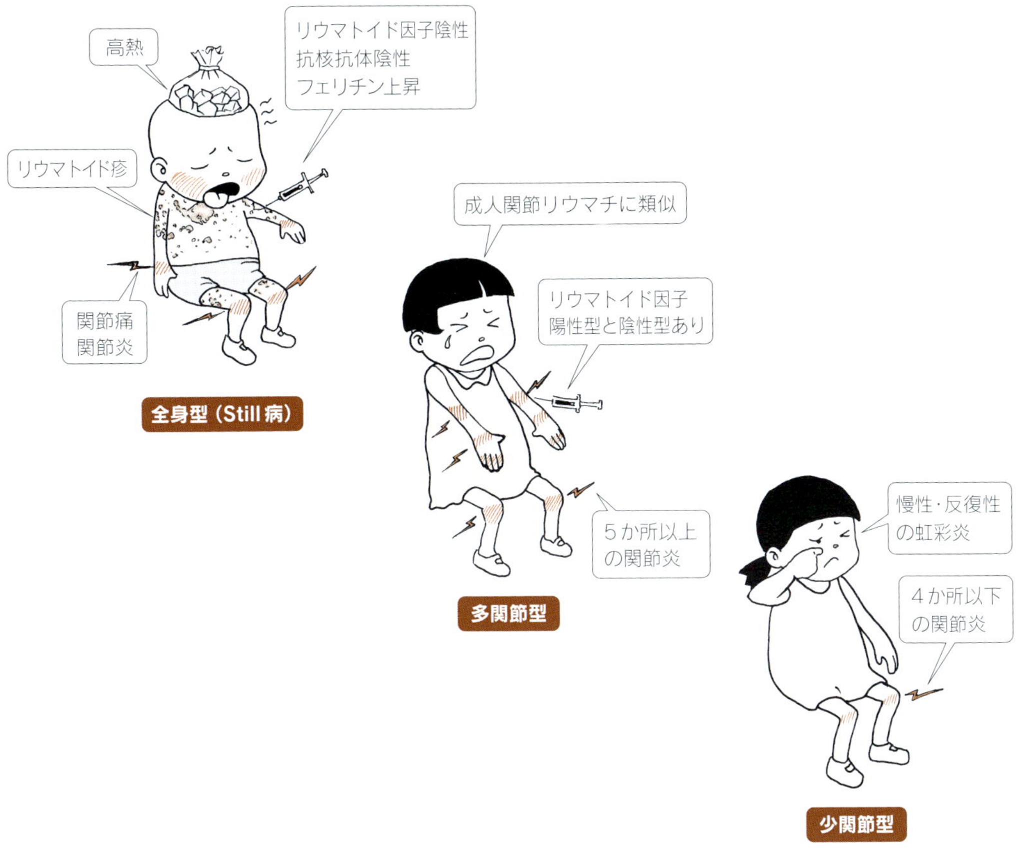

□□ **77** 若年性関節リウマチ〈Still病〉で**誤っている**のはどれか。

⚡

A 発熱時皮疹

B 脾 腫

C 好中球増加

D 抗核抗体陽性

E フェリチン高値

❏解法ガイド 若年性関節リウマチ（JRA）は15歳以下の小児に発症した関節リウマチ（RA）で、乳児期にはまれであるが、2歳および10歳にピークがあり、やや女児に多い。その病型は20％を占める全身型JRAのStill病、30％を占める多関節型JRA、50％を占める少関節型JRAなどがある。

Still病は幼児期に急激に発症し、弛張熱の発熱時に著明となり解熱とともに改善するリウマトイド疹、肝脾腫大、リンパ節腫脹、心膜炎や胸膜炎などを認める。検査所見として好中球増多による白血球増多、CRP上昇、フェリチン高値、赤沈亢進などを認める。

❏選択肢考察

A Still病では、直径数mm～1cmの鮮紅色の紅斑であるリウマトイド疹が発熱とともに出現し、解熱時に消退することが特徴である。特にそのピンク色の性状からサーモンパッチと呼ばれることもある。(○)

B Still病では肝脾腫、リンパ節腫脹を特徴とする。(○)

C Still病ではCRPの上昇や赤沈亢進とともに、白血球、特に好中球増加を認めることが多い。(○)

D Still病では自己抗体は陰性で、抗核抗体も認めない。(×)

E Still病ではサイトカインによる炎症反応により白血球増多、CRP上昇、フェリチン高値、赤沈亢進を認める。(○)

解答：D（*iM* [6] 100）

□□ **78** 若年性関節リウマチについて正しいのはどれか。

A　Still 病では関節の破壊と変形とを残す。

B　副腎皮質ステロイド薬が第一選択薬である。

C　リウマトイド因子の陽性率が高い。

D　熱型としては弛張熱が特徴的である。

E　関節炎症状で発症することが多い。

❑ 解法ガイド　若年性関節リウマチ（JRA）ではリウマトイド因子の陽性率は10％以下である。やや女児に多く、2歳と10歳にピークがある。特に関節障害による発育障害が問題となる。

注意すべき点としては関節炎が移動性ではなく固定性であるということ、全身型のJRAであるStill病によくみられるようなリウマトイド疹はサーモンパッチ状の鮮紅色の紅斑で、発熱とともに出現し、解熱時に消退する可能性もあるということなどである。

一般にJRAでは非ステロイド性抗炎症薬（NSAIDs）が第一選択であるが、虹彩毛様体炎などの合併例にはステロイド投与が行われる。しかし、ステロイドは小児において成長障害をきたす可能性もあるので、その投与は慎重を要する。

❑ 選択肢考察

A　JRAの予後は、その20％は短周期型をとり、半年～1年で寛解するが、そのほか、再燃・寛解を繰り返すものがあり、25％には何らかの障害を残すといわれる。全身型のStill病では関節の破壊、変形を残すことはまれである。（×）

B　JRAに対する治療としてはアスピリンやインドメタシンなどのNSAIDsが第一選択である。小児において副腎皮質ステロイド薬の投与を持続すると成長障害をきたすためである。しかし、虹彩毛様体炎や心膜炎などの合併例においてはステロイドの投与が必要となることもありうる。（×）

C　JRAではリウマトイド因子の陽性率が低く、10％以下であるのが特徴である。特に全身型JRAのStill病ではリウマトイド因子が陰性のことが多いが、好中球増多やCRP上昇、赤沈亢進などは認める。（×）

D　JRAでは、特にその典型例である全身型のStill病では弛張熱が特徴であり、日差が3～4℃で、下降時は平熱またはそれ以下となることもあり、1週間以上続く。spiking feverともいわれ、リウマトイド疹はこの発熱とともに出現し、解熱時に消退することもありうる。（○）

E　JRA、特に全身型JRAのStill病では、比較的急に発症し、弛張熱やリウマトイド疹、肝脾腫、リンパ節腫脹などの全身症状を主徴とし、関節症状がはっきりしないことが少なくない。（×）

解答：D（*iM* [6] 100）

□□ 79　5歳の女児。発熱と皮疹とを主訴に来院した。皮疹は発熱時に増強する。両側頸部にリンパ節を数個ずつ触知する。心雑音はない。肝脾腫大を認める。関節腫脹は認めない。血液所見：白血球 21,200、血小板 52万。免疫学所見：CRP 20.5 mg/dl、ASO 500単位（基準250以下）、リウマトイド因子陰性、抗核抗体陰性。血液培養は陰性。入院から治療までの3日間の体温表を示す。

この患者の診断はどれか。

A　川崎病
B　全身性エリテマトーデス
C　敗血症
D　Still病
E　リウマチ熱

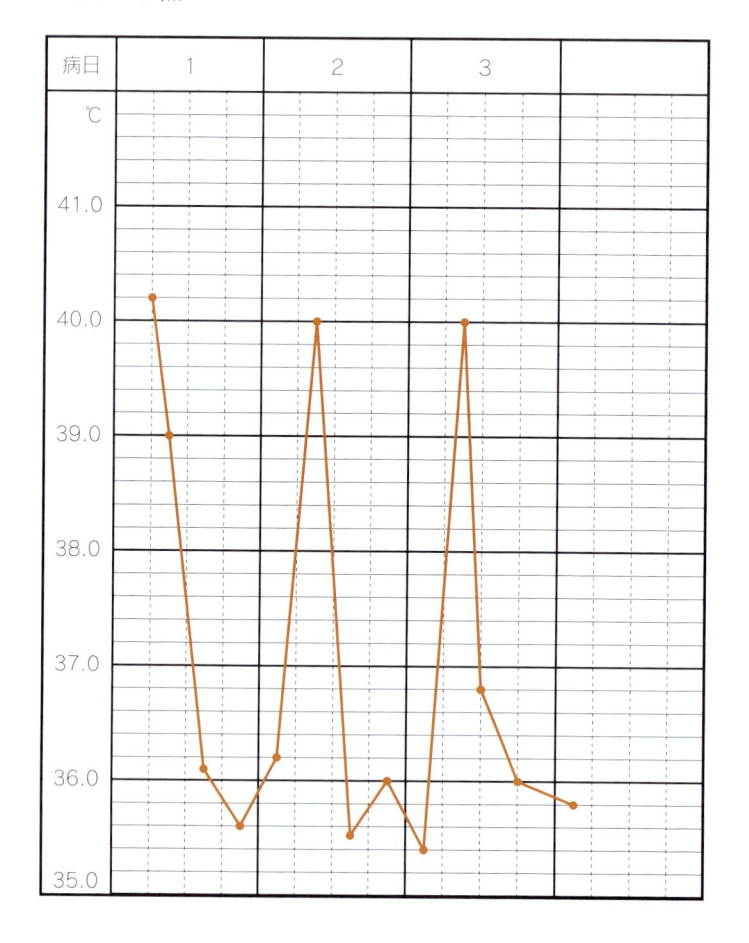

❏ 解法ガイド　身体所見　#1　5歳の女児が発熱と皮疹とを主訴に来院した⇒この場合には、発疹性ウイルス感染や伝染性膿痂疹、ブドウ球菌性熱傷様皮膚症候群、薬物の副作用による中毒性表皮壊死融解症、膠原病、敗血症、悪性リンパ腫などが考えられる。

　　　　　　　#2　皮疹は発熱時に増強する⇒Still病が最も考えられる。
　　　　　　　#3　体温40.2℃⇒高熱を認める。
　　　　　　　#4　両側頸部にリンパ節を数個ずつ触知する⇒急性白血病や悪性リンパ腫、若年性

関節リウマチ（JRA）のStill病、EBウイルスやサイトメガロウイルス感染、風疹感染や年齢からは否定的であるが、川崎病なども考えられる。
#5 心雑音はない⇒リウマチ熱や感染性心内膜炎は否定的である。
#6 肝脾腫大を認めるが、関節腫脹は認めない⇒関節炎はないと考えられる。

検査所見
#1 白血球21,200（基準4,000〜8,500）⇒著明な白血球増多を認める。
#2 血小板52万（基準15〜40万）と増加している。
#3 CRP 20.5mg/dl⇒著明な炎症反応を認める。
#4 リウマトイド因子陰性、抗核抗体陰性⇒膠原病としては抗核抗体やリウマトイド因子が陽性にならないStill病などのJRAや強直性脊椎炎などであろう。
#5 ASO 500単位⇒最近のA群β溶連菌感染を示す所見である。
#6 血液培養は陰性⇒菌血症はないものと考えられる。A群β溶連菌感染により誘発されるリウマチ熱の可能性はあるが、リウマチ熱では心臓症状や大関節痛などを認めるが、ここでは否定的である。

画像所見
#1 入院から治療までの3日間の体温表では、一日の中で最高40℃以上となるが、平熱に戻る時間もある、スパイク状の熱型を示す、いわゆる弛張熱が続いている。

❑ 診　　断　　Still病。

❑ 解法サプリ
全身型のStill病は幼児に好発し、急激に発症し、弛張熱（spiking fever）、発疹（リウマトイド疹で発熱のとき著明となり、解熱とともに自然消退する）、肝・脾・リンパ節腫大を主症状とする。多発性関節炎は全身症状に遅れて発症する。

Still病ではリウマトイド因子は陰性で、白血球（好中球）増多、CRP上昇、赤沈亢進などを認める。

❑ 選択肢考察
A　高熱、頸部リンパ節腫脹、白血球や血小板増加などは川崎病に合致するが、皮疹と熱との関係や特徴が川崎病とは異なり、年齢が5歳なので否定的である。（×）
B　全身性エリテマトーデスでは弛張熱も生じうるが、抗核抗体が陰性であること、腎病変の合併がないことや汎血球減少がないことで否定的である。（×）
C　敗血症は弛張熱や皮疹を認めるが、血液培養で陰性であり否定的である。（×）
D　発熱のとき著明となり、解熱とともに自然消退するリウマトイド疹、弛張熱、肝脾腫、白血球や血小板増加などからStill病と診断される。（○）
E　リウマチ熱では弛張熱とともに輪状紅斑を認め、ASO上昇は最近のA群β溶連菌感染を示す所見であるが、リウマチ熱では心臓症状や大関節痛などを認めるがここでは否定されている。（×）

解答：D（*iM* 6 100）

到達目標 5 成人Still病を概説できる。

Point

[概　念]
- 成人Still病とは、スパイク状の弛張熱、リウマトイド疹、大関節痛を主症状とし、咽頭痛や肝・脾・リンパ節腫大、肝障害、漿膜炎などを合併したもので成人に発症したStill型のことである。

[症　状]
- 発熱（弛張熱で、≧39℃、1週間以上持続）、リウマトイド疹、関節痛、咽頭痛、リンパ節腫脹あるいは脾腫を認める。

[検　査]
- 赤沈亢進、白血球（好中球）増加、血清フェリチン著増。
  - ☞ リウマトイド因子や抗核抗体は陰性である。
- 活動性の指標：血清フェリチン、CRP。

[治　療]
- 副腎皮質ステロイド薬の経口投与やNSAIDsの投与。

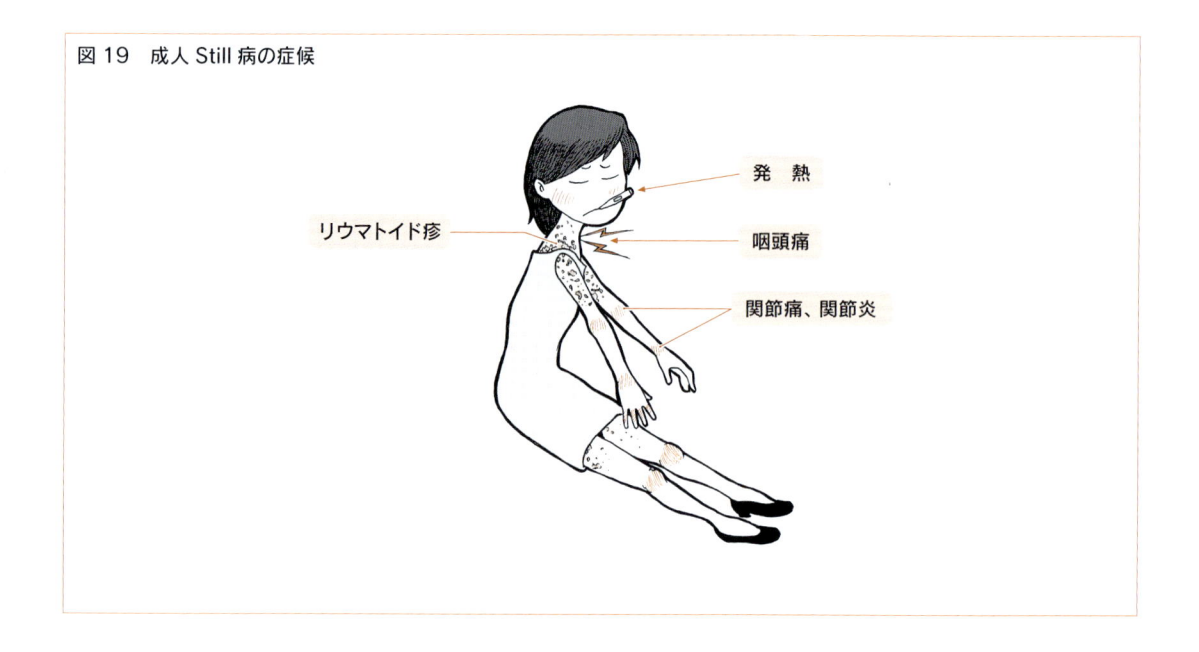

図19　成人Still病の症候

□□ **80** 成人Still病にみられるのはどれか。
A 血清リウマトイド因子強陽性
B 低γ-グロブリン血症
C 末梢血好酸球増加
D 血清フェリチン高値
E 解熱時に出現するサーモンピンク色の皮疹

❏ **解法ガイド**　　成人Still病は、成人に発症した全身型若年性関節リウマチ（JRA）のStill病のことで、スパイク状の弛張熱、リウマトイド疹、大関節痛を主症状とし、咽頭痛や肝脾腫大、リンパ節腫脹、肝障害、漿膜炎などを合併する。
　　検査所見としては、赤沈亢進や好中球増多があるが、リウマトイド因子や抗核抗体は陰性であり、また血清フェリチンが高値を呈するのが特徴である。

❏ **選択肢考察**
A 成人Still病ではJRAのStill病と同様に、血清リウマトイド因子は陰性であり、また抗核抗体も陰性を示すことが多い。（×）
B 成人Still病では強い炎症により好中球増加や白血球増加に加え、赤沈亢進やCRP陽性などの急性炎症所見を示すため、高γ-グロブリン血症となることはあっても、低γ-グロブリン血症をきたすことはない。（×）
C 成人Still病では好中球増多を含む白血球増多が特徴的であるが、末梢血好酸球の増加を認めるということはない。一般に好酸球増多はⅠ型アレルギーや血管炎、血液系の悪性腫瘍、寄生虫感染、Addison病などのステロイド欠乏で認められるが、成人Still病を含め、RAやJRAではⅠ型アレルギーの関与は少なく、末梢血好酸球増加をきたすことはない。（×）
D 成人Still病では血清フェリチンの高値が特徴的所見の一つである。一般にフェリチンは貯蔵鉄を反映し、体内の鉄が過剰であるヘモクロマトーシスなどで上昇するが、そのほか、炎症時に網内系への鉄の沈着を反映して上昇したり、悪性腫瘍においても上昇することがあり、腫瘍マーカーとして用いられる例もある。特に（成人）Still病ではフェリチンが高値を示す。（○）
E 成人Still病に出現するサーモンピンク色の発疹はいわゆるリウマトイド疹で、発熱とともに出現し、解熱とともに消退することもあるのが特徴である。（×）

解答：D（**iM** 6 102）

□□ **81**

20歳の女性。3週前に咽頭痛があった。2週前から持続する弛張熱を主訴に来院した。発熱に一致して体幹と四肢とに薄紅色の発疹を認め、両手首に関節炎、頸部リンパ節腫脹および脾腫を同時に認める。赤沈100mm/1時間。リウマトイド因子陰性。血清フェリチン2,000ng/dl（基準20〜120）。CRP 9.6mg/dl。
診断はどれか。

A 関節リウマチ　　B 成人Still病　　C 全身性エリテマトーデス
D リウマチ熱　　　E 悪性関節リウマチ

❏ 解法ガイド　身体所見 #1 20歳の女性が3週前に咽頭痛があった⇒A群溶連菌感染やEBウイルスによる伝染性単核球症、成人Still病、アデノウイルス感染症などが考えられる。
　　　　　　　　　　#2 2週前から持続する弛張熱⇒弛張熱は日差1℃以上の高熱が出現するもので、一般に夕方になると39℃以上となることが多い。原因としては感染症や膠原病などのリウマチ性疾患、時に悪性腫瘍に伴うものなどがある。
　　　　　　　　　　#3 発熱に一致して体幹と四肢とに薄紅色の発疹を認める⇒発熱とともに出現するピンク色の発疹では若年性関節リウマチ（JRA）に認められる、いわゆるリウマトイド疹が最も考えられ、解熱とともに消退するのが特徴である。
　　　　　　　　　　#4 両手首に関節炎⇒成人Still病の関節炎の好発部位である手根骨、中手骨、膝および足根骨関節に合致する。場合により骨融合をきたすこともある。
　　　　　　　　　　#5 頸部リンパ節腫脹および脾腫を同時に認める⇒成人Still病の特徴的所見の一つであり、診断基準の小項目にも含まれている。
　　　　　　　検査所見 #1 赤沈100mmと著明に亢進、CRP 9.6mg/dlと上昇⇒炎症反応を認める。
　　　　　　　　　　#2 リウマトイド因子陰性⇒関節リウマチや悪性関節リウマチは否定的である。
　　　　　　　　　　#3 血清フェリチン2,000ng/dlと著明に上昇⇒成人Still病に特徴的である。

❏ 診　　断　　成人Still病。

2週前から持続する弛張熱があり、両手首の関節炎、さらに発熱に一致した躯幹および四肢の薄紅色の定型的皮疹を認め、頸部リンパ節腫脹や脾腫が認められることから、成人Still病の診断基準を満たし、成人Still病と診断される。

❏ 選択肢考察　A 関節リウマチでは皮疹の合併は少なく、発熱に一致した躯幹および四肢の薄紅色の定型的皮疹などから否定的である。（×）
　　　　　　B 成人Still病は、弛張熱と、それに一致して消退を反復する薄紅色の発疹、関節炎、頸部リンパ節腫脹、脾腫、赤沈亢進やCRP陽性に加え、血清フェリチンの著明な上昇などから最も考えられる。（○）
　　　　　　C 全身性エリテマトーデスは発熱、関節痛、発疹などを若い女性に認めるのが特徴的であるが、定型的皮疹やフェリチン著増などから否定的である。（×）
　　　　　　D リウマチ熱はA群溶連菌感染後に生じる。学童期に多く、発熱や多発関節痛、皮疹、白血球増加を認めることはあるが、典型的皮疹は輪状紅斑なので、否定的である。（×）
　　　　　　E 悪性関節リウマチはRAに多発性血管炎を伴ったものであり、発熱や多発関節痛などは合致する所見であるが、「リウマトイド因子陰性」は合致せず、皮膚病変としては皮疹よりも皮膚の潰瘍や皮下結節が多く、否定的であろう。（×）

解答：B（iM 6 102）

82 38歳の女性。38℃以上の間欠熱と関節痛とのため来院した。頸部リンパ節腫脹を認める。肝を右肋骨弓下に2cm触知する。発熱時に四肢に淡紅色の丘疹を認める。両肘、右手および両足関節に腫脹と圧痛とを認める。血液所見：白血球13,300。血液生化学所見：AST 95IU/*l*、ALT 245IU/*l*、LD 645IU/*l*（基準176～353）。
この疾患でみられるのはどれか。
A 低補体価
B 好酸球増加
C 抗核抗体陽性
D フェリチン高値
E リウマトイド因子陽性

❏ **解法ガイド** 身体所見 #1 38歳の女性が38℃以上の間欠熱と関節痛とのため来院した⇒成人女性の発熱と関節痛では膠原病や敗血症、白血病などが考えられる。
#2 頸部リンパ節腫脹を認める⇒悪性リンパ腫や結核などの全身感染症、頭頸部腫瘍・炎症、膠原病などを考えたい。
#3 肝を右肋骨弓下に2cm触知する⇒肝腫大がある。
#4 四肢に淡紅色の丘疹を認める⇒感染症や膠原病の可能性。
#5 発熱時に発疹が出現⇒Still病が疑われる。
#6 両肘、右手および両足などの比較的大きな関節に腫脹と圧痛とを認める⇒感染症や膠原病が疑われる所見である。

検査所見 #1 白血球13,300（基準4,000～8,500）⇒著明な白血球増加を認める。
#2 AST 95IU/*l*（基準40以下）、ALT 245IU/*l*（基準35以下）、LD 645IU/*l*⇒いずれも上昇し、肝機能障害を認める。

❏ **診　断** 成人Still病。

❏ **選択肢考察**
A 血清補体価が低下するのは、肝臓における産生障害か、II型もしくはIII型アレルギーで消費が亢進している場合である。成人Still病では低補体血症とはならない。（×）
B 好酸球増加はI型アレルギーや寄生虫感染、血液疾患の場合などであるが、成人Still病では好中球が増加するのであって好酸球が増加するのではない。（×）
C 成人Still病では自己抗体は検出されず、抗核抗体は陽性となるのではない。（×）
D 成人Still病では血球貪食症候群と並んで、フェリチンが高値となるのが特徴である。（○）
E 成人Still病を含むStill病、さらにJRAではリウマトイド因子の陽性率が低いのが特徴である。（×）

解答：D（*iM* 6 102）

● core curriculum

Chapter 6

病態と疾患
⑤血管炎症候群、Sjögren 症候群、Behçet 病とその他

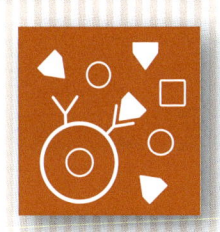

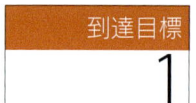

到達目標 1 混合性結合組織病〈MCTD〉の病態生理、症候、診断と治療を説明できる。

Point

[概 念]
- 混合性結合組織病（mixed connective tissue disease；MCTD）は、臨床的に全身性エリテマトーデス（SLE）、全身性硬化症（強皮症、SSc）、多発性筋炎のいずれか2つ以上の病像を有し、かつ血清中に抗U1-RNP抗体が高値を呈するもので、膠原病重複症候群の中の一病型とされる。病因は不明である。

[疫 学]
- ほとんどが女性（男女比は1：10〜20）で、30歳代の発症が多い。登録者数は約4,000人。

[症 状]
- 全身症状：発熱、全身倦怠感。
- Raynaud現象：90％以上に認められる。冬季に生じやすく、夏季には少ない。
- ソーセージ様の手指腫大：初発症状としても多い。
- 混合所見：SLE、全身性硬化症、多発性筋炎・皮膚筋炎様所見を認める。
- 肺高血圧による呼吸器症状を呈する。

[検 査]
- 自己抗体：抗U1-RNP抗体高値陽性。
  cf. 抗Sm抗体、抗dsDNA抗体、抗トポイソメラーゼI抗体（抗Scl-70抗体）、抗Jo-1抗体などの疾患標識抗体が陽性の場合はMCTDの診断は慎重に行う。
- 白血球数はやや減少。
- 胸部X線：肺高血圧所見を認める。

[治 療]
- 副腎皮質ステロイド薬が中心。ほかにNSAIDs、免疫抑制薬。
- 肺高血圧に対してプロスタグランジンやエンドセリン受容体拮抗薬投与。

[予 後]
- 腎障害が少ない。死因としては肺高血圧、呼吸不全、感染が多い。

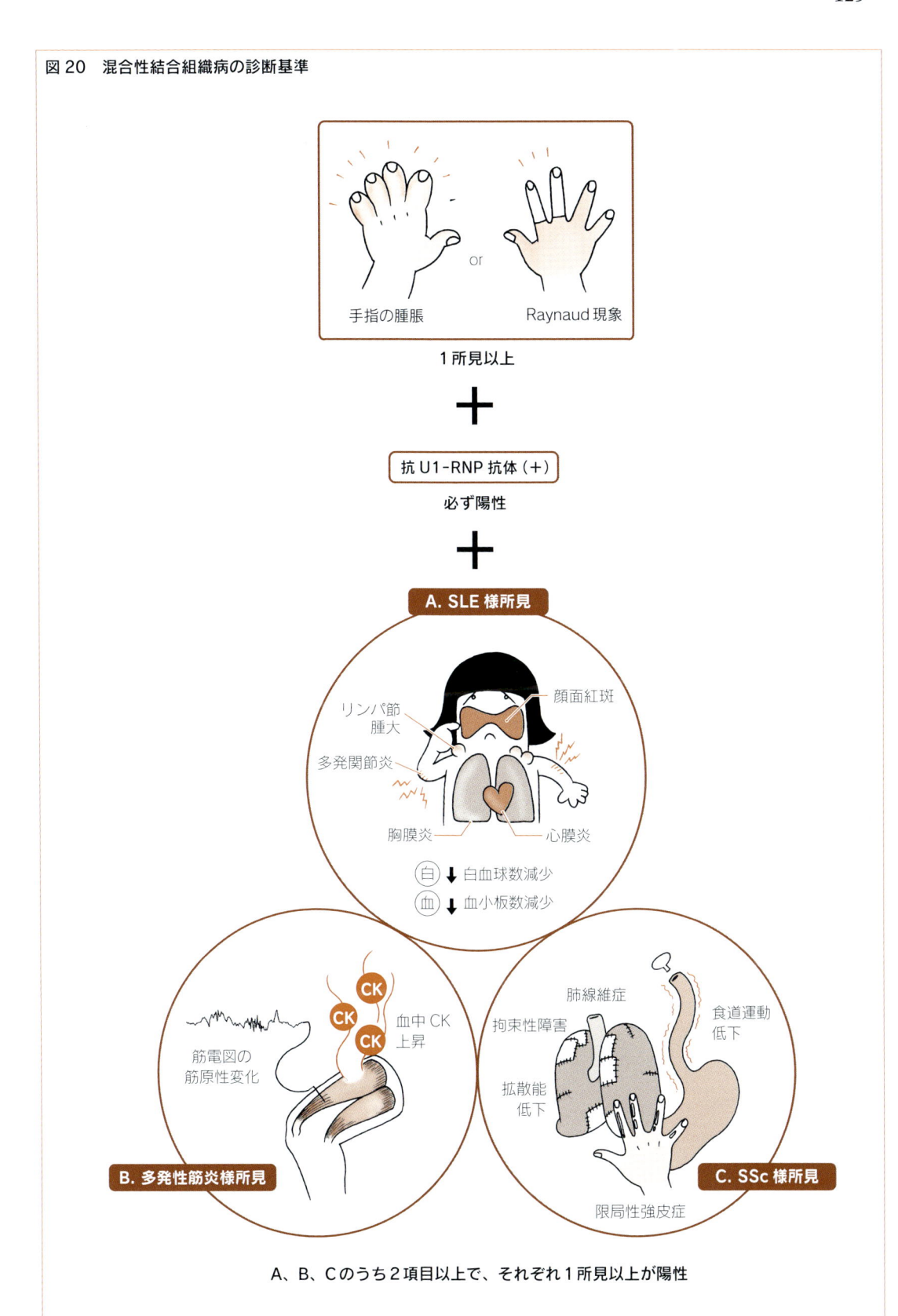

図20 混合性結合組織病の診断基準

手指の腫脹 or Raynaud現象

1所見以上

＋

抗U1-RNP抗体（＋）
必ず陽性

＋

A. SLE様所見
- リンパ節腫大
- 顔面紅斑
- 多発関節炎
- 胸膜炎
- 心膜炎
- 白：白血球数減少
- 血：血小板数減少

B. 多発性筋炎様所見
- 筋電図の筋原性変化
- 血中CK上昇

C. SSc様所見
- 肺線維症
- 食道運動低下
- 拘束性障害
- 拡散能低下
- 限局性強皮症

A、B、Cのうち2項目以上で、それぞれ1所見以上が陽性

□□ **83** ⚡

抗核抗体のうち抗RNP抗体が単独で陽性となるのはどれか。

A　全身性エリテマトーデス

B　Sjögren症候群

C　全身性硬化症〈強皮症〉

D　多発性筋炎

E　混合性結合組織病

❏解法ガイド

抗RNP抗体とは、ENA（extractable nuclear antigen、抽出性核抗原）に対する自己抗体の一種である。抗ENA抗体は大別して抗RNP抗体（RNase感受性抗体）と抗Sm抗体（RNase抵抗性抗体）があり、通常は抗Sm抗体が陽性であれば抗RNP抗体も陽性になる。

抗RNP抗体は自己免疫性疾患の多くで陽性となり、さらに抗Sm抗体も陽性の場合には全身性エリテマトーデス（SLE）の可能性が高い。また、抗RNP抗体が陽性で抗Sm抗体が陰性の場合は、混合性結合組織病（MCTD）やSjögren症候群の可能性がある。

抗RNP抗体はMCTDの約60％で、SLEの約40％、Sjögren症候群の約20％で陽性となる。

❏選択肢考察

A　SLEでは抗RNP抗体が陽性となることもあるが、その場合には抗Sm抗体も陽性となることが多い。抗RNP抗体がSLEに特徴的な抗核抗体とはいえない。（×）

B　Sjögren症候群でもMCTDと同様に抗RNP抗体が陽性で抗Sm抗体が陰性となり、特異的な抗SS-A抗体や抗SS-B抗体が陽性となる。（×）

C　全身性硬化症では抗RNP抗体ではなく、抗Scl-70抗体もしくは抗セントロメア抗体が特徴的である。（×）

D　多発性筋炎や皮膚筋炎は抗RNP抗体ではなく、抗Jo-1抗体が特徴的である。（×）

E　抗RNP抗体が単独で陽性となる場合にはMCTDが最も考えられる。抗RNP抗体はMCTDに特徴的な自己抗体であるといえる。（○）

解答：E（***iM*** [6] 144）

84 混合性結合組織病〈MCTD〉に**みられない**のはどれか。

A　Raynaud現象
B　手指の浮腫性腫大
C　肺線維症
D　腎不全
E　肺高血圧症

解法ガイド　全身性エリテマトーデス（SLE）、全身性硬化症（強皮症）、多発性筋炎・皮膚筋炎（PM/DM）のいずれか2つ以上の病像をもちながら、いずれの疾患の診断基準も満たさないか、一疾患は診断確実でも他疾患が不完全なもので、抗U1-RNP抗体の出現を特徴とするclinical entityを混合性結合組織病（MCTD）という。

　　MCTDは30歳代の女性に好発し、臨床的にはRaynaud現象の出現をほぼ100％に認め、ソーセージ様の手指の腫大が特徴的で、検査上、抗U1-RNP抗体高値陽性であることが重要である。その他、SLEや全身性硬化症、皮膚筋炎の臨床症状が混合していることが多く、合併症としては肺高血圧症を合併し、死因としても重要である。

選択肢考察
A　MCTDではほぼ100％の症例でRaynaud現象が認められる。Raynaud現象は手指の細動脈レベルの攣縮により血流障害を生じ、まず蒼白となり、さらにチアノーゼで紫色となり、血流の回復に伴って赤色を呈するようになるものである。MCTD以外に全身性硬化症やSLEの一部、皮膚筋炎の一部などでも認められることがある。(○)
B　MCTDでは全身性硬化症と同様、ソーセージ様の手指の腫大が特徴的である。(○)
C　MCTDでは合併症として肺高血圧症が重要であるが、そのほか、肺病変としては混合所見である全身性硬化症の病変の一つとして肺線維症をきたすことがある。その結果、拘束性換気障害や拡散能障害を認めることも多い。全身性硬化症の所見としては手指に限局した皮膚の硬化、肺線維症、食道病変が認められることが多い。(○)
D　MCTDでは腎病変を認めることはまれであり、腎不全に至ることは少ない。(×)
E　MCTDは肺高血圧症の合併が多く、約10％に認められる。一般にMCTDは腎病変を伴わず、比較的予後が良いとされていたが、腎病変以外の肺高血圧などの心肺系の死因が全体の60％以上を占め、生命予後はSLEとほぼ同等であると考えられている。(○)

解答：D（*iM* 6 144）

□□ **85** ⚡

42歳の女性。5年前からRaynaud現象がある。6か月前から多発関節痛と筋肉痛とがある。手指の浮腫性腫脹を認める。

診断上最も重要な検査はどれか。

A 手・指のX線単純撮影
B 尿蛋白
C 血清リウマトイド因子
D 血清抗RNP抗体
E 血清抗DNA抗体

❏解法ガイド [身体所見] ＃1 42歳の女性が5年前からRaynaud現象がある⇒Raynaud現象をきたす疾患としては混合性結合組織病（MCTD）、全身性硬化症（強皮症）、SLEや多発性筋炎・皮膚筋炎、そのほか、クリオグロブリン血症などがある。

＃2 6か月前から多発関節痛と筋肉痛とがある⇒多発関節痛は膠原病全般に認められる所見であり、SLEや全身性硬化症、皮膚筋炎などでも認められる。筋肉痛は皮膚筋炎で認められることが多く、筋細胞の破壊に伴って出現する。

＃2 手指の浮腫性腫脹⇒ソーセージ様の手指の腫大であり、MCTDや全身性硬化症に合致する所見である。

❏診　断 混合性結合組織病（MCTD）の疑い。

この症例は42歳の中年女性であり、Raynaud現象を認め、さらに多発関節痛があるのに加え、筋肉痛が出現してきたことから皮膚筋炎の可能性があるが、手指の浮腫性腫脹からMCTDもしくは全身性硬化症が考えられる。皮膚筋炎では手指のソーセージ様の腫脹を認めることはまれであり、また全身性硬化症では筋炎症状を伴うことがないので、筋肉痛を認めることはない。したがって、それらをすべて認める疾患としてMCTDが最も考えられる。

❏選択肢考察

A 手・指のX線単純撮影が診断上重要であるのは、関節リウマチや全身性硬化症の場合であり、MCTDでは手・指のX線単純写真は特異的所見が認められず、診断上重要とはいえない。（×）

B MCTDでは腎病変の合併をみることはまれであり、尿蛋白は陰性であることが多い。（×）

C MCTDではリウマトイド因子は60％に陽性であるが、非特異的であり、関節リウマチの80％に、SLEや皮膚筋炎の30～50％に陽性であるので、診断の特異度が低く、診断上、最も重要な検査とはいえない。（×）

D MCTDに特徴的な検査所見としては血清抗RNP抗体が陽性であることであり、特に抗U1-RNP抗体の陽性が診断の必須条件となる。また、抗RNP抗体を含む抗核抗体は100％陽性であり、斑紋型（speckled pattern）を呈する。（○）

E 血清抗DNA抗体はSLEに認められる所見であり、逆にSLEでは抗dsDNA抗体や抗Sm抗体が陽性になるのが特徴である。一般にMCTDでは抗U1-RNP抗体が陽性であっても、抗DNA抗体が陽性であることはまれである。（×）

解答：D（***iM*** [6] 144）

86 38歳の女性。動悸と呼吸困難とを訴えて来院した。数年前からRaynaud現象と関節痛とがあった。胸部にfine crackles〈捻髪音〉とⅡ音の肺動脈成分の亢進を認める。
免疫学所見：抗核抗体1,280倍（基準20以下）、抗RNP抗体16倍陽性、CH_{50} 39 U/ml（基準30〜40）。

最も考えられるのはどれか。
A 全身性エリテマトーデス
B 混合性結合組織病
C 全身性硬化症〈強皮症〉
D Sjögren症候群
E 皮膚筋炎

❏ 解法ガイド 身体所見 #1 38歳の女性と中年女性が動悸と呼吸困難とを訴えて来院した⇒心不全が考えられる。
#2 数年前からRaynaud現象と関節痛とがあった⇒慢性経過のRaynaud現象を伴った関節痛では膠原病が考えられる。
#3 胸部にfine cracklesを聴取する⇒肺線維症が存在していると考えられる。
#4 Ⅱ音の肺動脈成分の亢進を認める⇒肺高血圧があると考えられる。
検査所見 #1 抗核抗体1,280倍と陽性。
#2 抗RNP抗体陽性⇒混合性結合組織病（MCTD）が考えられる。
#3 CH_{50} 39 U/ml⇒基準範囲内。低補体血症を認めないので、全身性エリテマトーデスよりもMCTDの可能性が高い。

❏ 診 断 混合性結合組織病（MCTD）。
❏ 解法サプリ MCTDの合併症として、肺高血圧症（→右心不全）や肺線維症が特徴的である。
❏ 選択肢考察 A 全身性エリテマトーデスでは抗核抗体が陽性で抗dsDNA抗体や抗Sm抗体が陽性となるが、呼吸器病変では胸膜炎などは認めるが、肺線維症や肺高血圧の合併頻度はそれほど高くはない。(×)
B 関節炎を伴ったRaynaud症状があり、肺高血圧を認めること、抗核抗体陽性や抗RNP抗体陽性からMCTDと診断される。(○)
C 全身性硬化症も関節炎を伴ったRaynaud症状があり、肺線維症や肺高血圧を認めること、抗核抗体陽性ではあるが、抗RNP抗体ではなく抗Scl-70抗体や抗セントロメア抗体が陽性となる。(×)
D Sjögren症候群では乾燥症状を認め、関節炎や間質性肺炎、抗核抗体陽性などを認めるが、抗RNP抗体ではなく抗SS-A抗体もしくは抗SS-B抗体が陽性となる。(×)
E 皮膚筋炎では筋症状を認め、関節炎や間質性肺炎、抗核抗体陽性などを認めるが、抗RNP抗体ではなく抗Jo-1抗体が陽性となる。(×)

解答：B（*iM* 6 144)

到達目標 2 血管炎症候群を列挙し、その病態生理、症候、診断と治療を説明できる。

Point
- 血管炎は障害される血管の直径で分類されることが多い。最も大きな動脈が障害されるのが大動脈炎症候群、次いで側頭動脈炎（巨細胞性血管炎）や結節性多発動脈炎、比較的細い動脈が障害されるのは過敏性血管炎、アレルギー性肉芽腫性血管炎、さらに顕微鏡的多発血管炎がある。

[結節性多発動脈炎（polyarteritis nodosa；PN、古典的PN）]
- 結節性多発動脈炎は肺・脾を除く全身の中小血管に多発性非連続性に生じる結節性炎症病巣を特徴とする壊死性血管炎であり、成人男性に好発する。
- 免疫複合体の血管壁への沈着による炎症が原因と考えられている。
- 症状：全身症状（発熱、体重減少）、多発性関節痛、高血圧、急速進行性腎炎、脳血管障害、多発性単神経炎、皮下結節、皮膚潰瘍など。
- 炎症反応：赤沈亢進、血小板増加、貧血、γ-グロブリン上昇、フィブリノゲン上昇、アルブミン低下。
- リウマトイド因子や抗核抗体は陰性。
- 画像検査：血管造影にて微小血管瘤や閉塞を認める。
- 治療：ステロイド大量・パルス療法＋免疫抑制薬投与。

[顕微鏡的多発血管炎（microscopic PN；MPA、顕微鏡的PN）]
- 細動脈や細静脈、毛細血管などに限局して障害を与え、半月体形成性糸球体腎炎（急速進行性糸球体腎炎）と肺出血・間質性肺炎が必発で、紫斑、皮下出血、虹彩炎、多発単神経炎などの血管炎症状を伴う。
- 抗好中球細胞質抗体（MPO-ANCA、p-ANCA）が陽性となる。
- 治療：副腎皮質ステロイド薬、免疫抑制薬。

[Wegener肉芽腫症]
- 巨細胞を伴う壊死性肉芽腫性病変により、上気道（E、副鼻腔）、肺（L）、腎（K）を中心とする壊死性・肉芽腫性血管炎を呈する。
- PR3-抗好中球細胞質抗体と炎症性サイトカインによって、好中球が活性化されて活性酸素や蛋白分解酵素が血管壁 marginal pool の好中球より放出されて血管炎や肉芽腫性炎を起こすと考えられる。
- 症状：ELKの順に生じることが多い（壊死性副鼻腔炎、空洞形成性肺炎、半月体形成性糸球体腎炎）。
- PR3-抗好中球細胞質抗体（PR3-ANCA、c-ANCA）陽性（80〜90％）→疾患標識抗体であり、活動性を反映。
- 治療：副腎皮質ステロイド薬と免疫抑制薬（シクロホスファミド）の併用による。

表7 Chapel Hill 会議（2012）で採択された血管炎の改訂命名法（抜粋）

分類	病名		定義
大型血管炎	高安動脈炎		・大動脈とその主要分岐動脈の肉芽腫性動脈炎。 ・好発年齢は50歳以下である。
	巨細胞性動脈炎 （側頭動脈炎）		・肉芽腫性動脈炎である。 ・大動脈とその主要分岐動脈、頸動脈や椎骨動脈が侵されやすい。 ・必ずしも側頭動脈を侵さない。 ・好発年齢は50歳以上である。 ・リウマチ性多発筋痛症と関連がある。
中型血管炎	結節性多発動脈炎		・小～中動脈の壊死性動脈炎である。 ・細動静脈・毛細血管には炎症はない。 ・糸球体腎炎は認めない。
	川崎病		・粘膜皮膚リンパ節症候群を伴う動脈炎である。 ・しばしば冠動脈が障害される。 ・大動脈に病変を伴うこともある。 ・一般的に乳幼児に発症しやすい。
小型血管炎	ANCA関連血管炎	顕微鏡的多発血管炎（MPA）	・免疫複合体の沈着のない小血管（細動静脈・毛細血管）の壊死性血管炎である。 ・小・中動脈の壊死性動脈炎を伴うことがある。 ・肺毛細血管炎と壊死性糸球体腎炎をしばしば伴う。
		多発血管炎性肉芽腫症（Wegener肉芽腫症）	・気道の肉芽腫性炎と小～中血管の壊死性血管炎を認める。 ・壊死性糸球体腎炎をよく伴う。
		好酸球性多発血管炎性肉芽腫症（Churg-Strauss症候群）	・好酸球の増加を伴う気道の肉芽腫性炎と小・中血管の壊死性血管炎を認める。 ・気管支喘息や好酸球増多症を伴う。
	免疫複合体性血管炎	抗GBM抗体関連疾患	・糸球体 and/or 肺の毛細血管に生じる血管炎。 ・抗基底膜抗体が基底膜に沈着する。 ・肺病変で肺出血、腎病変で壊死や半月体形成性糸球体腎炎を生じる。
		クリオグロブリン血症性血管炎	・クリオグロブリン沈着を伴う小血管の血管炎。 ・血清中のクリオグロブリンと関係する。 ・しばしば皮膚、糸球体、末梢神経が障害される。
		IgA血管炎 （Schönlein-Henoch紫斑病）	・免疫複合体（主にIgA）の沈着を認める小血管の血管炎である。 ・皮膚、消化管（特に小腸）、糸球体が障害される。 ・しばしば関節炎を伴う。
		低補体蕁麻疹様血管炎 （抗C1q血管炎）	・じんま疹と低補体血症を伴う小血管炎である。 ・抗C1q抗体と関連する。

[アレルギー性肉芽腫性血管炎（Churg-Strauss症候群）]
- 好酸球浸潤を伴う血管外肉芽腫の形成をみる壊死性血管炎で、気管支喘息や肺動脈の病変を伴う。
- 抗好中球細胞質抗体（p-ANCA、MPO-ANCA）が50％の症例で検出されることから、ANCAが発症に関係していると考えられる。
- 全身症状：発熱、全身倦怠感、体重減少。
- 血管炎に先行する気管支喘息。血管炎症状（多発性単神経炎）など。
- 検査：好酸球増加、血小板増加、赤沈亢進、血清IgE増加、p-ANCA陽性、リウマトイド因子陽性。
- 胸部X線：肺野移動性浸潤影。
- 治療：副腎皮質ステロイド薬。重症例にステロイドパルス療法＋シクロホスファミド。

[大動脈炎症候群、高安病、脈なし病]
- 比較的若年女子に好発し、大動脈およびその主要分岐や肺動脈に非特異的炎症を生じ、血管狭窄や閉塞をきたす。
- 症候：血管狭窄により、頭部や上肢の乏血症状（⇒失神）、血圧の左右差、血管雑音などを認める。
- 検査：炎症反応、高γ-グロブリン血症→自己抗体・抗核抗体陰性。
- 確定診断：大動脈造影や肺動脈造影による。
- 合併症：大動脈弁輪拡張による大動脈弁閉鎖不全症、胸部大動脈瘤、腎血管性高血圧。
- 治療：副腎皮質ステロイド薬。

[側頭動脈炎]
- 中〜大動脈に巨細胞を含む肉芽腫性炎症を生じる。特に側頭動脈を含む頸動脈の分岐が障害されることが多く、失明に至るものもある。
- 高齢者に多い。
- 炎症反応（赤沈亢進、CRP上昇）は認めるが、リウマトイド因子や抗核抗体は陰性で、免疫系の異常は明らかではない。
- 症状：頭痛や視力障害を伴った側頭動脈部の皮膚の発赤・腫脹、疼痛を伴った索状の肥厚など。
- 半数以上にリウマチ性多発筋痛症を合併する。
- 生検：側頭動脈に巨細胞性動脈炎の所見が認められる。
- 治療：副腎皮質ステロイド薬。失明を回避するためにも投与する。

87 （古典的）結節性多発動脈炎について**誤っている**のはどれか。
　A　成人男性に多い。
　B　体重減少を認める。
　C　A型肝炎ウイルスの関与を認めることもある。
　D　血管造影で動脈瘤を認める。
　E　副腎皮質ステロイド薬の適応がある。

❏ 解法ガイド　　結節性多発動脈炎（polyarteritis nodosa；PN）は全身の中小血管に多発性非連続性に生じる結節性炎症病巣を特徴とする壊死性血管炎であり、成人男性に好発する。免疫複合体の血管壁への沈着による炎症が原因と考えられており、血清病との関連や、欧米ではHBウイルスによる抗原抗体反応が関与すると考えられている（本邦ではHBウイルスの関与は少ない）。

　臨床症状としては発熱や体重減少などの全身症状に加え、多発性関節痛のほか、高血圧や急速進行性腎炎、脳血管障害、多発性単神経炎、虚血性心疾患、胸膜炎や消化管の循環障害、筋痛や筋力低下、皮下結節や皮膚の潰瘍などを認めることが多い。

❏ 選択肢考察
　A　PNは他の膠原病と異なり男性に多く、成人男性に好発する。（○）
　B　PNでは全身の血管が傷害されるため発熱や体重減少などの全身症状が著明である。（○）
　C　免疫複合体の血管壁への沈着による炎症がPNの原因と考えられている。血清病との関連や、欧米ではHBウイルスによる抗原抗体反応が関与すると考えられているが、HAウイルスとの関係は示されていない。（×）
　D　PNでは腎動脈造影や腸間膜動脈造影で血管壁の傷害による動脈瘤や血管閉塞が認められる。（○）
　E　血管炎により予後不良となりうるため、ステロイド薬の適応がある。腎病変や高血圧の合併があるものは予後は悪い。（○）

解答：C（*iM* 6 130）

□□ 88 （古典的）結節性多発動脈炎の検査所見として**誤っている**のはどれか。
A　末梢血血小板増加
B　末梢血好酸球増加
C　血漿フィブリノゲン増加
D　血清γ-グロブリン増加
E　抗核抗体陽性

❏ **解法ガイド**　　結節性多発動脈炎（PN）の検査上、炎症反応として赤沈亢進、白血球増多、またフィブリノゲンの上昇やγ-グロブリンの上昇を認め、血算では血小板の増加や貧血を認める。血清アルブミンは低下していることが多い。しかし、免疫反応ではリウマトイド因子は陰性であり、また抗核抗体も陰性であり、これらの自己抗体は認めないが、古典的PNの亜型である顕微鏡的多発血管炎（microscopic polyangitis；MPA）では抗好中球細胞質抗体（p-ANCA）が陽性となることがある（一般のPNでは陰性である）。

❏ **選択肢考察**
A　末梢血血小板は血管炎に伴い上昇してくることが多い。これにより血栓形成傾向が認められる。これは古典的PNによる炎症細胞からのサイトカインにより血小板の産生の亢進、および血小板の動員の増加をきたすためである。(○)
B　末梢血白血球数は増加することが多く、特に血管炎に伴うものでは好酸球の増加を認めることが多い。(○)
C　血漿フィブリノゲンは急性炎症反応で上昇する蛋白であるので、古典的PNでは上昇していることが多い。この血漿フィブリノゲンの増加や血清γ-グロブリンの増加により赤沈が亢進してくる。(○)
D　血清γ-グロブリンは慢性炎症反応に伴い上昇してくることが多い。(○)
E　古典的PNでは抗核抗体は陽性になることはない。古典的PNの免疫反応ではリウマトイド因子は陰性であり、また抗核抗体も陰性であり、これらの自己抗体は認めない。しかし、抗核抗体ではないが、顕微鏡的多発血管炎ではp-ANCAは陽性になる。(×)

解答：E（*iM* 6 130）

89 大動脈炎症候群でみられるのはどれか。

A　Raynaud現象
B　大動脈弁狭窄症
C　腎血管性高血圧
D　抗核抗体陽性
E　抗好中球細胞質抗体陽性

□ 解法ガイド　　大動脈炎症候群は「高安病」や「脈なし病」とも呼ばれ、大動脈およびその主要分岐や肺動脈などに非特異的炎症を生じ、血管の狭窄や閉塞などによる種々の症状を呈するものである。若い成人女性（15〜35歳）に好発し、特に頭部や上肢の乏血症状や脈拍の異常、発熱や全身倦怠感などの全身症状、炎症反応や高γ-グロブリン血症、抗大動脈抗体の出現などを認め、確定診断としては大動脈造影や肺動脈造影などの血管造影が有用である。

□ 選択肢考察
A　Raynaud現象は四肢末梢の細動脈レベルの攣縮やクリオグロブリン血症などによるもので、寒冷刺激などにより血流障害によって皮膚が蒼白化し、さらに酸素欠乏によりチアノーゼを呈し紫色となり、血流の回復時には赤色となる。大動脈炎症候群では大動脈およびその主要分岐が主たる病変部位であり、四肢末梢の血管が障害されることはなく、Raynaud現象を認めることはまれである。（×）

B　大動脈炎症候群では大動脈起始部の弁輪の炎症も生じ、大動脈弁輪拡張症に伴う大動脈弁閉鎖不全症を合併し、脈圧の拡大や左室に対する容量負荷などを認めることもあるが、大動脈弁狭窄症は認めることはまれである。（×）

C　大動脈炎症候群では大動脈の主要分岐である腎動脈の狭窄を認め、腎血管性高血圧などの高血圧を呈することが多く、それにより心不全症状の増悪を認めることもある。しかし、大動脈の分岐の障害で上肢の血流が障害され、上腕動脈で測定された血圧が高血圧を呈さないことがあるので、注意する必要がある。（○）

D　大動脈炎症候群では、自己抗体としては抗大動脈抗体を認めることがあるが、SLEや全身性硬化症、多発性筋炎・皮膚筋炎などと異なり、抗核抗体が陽性となることはない。（×）

E　抗好中球細胞質抗体が陽性となるのは、顕微鏡的多発血管炎やWegener肉芽腫症、アレルギー性肉芽腫性血管炎などである。大動脈炎症候群では陽性とはならない。（×）

解答：C（**iM** 6 141）

□□ **90** ⚡

35歳の女性。微熱、左手のしびれおよび全身倦怠感を主訴に来院した。おにぎりを握ると左手がしびれ、冷たくなることを自覚している。左橈骨動脈拍動は微弱で、左鎖骨下動脈部位に血管雑音を聴取する。血液所見：赤沈96mm/1時間。免疫学所見：抗核抗体陰性。

この疾患で**みられない**のはどれか。

A　失神発作
B　気管支喘息
C　大動脈弁閉鎖不全症
D　腎性高血圧
E　胸部大動脈瘤

❏ **解法ガイド**

[身体所見] #1　35歳の女性が微熱、左手のしびれおよび全身倦怠感を主訴に来院した⇒全身症状を伴った末梢神経障害が考えられる。

#2　数か月前から⇒亜急性。

#3　おにぎりを握ると左手がしびれ、冷たくなる⇒運動により左手の相対虚血が生じたものと考えられ、左上肢の循環障害が考えられる。

#4　左橈骨動脈拍動は微弱で、左鎖骨下動脈部位に血管雑音を聴取する⇒左上肢の循環障害。左鎖骨下動脈の狭窄によるものと考えられる。

[検査所見] #1　赤沈96mm⇒亢進している。

#2　抗核抗体陰性⇒大動脈炎症候群では抗核抗体は陰性であることに合致する。

❏ **診　断**　大動脈炎症候群（高安病）。

❏ **解法サプリ**　大動脈炎症候群は成人女性に好発し、大動脈およびその主要分岐が障害され、狭窄や閉塞、大動脈弁輪拡張症、肺動脈閉塞などを認める。大動脈分岐閉塞では、脈なし、失神発作、視力障害、指の冷感、腎血管性高血圧などが認められる。

❏ **選択肢考察**

A　大動脈炎症候群では大動脈の主要分岐の狭窄で、内頸動脈や椎骨動脈の血流障害で脳循環障害を認め、それによる失神発作を認めることも多い。(○)

B　血管炎でもアレルギー性肉芽腫性血管炎などでは気管支喘息の合併があるが、大動脈炎症候群では気管支喘息の合併はない。(×)

C　大動脈炎症候群では大動脈弁輪拡張症による大動脈弁閉鎖不全症を合併することが多い。(○)

D　大動脈炎症候群では腎動脈の狭窄により腎血流量が減少して、高レニン性の腎性高血圧を合併することが多い。(○)

E　大動脈炎症候群では大動脈自体の炎症により、炎症性大動脈瘤として胸部や腹部の大動脈瘤を認める。(○)

解答：B（***iM*** [6] 140）

□□ **91** 20歳の女性。1か月前から微熱と関節痛とが続くため来院した。上肢で測定した血圧は右128/70mmHg、左96/56mmHgである。左上胸部、両側頸部および上腹部に血管雑音を聴取する。血液所見：赤沈50mm/1時間、白血球10,200。血液生化学所見：尿素窒素14mg/dl、クレアチニン0.7mg/dl。

最も考えられるのはどれか。

A 結節性多発動脈炎

B Wegener肉芽腫症

C 側頭動脈炎

D 大動脈炎症候群

E Behçet病

❏**解法ガイド** [身体所見] ＃1 20歳の女性が1か月前から微熱と関節痛とが続くため来院した⇒亜急性経過で、若年成人女性に微熱と関節痛とが続くのは慢性感染症か膠原病が考えられる。

＃2 上肢で測定した血圧は右128/70mmHg、左96/56mmHgである⇒血圧の左右差が存在している。これは、大動脈炎症候群や動脈硬化などが考えられる。

＃3 左上胸部、両側頸部および上腹部に血管雑音を聴取する⇒動脈の狭窄によるものであり、大動脈炎症候群や動脈硬化、線維筋性異形成などを疑う。

[検査所見] ＃1 赤沈50mm⇒亢進しており、炎症反応がある。

＃2 白血球10,200（基準4,000～8,500）⇒白血球増加を認める。

＃3 尿素窒素14mg/dl（基準8～20）、クレアチニン0.7mg/dl（基準0.6～1.1）⇒基準範囲内であり腎機能の低下はない。

❏**診　断** 大動脈炎症候群（高安病）。

全身性炎症反応を伴った大血管狭窄をきたすものとして、大動脈炎症候群が最も考えられる。

❏**選択肢考察**

A 結節性多発動脈炎で障害される動脈は、大動脈炎症候群よりも直径の小さい動脈で、中小の動脈が障害される。血圧の左右差や血管雑音を認めることはない。（×）

B Wegener肉芽腫症は、上気道の障害による副鼻腔炎、下気道の障害による空洞形成性肺炎、腎障害などを認める。血圧の左右差や血管雑音を認めることはないので否定される。（×）

C 側頭動脈炎は高齢者に多く、側頭動脈の炎症や虚血性視神経炎による失明などを認める。（×）

D 大動脈炎症候群は全身の炎症反応とともに、大動脈およびその主要分岐の狭窄による血圧の左右差や血管雑音を認めるので、この症例では最も考えられる。（○）

E Behçet病の特殊型としての血管Behçet病では大動脈や大静脈の障害を認めることもあるが、口腔内潰瘍・陰部潰瘍・ぶどう膜炎・皮膚病変などのBehçet病の主要症状が基本的に存在するはずであり、この症例では考えにくい。（×）

解答：D（*iM* [6] 140）

□□ **92** Wegener肉芽腫症に**みられない**のはどれか。

A 抗核抗体陽性

B 空洞形成性肺炎

C 壊死性肉芽腫性血管炎

D 巣状分節状糸球体腎炎

E 抗好中球細胞質抗体陽性

❏解法ガイド Wegener肉芽腫症は巨細胞を伴う壊死性肉芽腫性病変により壊死性副鼻腔炎や空洞形成性肺炎、半月体形成性糸球体腎炎などの特徴的所見を呈する。全身症状としての発熱や体重減少、他の臓器病変としての紫斑や多発性関節炎、上強膜炎なども伴うのが特徴である。

検査所見では炎症反応を認めるが、免疫学的にはリウマトイド因子は陽性になっても血清補体価が低下することはまれであり、また抗核抗体は陰性であることが多い。しかし、抗好中球細胞質抗体（ANCA）ではc-ANCAが陽性となることが多く、活動性を反映する。自然経過による予後は不良であるので、ステロイドとシクロホスファミドの併用が必要となる。

❏選択肢考察

A Wegener肉芽腫症では炎症反応を認めるが、免疫学的にはリウマトイド因子は陽性になっても血清補体価が低下することはまれであり、また抗核抗体は陰性である。抗好中球細胞質抗体（ANCA）ではc-ANCAが陽性となることが多い。(×)

B Wegener肉芽腫症は上気道や下気道および腎に病変を伴うことが特徴的であり、下気道病変としては肺の壊死性肉芽腫性炎症によって空洞形成性肺炎を伴う。そのため、咳や血痰、呼吸困難などをきたす。(○)

C Wegener肉芽腫症の組織所見としては上気道や肺の生検で巨細胞を伴う壊死性肉芽腫性病変が認められ、それが診断根拠となる。(○)

D 腎病変としては半月体形成性糸球体腎炎による進行性腎不全が特徴的であるが、巣状分節状糸球体腎炎の形態を呈することも多い。(○)

E 抗好中球細胞質抗体（ANCA）は好中球の細胞質に対する自己抗体であり、プロテアーゼ3に対する抗好中球細胞質抗体であるPR3-ANCAは蛍光抗体法でcytoplasmic staining patternを呈するc-ANCAであり、これはWegener肉芽腫症で陽性となる。(○)

解答：A（*iM* [6] 136）

□□ **93**

55歳の男性。3か月前から全身倦怠感と発熱とが出現した。1か月前から両上肢・下腿のしびれ感と軽度の浮腫および両手指関節痛が出現した。咳嗽と血痰とを認めたため来院した。尿所見：蛋白3+、潜血2+。血液所見：白血球12,800。免疫学所見：CRP 5.5mg/dl。

診断に有用な検査はどれか。

A　抗dsDNA抗体

B　リウマトイド因子

C　抗好中球細胞質抗体

D　抗RNP抗体

E　抗SS-B抗体

❑解法ガイド [身体所見] #1　55歳の男性が3か月前から全身倦怠感と発熱とが出現した⇒亜急性の経過をとる全身性疾患なので、膠原病、感染症、悪性腫瘍などを考える。

#2　1か月前から両上肢・下腿のしびれ感と軽度の浮腫および両手指関節痛が出現した⇒四肢のしびれ感は末梢神経障害によるもので、浮腫の原因は心不全や腎障害、肝硬変などの可能性がある。また、両手指関節痛は多発性関節炎の可能性があり、膠原病が疑われる。

#3　咳と血痰⇒呼吸器症状であり、肺癌や結核などの気道感染などが考えられる。

[検査所見] 尿所見では、

#1　蛋白3+、潜血2+⇒糸球体病変が存在する。

血液所見・免疫学所見では、

#2　白血球12,800、CRP 5.5mg/dlといずれも上昇⇒炎症反応がある。

❑診　断　Wegener肉芽腫症。

呼吸器症状、糸球体病変を中心とする亜急性経過の全身性・炎症性疾患で、末梢神経障害、関節痛も存在することから、気道や腎の壊死性・肉芽腫性血管炎であるWegener肉芽腫症が最も考えられる。

❑選択肢考察

A　抗dsDNA抗体は全身性エリテマトーデスで認められるものである。全身性エリテマトーデスでは血管炎を伴うことがあるが、末梢血白血球数は減少することが多い。(×)

B　リウマトイド因子は関節リウマチをはじめとする膠原病で陽性になることが多い。Wegener肉芽腫症でも陽性となることがあるが、特異性が低く、診断に有用な検査とはいえない。(×)

C　Wegener肉芽腫症では抗好中球細胞質抗体（ANCA）、特にPR3-抗好中球細胞質抗体（c-ANCA）が陽性となることが特徴的である。(○)

D　抗RNP抗体は混合性結合組織病の診断上重要な疾患特異性の高い抗核抗体である。肉芽腫症では陽性とはならない。(×)

E　抗SS-B抗体はSjögren症候群に特異性の高い抗核抗体であるが、Wegener肉芽腫症では陽性とはならない。(×)

解答：C（*iM* [6] 136）

□□ 94　45歳の男性。2か月前から夕方に38℃台の発熱、鼻汁および鼻閉が出現し、副鼻腔炎と診断された。体温37.8℃。両下腿に径1cmの有痛性結節性紅斑を数個認める。尿所見：蛋白2＋、潜血1＋。血液生化学所見：クレアチニン0.8mg/dl。免疫学所見：CRP 7.5mg/dl、抗好中球細胞質抗体陽性。胸部X線写真で両肺に多発性の結節陰影を認める。
　診断はどれか。
　A　上顎癌
　B　サルコイドーシス
　C　結節性多発動脈炎
　D　半月体形成性腎炎
　E　Wegener肉芽腫症

❏ 解法ガイド　身体所見　#1　45歳の男性が2か月前から夕方に38℃台の発熱や鼻汁および鼻閉が出現し、副鼻腔炎と診断された⇒副鼻腔炎が基礎にある。
　　　　　　　　　　#2　体温37.8℃⇒微熱があり、全身性疾患と考えられる。
　　　　　　　　　　#3　両下腿に径1cmの有痛性結節性紅斑を数個認める⇒結節性紅斑はBehçet病やサルコイドーシス、Wegener肉芽腫症、潰瘍性大腸炎などの可能性がある。
　　　　　検査所見　#1　蛋白2＋、潜血1＋⇒糸球体病変の可能性が高い。
　　　　　　　　　　#2　クレアチニン0.8mg/dl⇒基準範囲（0.8〜1.3）内なのでGFRの低下はない。
　　　　　　　　　　#3　CRP 7.5mg/dl、抗好中球細胞質抗体陽性⇒炎症が著明で、抗好中球細胞質抗体陽性なので、Wegener肉芽腫症や顕微鏡的多発血管炎、アレルギー性肉芽腫性血管炎などが考えられる。
　　　　　画像所見　#1　胸部X線写真で両肺に多発性の結節陰影を認める⇒Wegener肉芽腫症による壊死性肉芽腫性血管炎が最も考えられる。

❏ 診　　断　Wegener肉芽腫症。
❏ 選択肢考察　A　上顎癌では副鼻腔炎様の症状を認めるが、腎病変などは認めず、抗好中球細胞質抗体陽性や尿所見の異常などは認めない。（×）
　　　　　　　B　サルコイドーシスでは胸部X線で両側肺門部リンパ節腫大はあっても両肺に多発性の結節陰影とはならない。また、抗好中球細胞質抗体陽性や尿所見の異常などは認めない。（×）
　　　　　　　C　結節性多発動脈炎は多発性の動脈炎で、多発性単神経炎や皮膚潰瘍などを認めるが、抗好中球細胞質抗体や呼吸器病変などは認めない。（×）
　　　　　　　D　Wegener肉芽腫症でも半月体形成性腎炎を認めることがあるが、抗好中球細胞質抗体陽性である顕微鏡的多発血管炎にも特徴的である。半月体形成性腎炎だけでは呼吸器病変は認めないので否定的である。（×）
　　　　　　　E　Wegener肉芽腫症では、腎病変、肺病変、副鼻腔炎を認め、この患者の所見に合致する。（○）

解答：E（*iM* 6 136）

□□ **95** 顕微鏡的多発血管炎で**認めにくい**のはどれか。

A 気管支喘息

B 間質性肺炎

C 多発性単神経炎

D 急速進行性糸球体腎炎

E MPO-抗好中球細胞質抗体陽性

❏ **解法ガイド** 顕微鏡的多発血管炎は全身性に生じる細動脈や毛細血管の炎症で、急速進行性糸球体腎炎、肺出血もしくは間質性肺炎、紫斑、消化管出血、多発性単神経炎などを認める。

検査では、MPO-抗好中球細胞質抗体（MPO-ANCA、p-ANCA）陽性、CRP上昇、血尿、蛋白尿、BUN・クレアチニン上昇、胸部X線で間質性肺炎などを認める。

❏ **選択肢考察**

A 気管支喘息は同じくMPO-ANCA陽性となるアレルギー性肉芽腫性血管炎では合併することが多いが、顕微鏡的多発血管炎ではまれである。(×)

B 顕微鏡的多発血管炎では、間質性肺炎や血痰を認める。これは胸部X線でも確認される。(○)

C 顕微鏡的多発血管炎では末梢神経を栄養している細動脈が障害され、多発性単神経炎を合併する。(○)

D 顕微鏡的多発血管炎では腎生検組織で半月体形成を認め、臨床的には急速進行性糸球体腎炎を合併するのが特徴である。これにより進行性の腎機能障害を生じ、予後が不良となる。(○)

E MPO-ANCA（p-ANCA）陽性は顕微鏡的多発血管炎とアレルギー性肉芽腫性血管炎で特徴的である。PR3-抗好中球細胞質抗体（c-ANCA）陽性はWegener肉芽腫症に特徴的である。(○)

解答：A（*iM* [6] 132）

□□ 96　65歳の男性。蛋白尿を指摘され精査のため来院した。尿所見：蛋白3＋、糖（－）、潜血2＋、沈渣に赤血球10〜20/1視野、白血球3〜5/1視野。血液生化学所見：総蛋白6.4g/dl、アルブミン4.5g/dl、尿素窒素32mg/dl、クレアチニン4.0mg/dl。抗核抗体陰性。抗好中球細胞質抗体陽性。腎生検の光顕PAS染色標本（⇒カラー口絵）を示す。

最も考えられるのはどれか。
A　全身性硬化症〈強皮症〉
B　全身性エリテマトーデス
C　顕微鏡的多発血管炎
D　糖尿病性腎症
E　骨髄腫腎

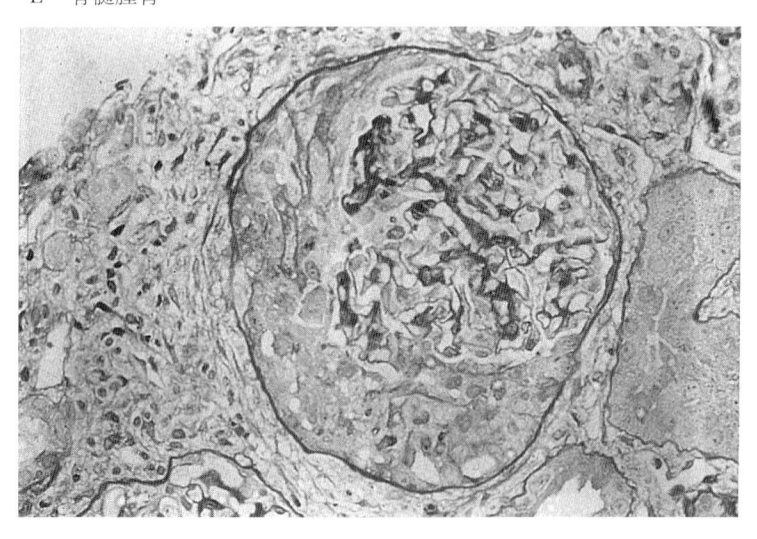

❏ **解法ガイド**

身体所見 #1　65歳の男性が蛋白尿を指摘された⇒高齢者の蛋白尿では、高血圧に伴った糸球体硬化症の可能性も高いが、膜性腎症やアミロイドーシスなども考慮する必要がある。

検査所見 #1　蛋白3＋、糖（－）、潜血2＋、沈渣に赤血球10〜20/1視野、白血球3〜5/1視野⇒糸球体腎炎に合致する。糖尿病性腎症などは否定される。

#2　総蛋白6.4g/dl（基準6.5〜9.0）、アルブミン4.5g/dl（基準4.5〜5.5）⇒ほぼ基準範囲なのでネフローゼ症候群は否定的である。

#3　尿素窒素32mg/dl（基準8〜20）、クレアチニン4.0mg/dl（基準0.8〜1.3）⇒GFRの著明な低下があると判断される。

画像所見 腎生検の光顕PAS染色標本では、

#1　糸球体の左下方を中心として、Bowman嚢の壁から形成された三日月型の細胞性半月を認め、糸球体は右上方に押しやられている⇒病理学的には半月体形成性糸球体腎炎に合致する所見である。

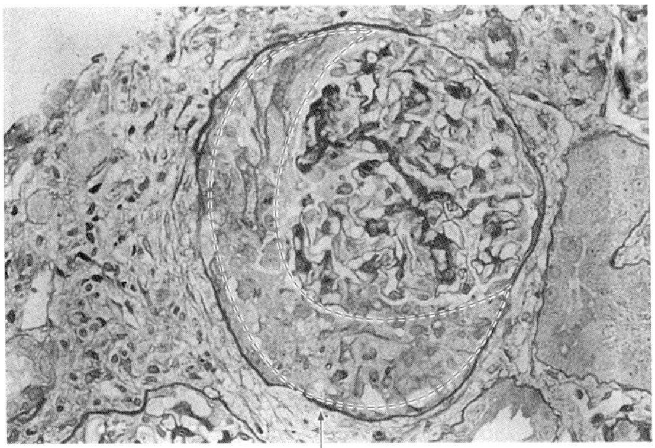

❏診　断　顕微鏡的多発血管炎（半月体形成性糸球体腎炎）。

❏解法サプリ　顕微鏡的多発血管炎（MPA）は、細動脈や細静脈、毛細血管などに限局して障害を与え、急速進行性糸球体腎炎と肺出血・間質性肺炎が必発で、紫斑、皮下出血、虹彩炎、多発単神経炎などの血管炎症状を伴い、抗好中球細胞質抗体（p-ANCA）が陽性となる。

半月体形成性糸球体腎炎は、臨床的には急速進行性糸球体腎炎を呈し、その原因として、MPA、Goodpasture 症候群、一部のループス腎炎などがある。半月体形成性糸球体腎炎は、進行性に腎機能障害を認め、数週間から数か月で末期の腎不全に至る。

❏選択肢考察

A　全身性硬化症では皮膚の硬化とともに、肺線維症や悪性腎硬化症などの内臓病変を伴うこともある。腎臓病変としては壊死性血管炎・悪性腎硬化症を認めるが、半月体形成性糸球体腎炎を認めることは少ない。また、抗核抗体陰性であることからも否定的である。（×）

B　全身性エリテマトーデスでは腎病変を伴うことが多く、死亡原因としても重要である。全身性エリテマトーデスでは多彩な腎病変を生じ、ループス腎炎といわれる。半月体形成性糸球体腎炎も生じうるが、抗核抗体陰性であることから全身性エリテマトーデスは否定的である。（×）

C　MPAはp-ANCAが陽性であるANCA陽性糸球体腎炎を認め、この病理所見のような半月体形成性糸球体腎炎を呈するのが特徴である。（○）

D　糖尿病性腎症は蛋白尿を中心とした糸球体病変で、びまん性糸球体硬化症や結節性糸球体硬化症を認める。半月体形成性糸球体腎炎を認めることはきわめてまれである。（×）

E　骨髄腫腎は多発性骨髄腫に合併する尿細管の閉塞性病変で、腎不全に至ることがあるが、半月体形成性糸球体腎炎を認めることはまれである。（×）

解答：C（*iM* [6] 133）

□□ **97** アレルギー性肉芽腫性血管炎で**みられない**のはどれか。

A 赤沈亢進
B 好酸球増加
C 血小板増加
D 抗核抗体
E 抗好中球細胞質抗体〈ANCA〉陽性

❏解法ガイド

アレルギー性肉芽腫性血管炎（Churg - Strauss症候群）は好酸球浸潤を伴う血管外肉芽腫の形成をみる壊死性血管炎で、気管支喘息や肺動脈の病変を伴う。

MPO - 抗好中球細胞質抗体（p - ANCA）が50％の症例で検出されることから、ANCAが発症に関係していると考えられる。

❏選択肢考察

A アレルギー性肉芽腫性血管炎では炎症反応が著明で、赤沈亢進を認める。（○）

B アレルギー性肉芽腫性血管炎では何らかの抗原刺激によりⅠ型アレルギーが惹起され、サイトカイン作用で好酸球が活性化され、好酸球より種々の組織障害因子が放出され、血管炎を生じることで発症する。そのため、末梢血で好酸球増加を認める。（○）

C アレルギー性肉芽腫性血管炎では血管炎を伴い、血小板数は増加する。（○）

D 抗好中球細胞質抗体（ANCA）が陽性となるが、これは抗核抗体に含まれないため、アレルギー性肉芽腫性血管炎では陰性となる。（×）

E アレルギー性肉芽腫性血管炎ではMPO - ANCA（p - ANCA）を認めるのが特徴である。アレルギー性肉芽腫性血管炎の約50％で陽性となる。（○）

解答：D（*iM* [6] 134）

□□ 98　52歳の女性。半年前から時々喘鳴を伴う呼吸困難発作が出現した。2か月前から両下肢のしびれ感が出現し、次第に筋力が低下して歩行が困難となったので入院した。尿所見：蛋白（−）、沈渣に異常を認めない。白血球12,700、血小板44.2万。赤沈40mm/1時間。胸部X線写真を示す。

最も考えられる診断はどれか。
A　アレルギー性気管支肺アスペルギルス症
B　大動脈炎症候群
C　アレルギー性肉芽腫性血管炎
D　Wegener肉芽腫症
E　側頭動脈炎

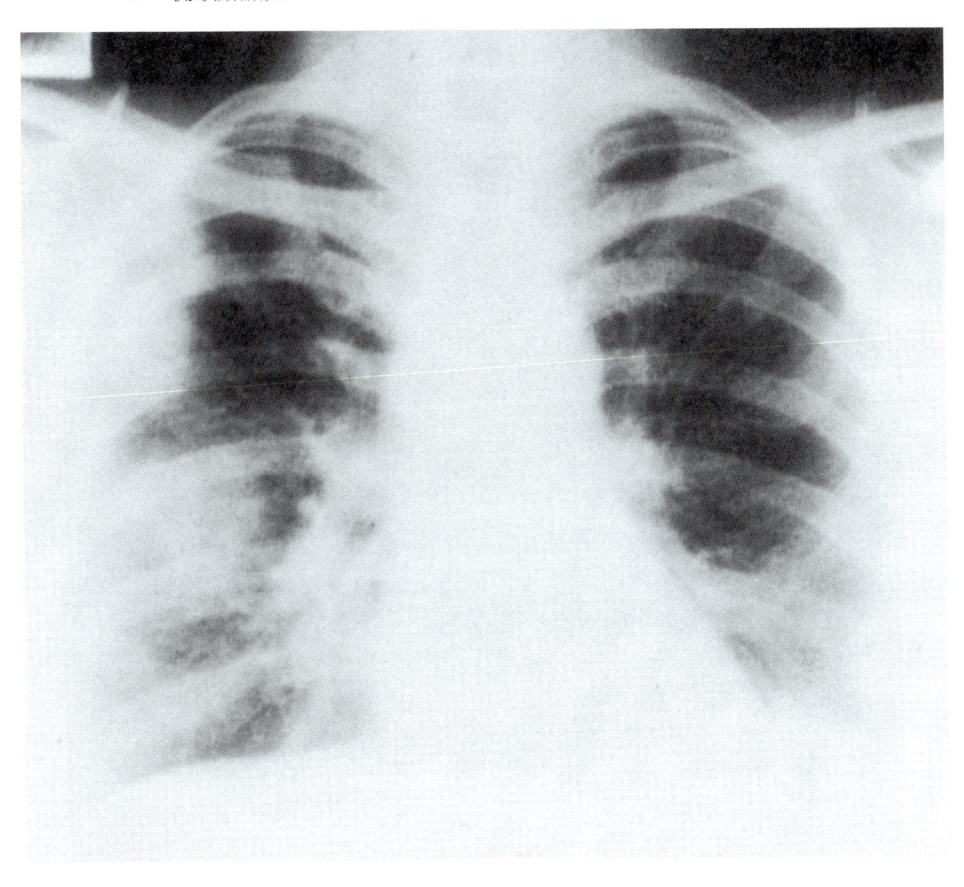

□ 解法ガイド　身体所見　#1　52歳の女性。半年前から時々喘鳴を伴う呼吸困難発作が出現した⇒成人に出現した気管支喘息と考えられる。

#2　2か月前から両下肢のしびれ感、次第に筋力が低下して歩行が困難となった⇒両下肢のしびれ感は下肢の血流障害によるものや多発性末梢神経障害によるものが考えられ、歩行困難は下肢のしびれ感による感覚障害による歩行困難、もしくは血流障害や末梢神経障害による筋肉障害による歩行困難のいずれかであろう。

検査所見　#1　蛋白（−）、沈渣に異常を認めない⇒腎病変を伴っているとは考えられない。

#2 赤血球420万、Hb 12.7g/dl ⇒貧血は認めない。

#3 白血球12,700（基準4,000〜8,500）⇒上昇している。

#4 血小板44.2万（基準15〜40万）⇒やや上昇しているが、アレルギー性肉芽腫性血管炎では血小板数の増多を示すことが多い。

#5 赤沈40mm/1時間（基準3〜15）と亢進⇒炎症反応を示しており、アレルギー性肉芽腫性血管炎に合致する所見である。

画像所見 胸部X線では、

#1 右の上中下肺野に多発性の浸潤性陰影が認められ、左側下肺野にも境界不鮮明な浸潤影が認められる。

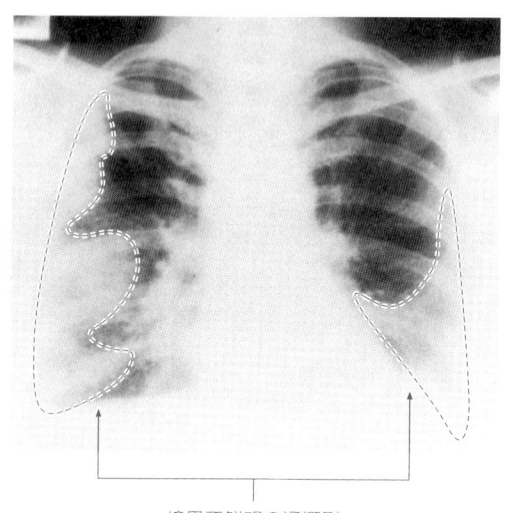

境界不鮮明の浸潤影

- 診　断　　アレルギー性肉芽腫性血管炎（Churg-Strauss症候群）。
- 解法サプリ　アレルギー性肉芽腫性血管炎は好酸球浸潤を伴う肉芽腫性血管炎で、血管外にも肉芽腫が存在するのが特徴である。臨床所見としては気管支喘息や血管炎症候群があり、検査所見では好酸球増加を伴った白血球増加、血小板数増加、赤沈亢進、IgE増加、リウマトイド因子陽性、ANCA陽性などがある。治療としてはステロイド薬投与が有効である。
- 選択肢考察
  - A アレルギー性気管支肺アスペルギルス症はアスペルギルスに対するⅠ型、Ⅲ型アレルギーを呈するものであり、血管炎は伴わない。(×)
  - B 大動脈炎症候群は若年女性に多く、大動脈とその分岐が病変部位であるが、好酸球浸潤を伴う肉芽腫性血管炎や肺野浸潤影、気管支喘息などの所見はない。(×)
  - C 気管支喘息や好酸球の増加、血管炎症候群があり、アレルギー性肉芽腫性血管炎と診断される。(○)
  - D Wegener肉芽腫症ではアレルギー性肉芽腫性血管炎とともにANCA陽性であるが、空洞結節性肺病変、壊疽性副鼻腔炎、腎病変などを伴う。(×)
  - E 側頭動脈炎は高齢者に多く、側頭動脈や眼動脈などの病変が中心で、気管支喘息や好酸球の増加などはない。(×)

解答：C（*iM* 6 134）

□□ **99** ⚡

61歳の女性。筋肉痛および四肢のしびれと感覚低下とを主訴に来院した。2年前から喘息様症状が出没している。下腿に紫斑を認める。左前腕の屈筋と左腓腹筋とに軽度の筋力低下を認める。血液所見：白血球22,300（好中球37％、好酸球42％、単球4％、リンパ球17％）、血小板48万。血液生化学所見：γ-グロブリン22.4％、CK 42IU/*l*（基準10～40）。

この疾患で陽性となるのはどれか。

A　抗核抗体

B　抗DNA抗体

C　抗Jo-1抗体

D　抗ミトコンドリア抗体

E　抗好中球細胞質抗体〈ANCA〉

❑解法ガイド

[身体所見] ＃1　61歳の女性。筋肉痛、四肢のしびれと感覚低下⇒筋肉痛は筋細胞の障害が考えられ、四肢のしびれと感覚低下は多発性末梢神経炎の可能性を示している。

＃2　2年前から喘息様症状が出没⇒Ⅰ型アレルギーが関与するものと考えられる。

＃3　下腿に紫斑を認める⇒血管性障害もしくは血小板障害を示すものである。

＃4　左前腕の屈筋と左腓腹筋とに軽度の筋力低下を認める⇒筋自体の障害もしくは多発性末梢神経障害によるものであろう。

[検査所見] ＃1　白血球22,300（基準4,000～8,500）と増加。

＃2　好中球37％、好酸球42％、単球4％、リンパ球17％⇒分画では著明な好酸球増加を認める。

＃3　血小板48万（基準15～40万）と増加を認める。

＃4　γ-グロブリン22.4％（基準11～20）⇒高γ-グロブリン血症を認める。慢性炎症を示す。

＃5　CK 42IU/*l*と上昇している⇒筋障害が考えられる。

❑診　断　アレルギー性肉芽腫性血管炎。

❑解法サプリ　感覚および運動障害は多発性末梢神経障害によるものと考えられ、著明な好酸球増加や気管支喘息発作の合併からはⅠ型アレルギーの関与、血小板増加、さらに、筋肉痛や下腿紫斑、炎症反応などから血管炎の存在が疑われる。

アレルギー性肉芽腫性血管炎は、何らかの抗原刺激によりⅠ型アレルギーが惹起され、サイトカイン作用でマクロファージ、T細胞、B細胞および好酸球が活性化され、好酸球より種々の組織障害因子が放出され、血管炎を生じることで発症する。

❑選択肢考察

A　抗核抗体はさまざまな膠原病で陽性となるが、アレルギー性肉芽腫性血管炎では陽性率は低い。（×）

B　抗DNA抗体は抗核抗体の一つで、全身性エリテマトーデスなどで陽性となる。（×）

C　抗Jo-1抗体は抗核抗体の一つで、皮膚筋炎に特徴的な抗体である。（×）

D　抗ミトコンドリア抗体は原発性胆汁性肝硬変で特徴的に陽性となるが、アレルギー性肉芽腫性血管炎では認められない。（×）

E　アレルギー性肉芽腫性血管炎では、抗好中球細胞質抗体（MPO-ANCA）を認めるのが特徴である。（○）

解答：E（*iM* [6] 134）

> **100** 側頭動脈炎について**誤っている**のはどれか。
>
> A 高齢者に多い。
> B 失明の危険がある。
> C リウマチ性多発筋痛症の合併がある。
> D 血清リウマトイド因子が陽性となる。
> E 副腎皮質ステロイド薬が有効である。

❏ **解法ガイド**　　側頭動脈炎は中〜大動脈に巨細胞を含む肉芽腫性炎症を生じ、特に側頭動脈を含む頸動脈の分岐が障害されることが多く、失明に至るものもある。高齢者に多く、半数以上にリウマチ性多発筋痛症を合併する。検査所見では赤沈亢進やCRP上昇などの炎症反応は認めるが、リウマトイド因子や抗核抗体などは陰性で、免疫系の異常は明らかではない。診断としては、頭痛や視力障害を伴った側頭動脈部の皮膚の発赤、腫脹、疼痛を伴った索状の肥厚などを認め、組織学的に側頭動脈の生検で巨細胞性動脈炎の所見が認められることが重要である。治療としてはステロイド薬が有効であり、失明を回避するためにも投与される必要がある。

　　リウマチ性多発性筋痛症は高齢者に多く、多発性筋炎や皮膚筋炎のような筋細胞の破壊は伴わないが、近位筋の痛みやこわばりを認め、側頭動脈炎を合併する頻度が高いのが特徴である。検査所見では赤沈亢進やCRP上昇などの炎症反応は認めるが、側頭動脈炎と同様、リウマトイド因子や抗核抗体などは陰性であり、また筋細胞の破壊がないので筋原性酵素であるCK、LD、AST、アルドラーゼなどの上昇は認めない。さらに筋電図上や筋生検上の変化もない。治療としては側頭動脈炎と同様、ステロイド薬が著効を呈する。

❏ **選択肢考察**　　A 側頭動脈炎は55歳以上の高齢者に多く、やや女性に好発する。(○)

B 側頭動脈炎では中〜大動脈に巨細胞を含む肉芽腫性炎症を生じるため、側頭動脈を含む頸動脈の分岐が障害され、網膜中心動脈の障害による視力障害をきたし、早朝起床時などに失明に至ることも少なくない。(○)

C 側頭動脈炎では半数以上にリウマチ性多発性筋痛症の合併を認める。リウマチ性多発性筋痛症は高齢者に多く、筋細胞の破壊はないが、近位筋の痛み、こわばりを認める。逆にリウマチ性多発性筋痛症は約30%に側頭動脈炎を合併するという。(○)

D 側頭動脈炎やリウマチ性多発性筋痛症は自己免疫による疾患と考えられず、リウマトイド因子や抗核抗体は陰性であるのが特徴である。(×)

E 側頭動脈炎の治療としては副腎皮質ステロイド薬が有効であり、特に視力障害を避けるためにもステロイド薬の投与が必要となる。(○)

解答：D（*iM* 6 139）

□□ **101** 　疾患と所見の組合せで正しいのはどれか。

⚡

A　古典的結節性多発動脈炎 ―――― 抗 DNA 抗体陽性
B　アレルギー性肉芽腫性血管炎 ―― 好酸球増加
C　顕微鏡的多発血管炎 ―――――― 小動脈瘤
D　Wegener 肉芽腫症 ―――――― 胸膜炎
E　過敏性血管炎 ――――――――― 皮膚潰瘍

❑ 解法ガイド　血管炎についての総合問題である。

❑ 選択肢考察

A　古典的結節性多発動脈炎では自己抗体を認めない。抗 DNA 抗体は全身性エリテマトーデスなどで陽性となる。(×)

B　アレルギー性肉芽腫性血管炎は ANCA 陽性血管炎の一つで、血小板増加や好酸球増加を認める。(○)

C　顕微鏡的多発血管炎は顕微鏡で検出できるレベルの動脈の炎症で、半月体形成性糸球体腎炎を伴うのが特徴である。小動脈瘤が形成されるのは、古典的結節性多発動脈炎などである。(×)

D　Wegener 肉芽腫症は巣状壊死性動脈炎による多発性空洞形成性肺炎を合併するが、悪性関節リウマチなどと異なり胸膜炎の合併はまれである。(×)

E　過敏性血管炎はアレルギー性血管炎、Schölein‐Henoch 紫斑病などとも呼ばれ、下腿伸側に点状出血を伴うのが特徴である。皮膚潰瘍は膠原病では悪性関節リウマチや古典的結節性多発動脈炎、全身性硬化症などで認められる。(×)

解答：B（*i***M** [6] 130 ～ 138）

到達目標 3 Sjögren（シェーグレン）症候群を概説できる。

Point

[概　念]
- Sjögren症候群は、自己免疫によって涙腺や唾液腺に対するリンパ球浸潤により、慢性炎症性に破壊を生じ、涙腺と唾液腺の分泌低下による乾燥症状をきたす。
- 乾燥症状を主徴とする非化膿性慢性炎症性疾患であり、広く外分泌腺全体が障害される。
- 乾燥症のみの病型と、他の膠原病（RAが多い）に合併する病型とが約半数ずつ存在する。

[疫　学]
- 男女比は1：10～20で、中年女性に多い。
- 関節リウマチや全身性硬化症（強皮症）、SLEなどの膠原病を合併することが多い。

[病　理]
- 涙腺、唾液腺にはリンパ球、形質細胞の浸潤、腺房組織の萎縮、線維化を認める。
- 口唇腺（口唇小唾液腺生検などによる）にも同様の所見が認められ、診断的価値が高い。

[症　状]
①乾燥症状
- 乾燥性角結膜炎（ドライアイ）、点状表層角膜炎（目の異物感、眼痛、羞明、充血）。
- 口腔内乾燥（ドライマウス）：う歯ができやすく、口鼻の乾き、水がないと食物が食べられない。
- 顎下腺や耳下腺の腫脹（両側性＞片側性）も時に反復して認められる。

②他の外分泌障害（100％認められる）
- 気道分泌低下（間質性肺炎、肺線維症など）、消化液分泌低下、皮膚分泌低下（皮膚乾燥など）、尿細管性アシドーシス（RTA I型）

③extraglandular syndrome（25％に認める）
- 網内系への浸潤による肝脾腫やリンパ節腫脹。

[検　査]
- 炎症反応（赤沈亢進、免疫グロブリン増加）。
- 貧血、白血球減少。
- 自己抗体：リウマトイド因子陽性（100％）、抗核抗体陽性（70％）。
  　　　　特に、抗SS-A抗体（50～70％で陽性）、抗SS-B抗体（20～30％で陽性）。
- Schirmer（シルマー）試験、ローズベンガル試験：涙液分泌低下を認める。
- ガム試験（唾液腺分泌量を測定する）：唾液分泌低下を認める。
- 耳下腺造影：apple tree patternを呈する。
- 唾液腺生検

[合併症]
- 間質性肺炎、肺線維症、RTA、関節リウマチ、原発性胆汁性肝硬変、橋本病、悪性リンパ腫など。

[治　療]
- 一般対症療法のみ。

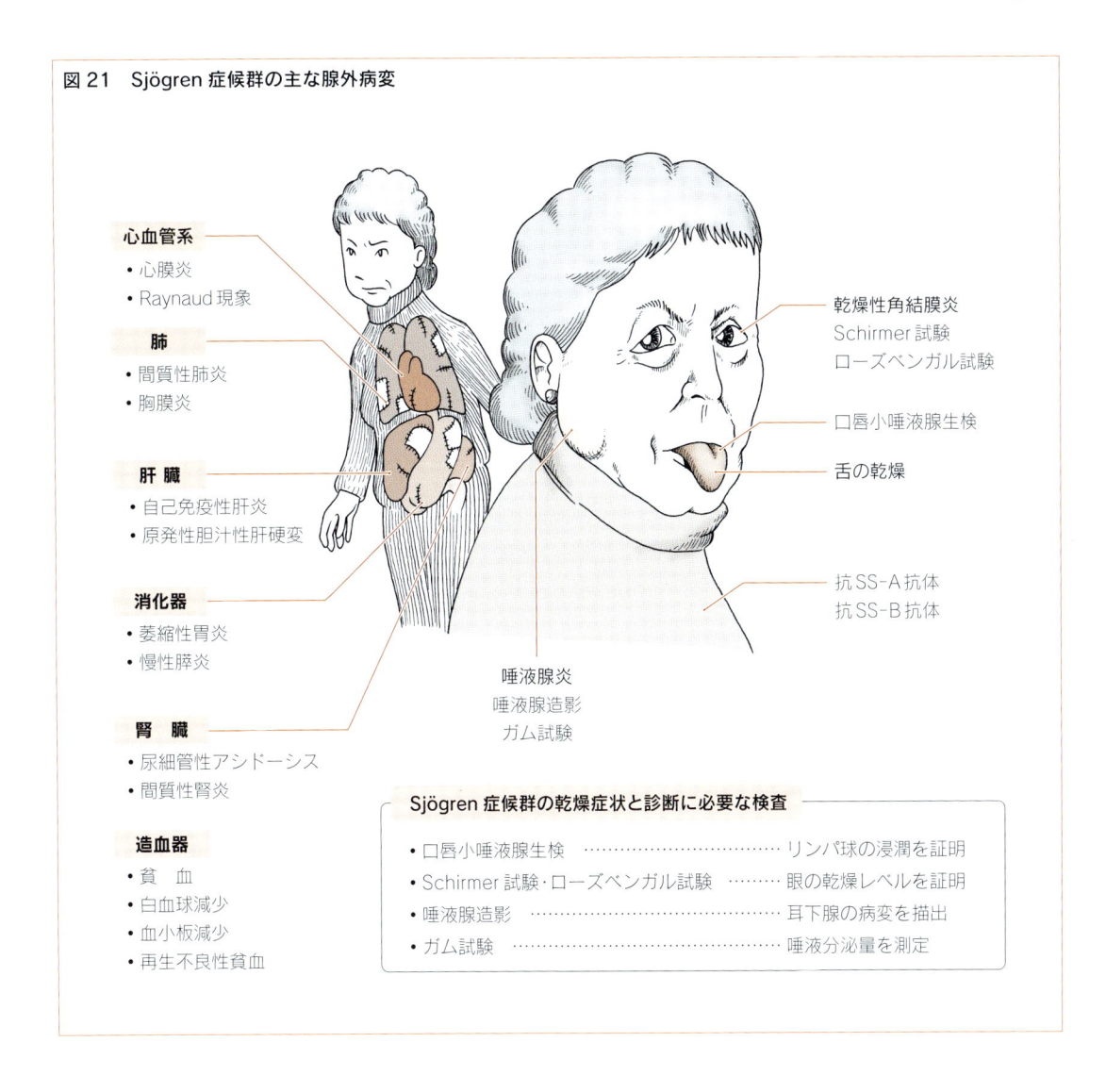

図21 Sjögren症候群の主な腺外病変

心血管系
- 心膜炎
- Raynaud現象

肺
- 間質性肺炎
- 胸膜炎

肝臓
- 自己免疫性肝炎
- 原発性胆汁性肝硬変

消化器
- 萎縮性胃炎
- 慢性膵炎

腎臓
- 尿細管性アシドーシス
- 間質性腎炎

造血器
- 貧血
- 白血球減少
- 血小板減少
- 再生不良性貧血

乾燥性角結膜炎
 Schirmer試験
 ローズベンガル試験

口唇小唾液腺生検

舌の乾燥

抗SS-A抗体
抗SS-B抗体

唾液腺炎
 唾液腺造影
 ガム試験

Sjögren症候群の乾燥症状と診断に必要な検査
- 口唇小唾液腺生検 ……………………… リンパ球の浸潤を証明
- Schirmer試験・ローズベンガル試験 ……… 眼の乾燥レベルを証明
- 唾液腺造影 ……………………………… 耳下腺の病変を描出
- ガム試験 ………………………………… 唾液分泌量を測定

□□ **102** 口腔乾燥を主徴とするのはどれか。

⚡

A 唾石症
B Sjögren 症候群
C 流行性耳下腺炎
D 歯周病
E 顎関節症

❑解法ガイド Sjögren 症候群は自己免疫によるリンパ球浸潤が涙腺・唾液腺など広く外分泌腺全体に生じ、外分泌能が低下するもので、特に涙腺と唾液腺の分泌能低下による乾燥症状を主症状とする。

❑選択肢考察

A 唾石症はリン酸カルシウムの結石が、唾液腺およびその導出管内部に形成されるものである。粘性の高い顎下腺に好発する。(×)

B Sjögren 症候群では自己免疫を基礎とした涙腺と唾液腺の炎症による組織破壊で、分泌能低下による乾燥症状を認める。唾液腺分泌の低下により口腔乾燥、う歯の多発などを認める。(○)

C 流行性耳下腺炎はムンプスウイルスによる急性・一過性感染症で、一側性もしくは両側性の有痛性耳下腺腫脹を認めるが、唾液腺分泌の低下による口腔乾燥などを認めることはない。(×)

D 歯周病は歯の表面のプラーク（歯垢）が原因となって生じる歯肉炎および歯周炎のことで、歯の喪失の大きな原因となるが、口腔乾燥を認めることはない。(×)

E 顎関節症とは、顎関節や咀嚼筋の疼痛、関節（雑）音、開口障害ないし顎運動異常を主要症候とする慢性疾患群のことで、咀嚼筋障害、関節包・靱帯障害、関節円盤障害、変形性関節症などが含まれているが、唾液腺分泌の低下による口腔乾燥などを認めることはない。(×)

解答：B（*iM* [6] 107）

103 Sjögren症候群で**合併しない**のはどれか。

A 橋本病
B 尿細管性アシドーシス
C 原発性胆汁性肝硬変
D 吸収不良症候群
E 間質性腎炎

解法ガイド

Sjögren症候群は自己免疫により涙腺や唾液腺に対するリンパ球浸潤を生じ、慢性炎症性に破壊をきたすため、涙腺と唾液腺の分泌能低下による乾燥症状を特徴とするものである。涙腺、唾液腺以外にも広く外分泌腺全体が障害され、気道分泌や消化液分泌の障害のほか、尿細管性アシドーシスなどを合併し、間質性肺炎や間質性腎炎を認めることもある。

Sjögren症候群は乾燥性角結膜炎のみを呈する症例が約半数であり、関節リウマチ（RA）やSLE、全身性硬化症（強皮症）などを合併する症例も約半数に認められる。合併する膠原病としてはRAが最も多く、30～50％で、SLEは13％、全身性硬化症は8％である。そのほか、臓器特異的自己免疫疾患であると考えられるSjögren症候群は、他の臓器特異的自己免疫疾患である原発性胆汁性肝硬変や橋本病などの合併も多いのが特徴である。

選択肢考察

A Sjögren症候群では臓器特異的自己免疫疾患である橋本病、すなわち慢性甲状腺炎の合併率も高い。(○)
B Sjögren症候群ではリンパ球を中心とする炎症細胞の浸潤により幅広く外分泌機能障害をきたし、間質性肺炎や間質性腎炎を合併することが多い。特に尿細管性アシドーシスはSjögren症候群の約20％に認められ、頻度の高い合併症の一つである。(○)
C Sjögren症候群は原発性胆汁性肝硬変や橋本病などの臓器特異的自己免疫疾患の合併率も高い。本邦では原発性胆汁性肝硬変の約15％にSjögren症候群を伴うといわれている。これは原発性胆汁性肝硬変の自己免疫疾患の合併としては最も多いものである。(○)
D Sjögren症候群では、消化液分泌は低下しても明らかな吸収不良症候群をきたすことはなく、栄養障害などは認めない。(×)
E Sjögren症候群では肺や腎臓の間質へのリンパ球浸潤によって間質性肺炎や間質性腎炎を認める。(○)

解答：D （*iM* 6 108）

104 口内乾燥を訴える患者に**有用でない**検査はどれか。
A　抗核抗体検査
B　涙液分泌検査
C　耳下腺造影
D　唾液成分検査
E　唾液腺生検

❏ **解法ガイド**　　口内乾燥を訴える患者は唾液腺分泌の低下があると考えられ、その原因としては唾液腺障害を与えるSjögren症候群が最も考えられる。Sjögren症候群は自己免疫により涙腺と唾液腺のリンパ球浸潤などによる障害で、それらの分泌能の低下による乾燥症状をきたす疾患である。

　　検査としては涙液分泌の低下を示すためにはSchirmer試験やローズベンガル試験などが行われ、唾液腺分泌の低下を示すためにはガム試験のほか、耳下腺造影、下口唇の生検による唾液腺生検などが行われている。また、Sjögren症候群では抗核抗体が90％に陽性であり、抗SS‐A抗体および抗SS‐B抗体がよく認められる。

❏ **選択肢考察**
A　Sjögren症候群では抗核抗体が90％に陽性であり、そのなかでも抗SS‐A抗体および抗SS‐B抗体が特異的である。(○)
B　口内乾燥を認めるというのは唾液分泌が低下しているということであるが、この場合にはSjögren症候群などにより涙腺の障害も伴い、涙液分泌が同様に低下していることが多いので、涙液分泌検査としてSchirmer試験やローズベンガル試験が行われることが多い。Schirmer試験は、濾紙を瞼の下に5分間入れ、涙の分泌が10mm以下を陽性とする(基準は15mm以上)。また、ローズベンガル試験は色素を点眼し、角結膜の障害を調べる。(○)
C　Sjögren症候群などの系統的な唾液腺を障害する疾患では、特に耳下腺造影により唾液腺の破壊所見としてapple tree patternを認め、唾液腺の導管の拡張や不整、破壊を確認することが重要である。(○)
D　Sjögren症候群などによる唾液腺の障害では唾液成分自体に異常は認めないため、口内乾燥を訴える患者に対する唾液成分の検査は有用ではないと考えられる。(×)
E　Sjögren症候群では下口唇の生検による唾液腺生検では唾液腺に対するリンパ球浸潤を認める。(○)

解答：D (*iM* 6 108)

105 Sjögren症候群に特異性の高い自己抗体はどれか。
A 抗SS-B抗体
B 抗Scl-70抗体
C 抗Jo-1抗体
D 抗Sm抗体
E 抗U1-RNP抗体

❏ 解法ガイド　　Sjögren症候群は、中年女性に好発し、自己免疫によるリンパ球浸潤で涙腺・唾液腺など広く外分泌腺全体を障害するものである。
　Sjögren症候群の診断は、涙腺分泌低下を証明するSchirmer試験やローズベンガル試験、フルオレセイン染色、唾液腺分泌低下を証明するガム試験、耳下腺造影におけるapple tree pattern、唾液腺生検でリンパ球浸潤、斑紋型抗核抗体、抗SS-A抗体および抗SS-B抗体などでなされる。

❏ 選択肢考察
A 抗SS-B抗体は抗SS-A抗体に比べ検出頻度は低いが、Sjögren症候群に特異性の高い抗核抗体である。抗SS-A抗体は関節リウマチや全身性エリテマトーデスなどでも陽性となることが多い。(○)
B 抗Scl-70抗体は抗トポイソメラーゼI抗体とも呼ばれ、臓器病変が多い全身性硬化症に認められる抗核抗体である。(×)
C 抗Jo-1抗体は多発性筋炎・皮膚筋炎の診断基準に含まれる特異的な抗核抗体である。(×)
D 抗Sm抗体は抗二本鎖DNA抗体（抗dsDNA抗体）とともに全身性エリテマトーデスに特異的な抗核抗体である。(×)
E 抗U1-RNP抗体は混合性結合組織病（MCTD）における陽性率が高く、特異度も高い。(×)

解答：A （*iM* 6 108）

□□ **106** ⚡

45歳の女性。5年前から眼の異物感、口渇および多尿があり、4年前から眼の乾燥感と羞明とが現れた。1か月前から四肢の脱力感が強くなり来院した。抗核抗体陽性。

診断はどれか。

A　流行性角結膜炎

B　Sjögren症候群

C　皮膚筋炎

D　全身性硬化症

E　全身性エリテマトーデス

❏解法ガイド

[身体所見] ＃1　45歳の女性。5年前から眼の異物感と口渇、4年前から眼の乾燥感が現れた⇒眼の異物感は涙液分泌低下による乾燥性角結膜炎の可能性がある。口腔内乾燥症も合併している。dry eye、dry mouthである場合は乾燥症候群（sicca syndrome）と呼ばれ、涙腺や唾液腺の分泌低下をきたすSjögren症候群が最も考えられる。

＃2　4年前から羞明が現れた⇒羞明は乾燥性角結膜炎によるものと考えられる。

＃3　多尿⇒Sjögren症候群では間質性腎炎や尿細管性アシドーシス（RTA）などの合併が多く、腎の間質への炎症細胞の浸潤による尿の濃縮力障害で等張性多尿になった可能性も少なくない。

＃4　1か月前から四肢の脱力感が強い⇒Sjögren症候群では遠位型RTAの合併によりH^+の排泄が障害され、K^+の尿中への排泄が促進するため低K血症を合併し、その結果、筋力低下や周期性四肢麻痺をきたすことが多いので、それに合致するものと考えられる。

[検査所見] ＃1　抗核抗体陽性⇒Sjögren症候群では抗核抗体が90％に陽性であり、抗SS-A抗体および抗SS-B抗体がよく認められる。

❏診　断　Sjögren症候群。

❏選択肢考察

A　流行性角結膜炎はアデノウイルス8型による感染性疾患で、結膜や角膜に炎症を生じるが、涙腺や唾液腺の分泌の低下や抗核抗体が陽性であることから否定的である。(×)

B　涙腺や唾液腺の分泌の低下をきたす乾燥症候群で、抗核抗体が陽性であることからSjögren症候群が最も考えられる。(○)

C　皮膚筋炎は抗核抗体が陽性であるが、涙腺や唾液腺の分泌の低下を認めることはない。(×)

D　全身性硬化症（強皮症）は抗核抗体が陽性であるが、涙腺や唾液腺の分泌低下を認めることはない。(×)

E　全身性エリテマトーデスは抗核抗体が陽性であるが、涙腺や唾液腺の分泌低下を認めることはない。(×)

解答：B（*iM* [6] 107）

□□ **107** 45歳の女性。数日前からの右眼痛を訴えて来院した。5年前から関節リウマチで治療を受けている。数か月前から口腔乾燥感と両眼の異物感とを自覚している。眼圧は両眼ともに15mmHg。前房、水晶体および眼底に異常は認めない。フルオレセイン染色後の前眼部写真（⇒カラー口絵）を示す。
　診断はどれか。
　A　緑内障
　B　単純ヘルペス角膜炎
　C　Behçet病
　D　Sjögren症候群
　E　悪性関節リウマチ

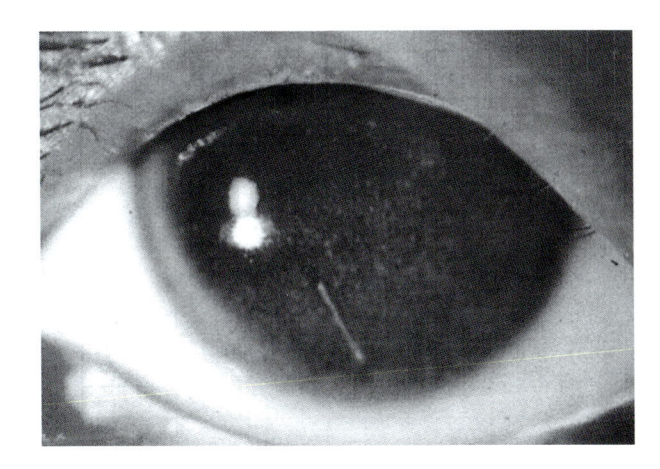

❏ **解法ガイド** 身体所見 #1 45歳の女性が数日前からの右眼痛を訴えて来院した⇒眼痛の原因としては、まず急性緑内障発作や三叉神経支配の角膜の障害が考えられる。
#2 5年前から関節リウマチで治療を受けている⇒関節リウマチの合併症や関節外症状も考慮すると、Sjögren症候群による乾燥性角結膜炎で眼痛を生じた可能性が高い（関節リウマチの15％にSjögren症候群が合併する）。
#3 数か月前から口腔乾燥感と両眼の異物感とを自覚⇒Sjögren症候群による涙腺や唾液腺の障害で涙液や唾液分泌が低下したのであろう。
#4 眼圧は両眼ともに15mmHg⇒正常で、正常眼圧緑内障の可能性は残るが、高眼圧による緑内障は否定的である。
#5 前房、水晶体および眼底に異常は認めない。
画像所見 フルオレセイン染色後の前眼部写真では、
#1 点状に多数の蛍光色素が認められ、また、線状の蛍光色素の沈着も認める⇒Sjögren症候群による乾燥性角結膜炎で生じたものであろう。

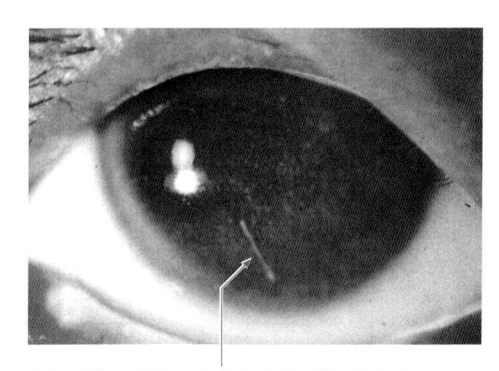

点状の蛍光色素に混じり線状の沈着を認める。

- 診　　断　　Sjögren 症候群。
- 選択肢考察　A　急性緑内障発作では高眼圧により眼痛をきたすことがあるが、この症例では眼圧は 20 mmHg 以下で正常範囲内であり、否定的である。正常眼圧緑内障などの慢性緑内障では眼痛は認めないが、ともに乾燥症状は認めない。(×)
　　　　　　B　単純ヘルペス角膜炎では眼痛を認めるが、前眼部フルオレセイン染色で、樹枝状角膜炎となり、この症例の所見とは異なる。(×)
　　　　　　C　Behçet 病ではぶどう膜炎による再発性前房蓄膿を生じるが、角膜そのものの障害や乾燥症状を認めることはない。(×)
　　　　　　D　Sjögren 症候群は自己免疫によって涙腺や唾液腺が障害され、涙腺と唾液腺の分泌低下による乾燥症状を認める。そのために乾燥性角結膜炎を生じ、眼痛を認める。この患者に合致する。(○)
　　　　　　E　悪性関節リウマチは関節リウマチ患者に動脈炎を伴ったもので、多発性単神経炎や皮膚潰瘍・壊疽などを認めるが、眼病変としては上強膜炎を認めることはあっても、乾燥症状や角膜病変を認めることはないので否定的である。(×)

解答：D（*iM* 6 107）

108

45歳の女性。5年前から眼の乾燥感、羞明および口渇が現れた。1か月前から四肢の脱力感が強くなり来院した。血液生化学所見：クレアチニン 0.9 mg/dl、Na 143 mEq/l、K 2.4 mEq/l、Cl 116 mEq/l。
予想される動脈血ガス分析所見はどれか。

	pH	PaCO$_2$ (Torr)	HCO$_3^-$ (mEq/l)
A	7.22	20	8
B	7.32	30	15
C	7.36	40	22
D	7.50	40	30
E	7.62	22	22

❏ **解法ガイド** 身体所見 #1 45歳の女性が5年前から眼の乾燥感、羞明、口渇が現れた⇒涙液分泌低下による乾燥性角結膜炎の可能性があり、またそれに口渇を伴っている場合には口腔内乾燥症が合併していることが考えられる。この症例では涙腺や唾液腺の分泌の低下をきたすSjögren症候群が最も考えられる。

#2 1か月前から四肢の脱力感が強くなり来院した⇒Sjögren症候群では遠位尿細管性アシドーシス（RTA）の合併により低K血症をきたす。その結果、筋力低下や周期性四肢麻痺を呈することが多い。

検査所見 #1 クレアチニン 0.9 mg/dl（基準 0.6〜1.1）⇒基準範囲内である。糸球体濾過値に著明な低下はない。

#2 Na 143 mEq/l（基準 135〜147）⇒基準範囲内である。

#3 K 2.4 mEq/l（基準 3.5〜5.5）⇒著明に低下しており、これが1か月前からの四肢の脱力感の原因であると考えられる。Sjögren症候群では間質性腎炎や尿細管性アシドーシスを合併することにより尿中Kの排泄が増加し、そのため血清K濃度が低下したものと考えられる。

#4 Cl 116 mEq/l（基準 99〜106）⇒基準値より上昇しているが、これはSjögren症候群に合併するRTAで代謝性のアルカリであるHCO$_3^-$が減少し、陰イオンとして代償的にCl$^-$が上昇してきたものと考えたい。一般にSjögren症候群に合併するRTAではアニオンギャップの正常な代謝性アシドーシスとなるため、血清Cl濃度が上昇するのが一般的である。

❏ **診　　断** Sjögren症候群。

❏ **選択肢考察** この症例はSjögren症候群で、RTAを合併していたと考えられるので、アニオンギャップの正常な代謝性アシドーシスを呈しているものを選びたい。代謝性アシドーシス傾向にあることから、HCO$_3^-$（基準 24±2 mEq/l）が低下しているものとしてAもしくはBが選択される。それによるpHの低下が認められるはずなので、基準値の 7.40±0.05 よりも低いものを選びたい。AおよびBはともに合致する所見である。

アニオンギャップは陰イオンとしCl$^-$およびHCO$_3^-$以外の滴定酸や有機酸などに対応する陰イオンが存在するか否かを検出するものであり、

$$\text{アニオンギャップ} = Na^+ - (Cl^- + HCO_3^-)$$

で計算され、その基準値は8～16 mEq/lである。一般にアニオンギャップは代謝性アシドーシスの鑑別に用いられ、アニオンギャップの上昇する代謝性アシドーシスとしては尿毒症や糖尿病性ケトアシドーシス、乳酸アシドーシスのほか、サリチル酸などの中毒があり、アニオンギャップの正常な代謝性アシドーシスとはRTAや下痢によるものなどがある。ここでは、

アニオンギャップ＝143－（116＋HCO_3^-）

であるので、選択肢Aでは［HCO_3^-＝8］を代入して［アニオンギャップ＝19］となり、基準範囲を超えて上昇しているので、RTAに適する所見ではない。

選択肢Bでは［HCO_3^-＝15］を代入して［アニオンギャップ＝12］となり、これは基準範囲内にあるので、RTAに合致する所見である。したがって、ここでは選択肢BがSjögren症候群に合併したRTAに適合する所見であると考えられる。

解答：B（*iM* [6] 108）

到達目標 4 Behçet病を概説できる。

[概念]
- Behçet病は非化膿性の慢性炎症性疾患で、口腔内の再発性アフタ、結節性紅斑などの皮膚症状、ぶどう膜炎などの眼症状、外陰部潰瘍を主症状とし、増悪寛解を繰り返す多臓器障害性の難治性疾患である。

[疫学]
- 我が国も含め地中海からシルクロードに沿って症例が多く、シルクロード病と呼ばれる。
- 患者数約2万人。以前はやや男性に多かったが、現在性差はない（ただし重症例は男性に多い）。

[病態生理]
- 遺伝的素因（HLA-B51が50％に陽性）のもと、溶連菌感染などが誘因となり、免疫が活性化され、リンパ球からのサイトカインにより好中球の遊走能・貪食能が亢進し発症すると考えられている。
- 好中球を中心とする急性炎症が特徴で、細小動静脈の病変も伴う。

[主症状]
①口腔粘膜の再発性アフタ性潰瘍
- 瘢痕化せずに自然治癒する浅い有痛性潰瘍。

②皮膚症状
- 皮膚の被刺激性亢進により、無菌性毛嚢炎様（痤瘡様）のステロイド反応性の皮疹をきたす。
- 結節性紅斑：下腿伸側の有痛性の隆起性紅斑。
- 皮下血栓性静脈炎：四肢の皮下の有痛性索状物として触れ、遊走性であることが多い。

③眼症状
- 両側性が多い→失明。
- 虹彩毛様体炎：1/3の症例で認める。再発性前房蓄膿を呈する。

④外陰部潰瘍
- 陰嚢、陰唇などに有痛性の潰瘍を認める。

[副症状]
- 上記主症状のほか、副症状として、①腸管Behçet病（回盲部に好発する多発性の深い潰瘍など）、②血管Behçet病（大動脈瘤や閉塞性血栓性静脈炎など）、③神経Behçet病（髄膜炎、運動麻痺、精神症状、④精巣上体炎、⑤関節炎などがある。

[検査]
- 炎症反応：白血球増加、CRP上昇、赤沈亢進。
- 免疫反応：自己抗体、抗核抗体、リウマトイド因子はいずれも陰性である。
- 皮膚の被刺激性亢進を示す針反応陽性。
- HLA-B51陽性。

[治療]
- 全身療法：コルヒチン（前房蓄膿における白血球遊走阻止に有効）、シクロスポリン（眼病変に対して有用）、NSAIDs（消炎・鎮痛）、ステロイド薬（神経Behçet病など）、抗サイトカイン療法。
- 局所療法：皮膚粘膜病変にステロイド薬の局所投与を行う。

図22 Behçet病の主要4症状と診断

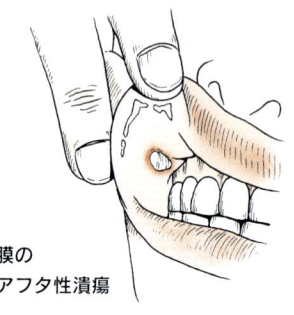

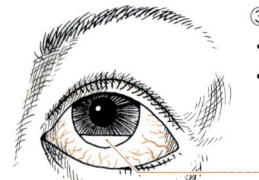

③眼症状
- 虹彩毛様体炎
- 網膜ぶどう膜炎（網脈絡膜炎）

前房蓄膿

①口腔粘膜の再発性アフタ性潰瘍

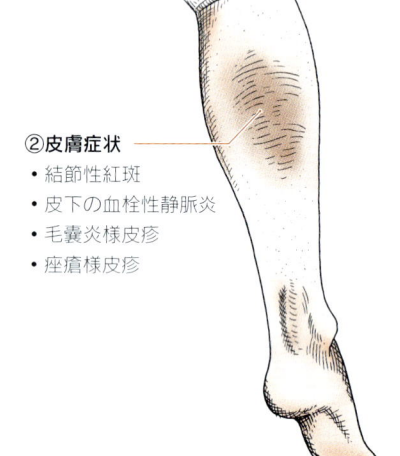

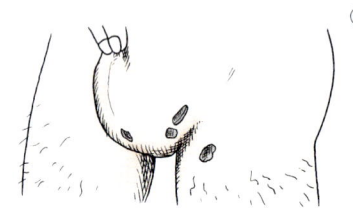

④外陰部潰瘍

②皮膚症状
- 結節性紅斑
- 皮下の血栓性静脈炎
- 毛嚢炎様皮疹
- 痤瘡様皮疹

Behçet病の主要4症状と診断

Behçet病の診断は主要4症状に副症状として
　①変形や硬直を伴わない関節炎
　②精巣上体炎
　③回盲部潰瘍に代表される消化器病変
　④血管病変
　⑤中等度以上の中枢神経病変
を加味して病型診断とあわせて行う。また検査所見として
　①皮膚の針反応
　②炎症反応
　③HLA-B51
が参考にあげられる。

□□ **109** Behçet 病で**認めにくい**のはどれか。

A 口腔内潰瘍
B 間質性肺炎
C 外陰部潰瘍
D 虹彩毛様体炎
E 結節性紅斑

❏ 解法ガイド Behçet 病は再発性口腔内アフタ、結節性紅斑などの皮膚症状、ぶどう膜炎、外陰部潰瘍を主症状とする原因不明の非化膿性炎症性疾患であり、増悪・寛解を繰り返し慢性の経過をとるのが一般的である。成人に好発し、シルクロードに沿った地域に多く、本邦でも約2万人の患者が存在している。HLA-B51との関係が強く、Behçet 病患者の50％以上に陽性である。

臨床的には口腔粘膜の再発性アフタ性潰瘍や、結節性紅斑および皮下血栓性静脈炎などの皮膚症状、再発性前房蓄膿などの虹彩毛様体炎をはじめとするぶどう膜炎、外陰部潰瘍などを特徴とし、そのほか、大関節に一過性に生じる関節炎や、回盲部に好発する下掘れ型の易穿孔性潰瘍、精巣上体炎、大血管病変や中枢神経病変などを認める。

❏ 選択肢考察

A Behçet 病では口腔粘膜の再発性アフタ性潰瘍が特徴の一つである。(○)

B Behçet 病では間質性肺炎は診断基準にも含まれておらず、認めることはまれである。(×)

C Behçet 病では外陰部に口腔内アフタ類似の境界鮮明な有痛性の潰瘍を認めることが多い。Behçet 病の主症状としては口腔内の再発性アフタ性潰瘍や皮膚病変、ぶどう膜炎などの眼病変、外陰部潰瘍の4つがあげられている。(○)

D Behçet 病で認められる眼病変としてはぶどう膜炎が多く、特に前部ぶどう膜炎である虹彩毛様体炎は再発性前房蓄膿をきたすことが有名である。臨床的には霧視、視力障害、羞明を認める。また、後部ぶどう膜炎である網脈絡膜炎では視力障害が著明で、飛蚊症などを認めることがある。そのほか、続発性に緑内障を生じたり、また併発白内障を認めることもある。(○)

E Behçet 病の皮膚病変としては結節性紅斑を認めることが多く、下腿伸側に好発する。結節性紅斑はBehçet 病のほか、サルコイドーシスや潰瘍性大腸炎などでも認められる。Behçet 病の皮膚病変としては結節性紅斑以外に毛嚢炎様皮疹や皮下の血栓性静脈炎なども認められることが多い。さらにBehçet 病では皮膚の被刺激性が亢進しているのが特徴である。(○)

解答：B（*iM* [6] 146）

110 Behçet病で認められる検査所見として**適切でない**のはどれか。

A　HLA‑B51陽性
B　針反応陽性
C　赤沈亢進
D　血清抗核抗体陽性
E　前房蓄膿

❏ **解法ガイド**　　Behçet病ではアフタ性口内炎および外陰部潰瘍、下腿部の結節性紅斑、ぶどう膜炎という4大症状を認めるほか、副症状として変形や強直を伴う関節炎や、精巣上体炎（副睾丸炎）、回盲部潰瘍で代表される腸管Behçet、静脈系や動脈系に認められる血管Behçet、髄膜炎症状や多彩な神経症状が出現する神経Behçetなどがある。これらの腸管Behçet、血管Behçet、神経Behçetは特殊型Behçetと呼ばれる。

　　また、診断の参考となる検査所見としては、皮膚の針反応が陽性であり、これは皮膚の被刺激性亢進を表す。炎症反応としては赤沈亢進、CRP上昇、末梢白血球数の増加があり、HLA‑B51の陽性も診断の参考となる。

　　Behçet病の生命予後は悪くないが、機能予後に関与する因子としては視力障害が重要であり、男性に多く、失明の原因として糖尿病性網膜症に次ぎ、第2位である。

❏ **選択肢考察**

A　Behçet病ではHLA‑B51陽性症例が多く、陽性率は50％以上に達する（非Behçet病では陽性率は10〜15％である）。(○)

B　Behçet病では皮膚の被刺激性が亢進しているため、針反応が陽性となることが多く、診断の参考所見として重要である。(○)

C　Behçet病では炎症反応としては赤沈の亢進、CRPの上昇、末梢白血球数の増加を認める。(○)

D　Behçet病は抗核抗体をはじめとする自己抗体が認められず、リウマトイド因子も陰性である。Behçet病は何らかの原因により好中球の遊走能の亢進などが認められるが、それは自己抗体の出現によるものではない。(×)

E　Behçet病では虹彩毛様体炎の結果、細隙灯検査で再発性前房蓄膿を認めることが特徴的である。(○)

解答：D（**iM** 6 148）

□□ **111** ⚡ 22歳の男性。2日前から高熱と両上肢・下肢に皮疹が出現したため来院した。下肢には毛根に沿った膿疱ができている。3年前から口内炎や陰部の潰瘍が繰り返しみられるという。口部写真（⇒カラー口絵）を示す。

診断はどれか。

A　AIDS

B　尋常性天疱瘡

C　Behçet病

D　Kaposi水痘様発疹症

E　悪性リンパ腫

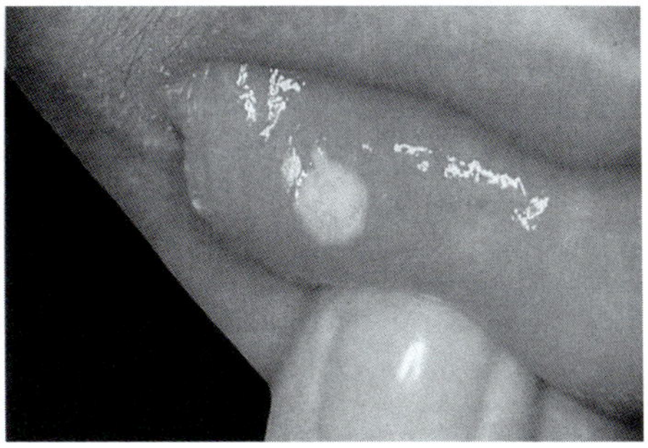

❑ **解法ガイド**

[身体所見] ＃1　22歳の男性が2日前から高熱と両上肢・下肢に皮疹が出現した⇒発熱があるので全身性疾患と考えられ、皮疹から、感染症や膠原病が考えられる。

＃2　下肢の毛根に沿った膿疱⇒膿疱は細菌感染で生じることが多いが、毛根に沿ったということから、系統疾患であるBehçet病の無菌性膿疱の可能性が高い。Behçet病では皮膚の被刺激性亢進で毛包の無菌性膿疱を認める。

＃3　3年前から口内炎や陰部の潰瘍が繰り返しみられる⇒Behçet病に合致する。

[画像所見] ＃1　口腔内潰瘍を認める⇒口腔内アフタはBehçet病、SLE、Crohn病で認められる。

❑ **診　断**　Behçet病。

❑ **選択肢考察**

A　AIDS（後天性免疫不全症候群）では、HIV感染により慢性経過で細胞性免疫不全を認めるようになり、日和見感染や日和見腫瘍を生じるものである。Kaposi肉腫などの皮膚病変を伴うことがあるが、この症例の症状とは合致しない。（×）

B　尋常性天疱瘡は皮膚の表皮細胞を結合するデスモゾームの成分であるデスモグレインに対する抗体である抗デスモグレイン抗体が出現することで、表皮内水疱を形成するもので、口腔内潰瘍などの口腔内病変を伴う。しかし、毛包の無菌性膿疱は認めない。（×）

C　Behçet病では口内炎や陰部の潰瘍、毛包の無菌性膿疱などの特徴的な病変を認めるので、この症例の特徴と合致する。（○）

D　Kaposi水痘様発疹症はアトピー性皮膚炎患者で単純ヘルペス感染を生じたときに呈する水痘様の発疹である。（×）

E　悪性リンパ腫、特に成人T細胞白血病のようなT細胞系の腫瘍では皮疹を伴うこともあるが、口内炎や陰部潰瘍、毛包の無菌性膿疱は認めない。（×）

解答：C（*iM* [6] 146）

☐☐ **112**　32歳の男性。1年前から口腔内に小さな白色の有痛性病変が出没し、6か月前から両眼に交互の霧視を繰り返していた。今回、右眼の視力低下がひどくなったので来院した。血液所見：赤血球420万、白血球8,800。血液生化学所見：AST 26IU/l、尿素窒素16mg/dl。抗核抗体陰性、リウマトイド因子陰性。赤沈36mm/1時間。CRP 1.8mg/dl。右眼の写真（⇒カラー口絵）を示す。

診断はどれか。
- A　Crohn病
- B　サルコイドーシス
- C　全身性エリテマトーデス
- D　薬物アレルギー
- E　Behçet病

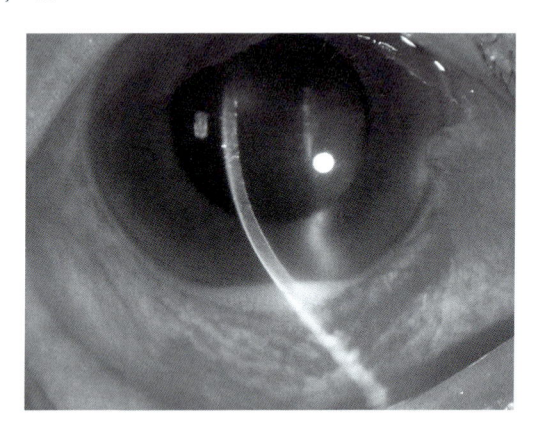

❏ **解法ガイド**　[身体所見] #1　32歳の男性。1年前から口腔内に小さな白色の有痛性病変が出没⇒アフタ性潰瘍が慢性的に出没しているというので、Behçet病、Crohn病、SLEなどを考えたい。

　#2　6か月前からは両眼に交互の霧視を繰り返し、右眼の視力低下がひどくなった⇒ぶどう膜炎が両側性に認められると判断される。その結果、視力が低下したのであろう。

　#3　口腔内アフタ性潰瘍とぶどう膜炎からBehçet病が最も考えられる。

[検査所見] #1　赤血球420万（基準410〜530万）、白血球8,800（基準4,000〜8,500）⇒わずかに白血球が増加している。

　#2　AST 26IU/l（基準40以下）と基準範囲内⇒肝機能異常や筋破壊は認めない。

　#3　尿素窒素16mg/dl（基準8〜20）⇒基準範囲なので腎病変はないと考えたい。

　#4　抗核抗体陰性、リウマトイド因子陰性⇒自己抗体が陰性である。これはBehçet病に合致した所見である。

　#5　赤沈36mm（基準2〜10）、CRP 1.8mg/dl（基準0.3以下）⇒炎症反応が存在している。Behçet病に合致する。

[画像所見] 右眼の写真では、
　#1　虹彩毛様体炎による前房蓄膿が認められる⇒Behçet病に合致する所見である。

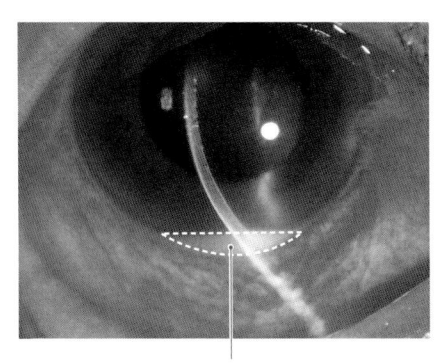

前房蓄膿

- ❏ 診　　断　　Behçet病（眼病変を伴う）。
- ❏ 解法サプリ　　Behçet病は本邦などのシルクロードに沿った地域に多く、HLA-B51（B5）が陽性のことが多い。しかし、抗核抗体やリウマトイド因子などの自己抗体は陰性であり、自己免疫疾患とは考えにくい。

　　Behçet病の治療としては、全身療法として非ステロイド性抗炎症薬（NSAIDs）やステロイド薬投与のほか、眼病変に対してはステロイド薬の点眼やコルヒチンの投与、シクロスポリン投与などが行われ、神経、血管、腸管病変などに対してはコルヒチンやステロイド薬の投与が行われる。

- ❏ 選択肢考察
    A　Crohn病では口腔内潰瘍などの病変を認めることはあるが、前房蓄膿を認めることはない。(×)
    B　サルコイドーシスはぶどう膜炎を合併するが、前房蓄膿を認めることはない。また、口腔内潰瘍などの病変は認めない。(×)
    C　全身性エリテマトーデスでも口腔内潰瘍などの病変を認めるが、原則として前房蓄膿を認めることはない。(×)
    D　薬物アレルギーでも口腔内潰瘍や皮膚病変を認めることもあるが、前房蓄膿を認めることはほとんどなく、同じ病変が長期に続くとは考えにくい。(×)
    E　Behçet病は口腔内潰瘍や陰部潰瘍を認め、結節性紅斑などの皮膚病変やぶどう膜炎による前房蓄膿を反復する。(○)

解答：E（*iM* 6 146）

113

33歳の男性。微熱と痤瘡様発疹とを主訴に来院した。舌と口腔内とに有痛性の潰瘍が繰り返し出現している。頸部と前胸部とに毛嚢に一致して小膿疱を認める。また、陰嚢には境界明瞭な径10mmの潰瘍を認める。血液所見：赤沈68mm／1時間、白血球9,800。CRP 2.6mg/dl。
この疾患に**みられない**のはどれか。
- A 髄膜炎
- B 大動脈瘤
- C 回盲部潰瘍
- D 糸球体腎炎
- E 虹彩毛様体炎

❏ **解法ガイド** 身体所見
 ＃1 33歳の男性が微熱と痤瘡様発疹とを主訴に来院した⇒痤瘡様発疹からはBehçet病などが考えられる。
 ＃2 舌と口腔内とに有痛性の潰瘍が繰り返し出現した⇒Crohn病、全身性エリテマトーデス、Behçet病などが考慮される。
 ＃3 皮膚には頸部と前胸部とに毛嚢に一致して小膿疱を認める⇒Behçet病が最も疑われ、痤瘡様発疹はBehçet病によるものであると判断される。
 ＃4 陰嚢には境界明瞭な径10mmの潰瘍を認める⇒Behçet病の外陰部潰瘍に合致する所見である。

 検査所見 血液所見では、
 ＃1 赤沈68mm⇒亢進している。
 ＃2 白血球9,800（基準4,000～8,500）⇒増加。
 ＃3 CRP 2.6mg/dl⇒炎症反応も著明である。

❏ **診 断** Behçet病。

❏ **選択肢考察**
- A 特殊型Behçet病では神経Behçetとして多彩な神経病変が特徴であるが、髄膜炎もその代表的所見である。(○)
- B 特殊型Behçet病の血管Behçetは大動脈や大静脈を障害するのが特徴で、大動脈瘤を合併することもある。(○)
- C 特殊型Behçet病の腸管Behçetは回盲部潰瘍が特徴的で、右下腹部潰瘍を認める。特に穿孔することの多い下掘れ型の潰瘍が多い。(○)
- D 全身性エリテマトーデスではループス腎炎として糸球体腎炎を伴うことが多いが、Behçet病では糸球体病変を伴うことはない。(×)
- E Behçet病ではぶどう膜炎として虹彩毛様体炎を伴い、再発性前房蓄膿を認めることが多い。(○)

解答：D（*iM* 6 146）

到達目標 5　川崎病〈小児急性熱性皮膚粘膜リンパ節症候群〉の病態生理、症候、診断と治療を説明できる。

［概　念］
- 1967年、川崎富作により急性皮膚粘膜リンパ節症候群として報告された。川崎病と呼ばれる。
- 4歳以下の乳幼児に好発する原因不明の疾患で、皮膚・粘膜・リンパ節の病変のほか、血管炎を伴い、特に、冠動脈瘤や冠動脈血栓による心筋梗塞を合併することがあるのが特徴である。

［病態生理］
- A群溶連菌やエルシニア、リッケチア、ダニなどの感染症、アレルギーなど多くの説があるが、原因は不明である。

［症　状］
- 発熱が5日以上続く。38℃以上の原因不明の発熱で、抗菌薬は無効で、通常の解熱薬ではほとんど解熱しない。
- 四肢末端の変化：急性期には指趾先が発赤し、手背・足背が腫大する（硬性浮腫：指で押しても跡が残らない）。1週間以後の回復期には爪と指先の移行部から皮膚が剥離し、膜様落屑を認める。
- 躯幹部の皮疹：胸腹部を中心とする不定形発疹を形成する（水疱は認めない）。
- BCG接種部位が発赤するのが特徴的である。
- 眼球結膜充血：病初期からみられ、4～5日間持続する。
- 口唇の発赤・充血・乾燥・亀裂。口腔粘膜も発赤し、舌はイチゴ舌を呈する。
- 両側性の有痛性頸部リンパ節腫脹。
- 冠動脈瘤：心エコー上、冠動脈の拡張は第5病日頃より始まり第15病日頃が最も高頻度にみられる。

［検　査］
- 炎症反応（CRP上昇、赤沈亢進）。
- 白血球増加、血小板増加。
- 心エコー、冠動脈造影で冠動脈瘤を認める。

［治　療］
- アスピリン投与：抗炎症作用と抗血小板作用により冠動脈瘤を発症予防する。
- γ-グロブリンの大量投与：冠動脈炎の発症予防および治療のため。通常はアスピリンと併用。
- 急性期以降も冠動脈瘤の出現の可能性があるので、フォローが必要である。

図 23　川崎病の主要症状

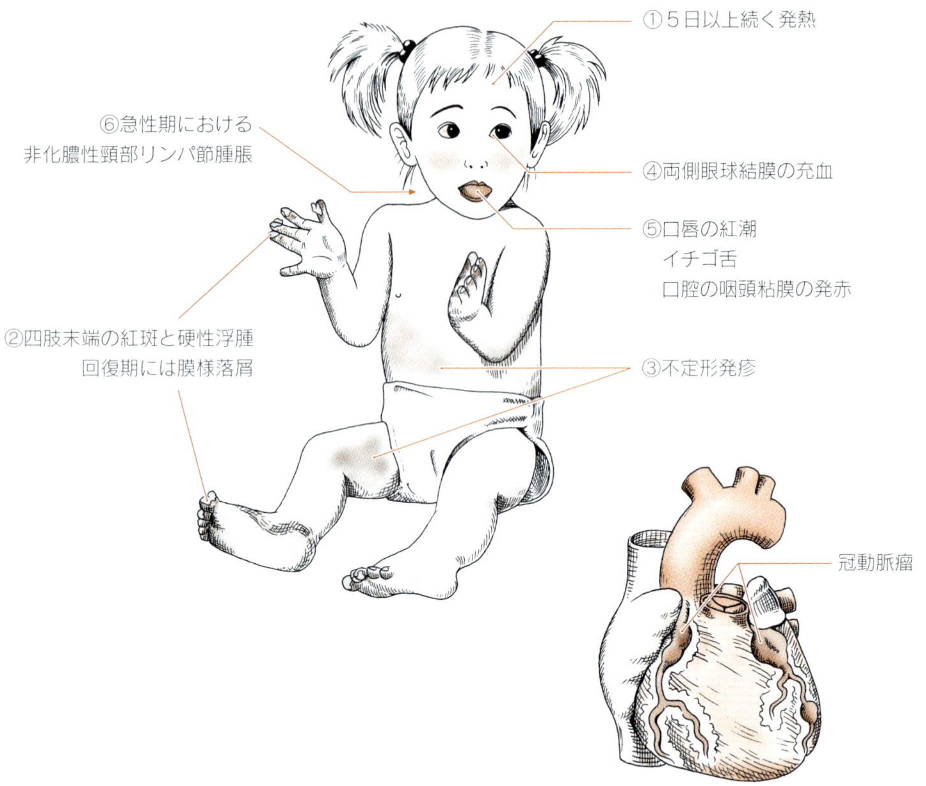
①５日以上続く発熱
⑥急性期における
非化膿性頸部リンパ節腫脹
④両側眼球結膜の充血
⑤口唇の紅潮
イチゴ舌
口腔の咽頭粘膜の発赤
②四肢末端の紅斑と硬性浮腫
回復期には膜様落屑
③不定形発疹
冠動脈瘤

□□ **114** 川崎病について**誤っている**のはどれか。

A　学童期に好発する。

B　5日以上続く発熱を認める。

C　眼球結膜が充血する。

D　血小板が増多する。

E　冠動脈病変を合併する。

❑ **解法ガイド**　川崎病は4歳以下の乳幼児に好発する原因不明の疾患で、皮膚、粘膜、リンパ節病変のほか、血管炎を伴い、特に冠動脈瘤や冠動脈血栓による心筋梗塞を伴うのが特徴である。

川崎病の診断基準としては、主要症状として5日以上続く発熱、四肢末端の変化として急性期の手足の硬性浮腫、および回復期の指先からの膜様落屑があり、さらに不定形発疹や両側眼球結膜の充血、口唇・口腔所見としてイチゴ舌や紅潮などを認め、急性期においては非化膿性頸部リンパ節腫脹を認める。また、白血球増加や赤沈亢進、CRP陽性などの全身性炎症反応や、血小板数増加、BCG接種部位の発赤や痂皮の形成、髄液所見の異常なども認めることもある。

❑ **選択肢考察**

A　川崎病は4歳以下の乳幼児に好発する原因不明の疾患であり、学童期に好発するのではない。(×)

B　川崎病では5日以上続く不明の発熱が初発症状であることが多い。(○)

C　川崎病では主要症状として両側眼球結膜の充血を認めることが特徴の一つである。(○)

D　川崎病では末梢血血小板数の増加を認めるが、それは血管炎や冠動脈瘤の形成に関係すると考えられている。(○)

E　川崎病では冠動脈病変として冠動脈瘤を合併することがある。これは断層心エコーや冠動脈造影などで診断される。冠動脈瘤を有する患児は多くは無症状であるが、一部の患児では狭心症発作や血栓形成による心筋梗塞を認めることがあり、その頻度は3％以下といわれている。また、冠動脈瘤が形成され、急性期以降まで冠動脈瘤を残しても、発症1～2年の経過で冠動脈瘤が改善する症例があるので、経過観察が重要である。(○)

解答：A（*iM* [6] 150）

□□ **115** ⚡

川崎病でみられるのはどれか。

A　白血球減少

B　急性期の膜様落屑

C　化膿性の頸部リンパ節腫脹

D　イチゴ舌

E　致命率 30 %

❏ **解法ガイド**　川崎病の診断基準における主要症状は以下の6つである。

①5日以上続く発熱
②四肢末端の変化：急性期の手足の硬性浮腫、回復期の指先からの膜様落屑
③不定形発疹
④両側眼球結膜の充血
⑤口唇・口腔所見としてイチゴ舌や口腔粘膜の紅潮
⑥急性期における非化膿性頸部リンパ節腫脹

❏ **選択肢考察**

A　川崎病では全身性炎症性反応として白血球数の増加、特に好中球増加や CRP 上昇、赤沈亢進を認める。(×)

B　川崎病の診断基準に、四肢末端の変化として膜様落屑があるが、これは急性期ではなく、回復期である。(×)

C　川崎病で認められる頸部リンパ節の腫脹は非化膿性病変であり、細菌感染による化膿性病変ではない。(×)

D　川崎病では主要症状としてイチゴ舌を認めることが特徴の一つである。(○)

E　川崎病の致命率は1％以下であり、その多くは冠動脈病変に起因する。(×)

解答：D（*iM* [6] 150）

□□ 116　2歳の男児。発熱を主訴に来院した。6日前から高熱があり、近医で抗菌薬を投与されたが解熱しなかった。血液所見：赤沈53 mm／1時間、白血球16,400（好中球76％、好酸球2％、単球5％、リンパ球17％）、血小板53万。顔面、眼球および右手の写真（a、b、c⇒カラー口絵）を示す。

この疾患でみられるのはどれか。

A　鼻出血
B　喘　鳴
C　腹部膨満
D　血　尿
E　リンパ節腫脹

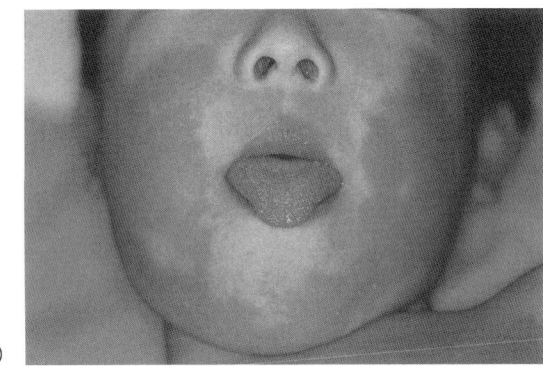

(a)

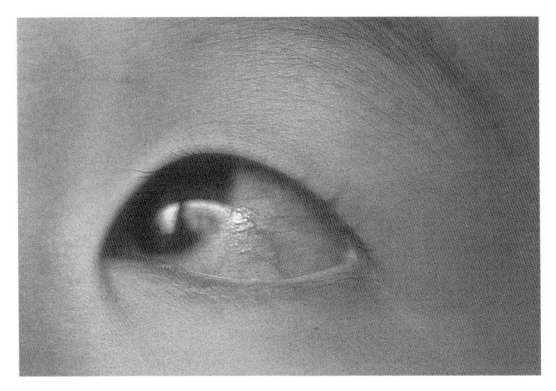

(b)

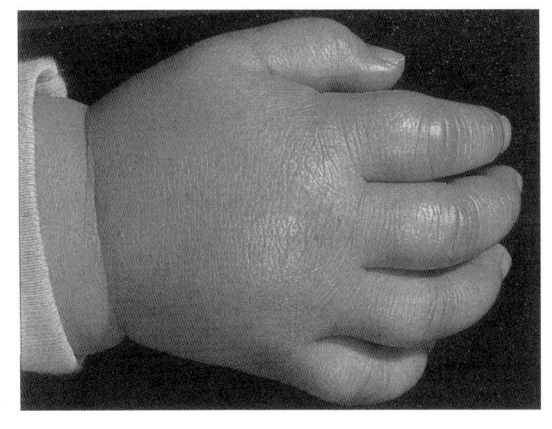

(c)

❏ **解法ガイド** 身体所見 #1 2歳の男児が発熱を主訴に来院した⇒感染症か悪性腫瘍、Still病などの膠原病などが考えられる。

#2 6日前からと急性に高熱があり、近医で抗菌薬を投与されたが解熱しなかった⇒細菌感染症ではないと考えられる。

検査所見 #1 赤沈53mmと亢進⇒炎症反応がある。

#2 白血球16,400⇒年齢を考慮しても上昇している。

#3 好中球76％、好酸球2％、単球5％、リンパ球17％⇒分画はこの年齢ではリンパ球優位であるはずだが、好中球優位となっている。

#4 血小板53万⇒血小板増加を認める。

画像所見 #1 顔面⇒頬部から下顎にかけての紅斑、イチゴ舌を認める。

#2 眼球⇒左眼瞼結膜の充血を認める。

#3 右手⇒手背部や手指全体に硬性浮腫を認める。

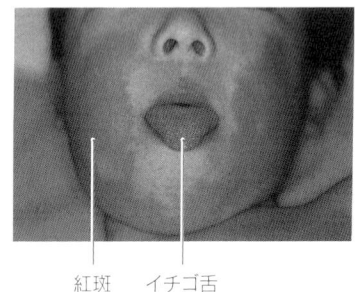

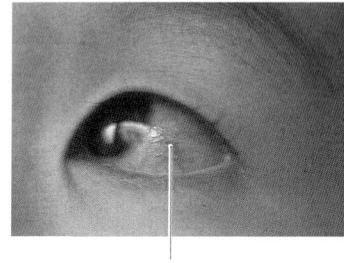

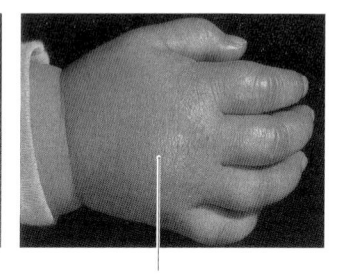

紅斑　イチゴ舌　　　　　眼球結膜の充血　　　　　硬性浮腫

❏ **診　断**　川崎病。

5日以上続く発熱、手指の硬性浮腫、結膜充血、紅斑、イチゴ舌などから川崎病と診断される。

❏ **選択肢考察**
A 川崎病では血小板増多により冠動脈の血栓形成で急性心筋梗塞を合併することもあるが、鼻出血は認めない。(×)

B 川崎病では気道狭窄はないので、気管支喘息による喘鳴などは認めない。(×)

C 川崎病では肝脾腫は生じうるが、それほど著明ではなく、またイレウスの可能性もあるがそれもまれであるので、腹部膨満の可能性は低い。(×)

D 川崎病では腎泌尿器病変はないので、血尿を認めることはまれである。(×)

E 川崎病では診断基準にも含まれているが、急性期における非化膿性頸部リンパ節腫脹を認める。(○)

解答：E（*iM* 6 150）

□□ **117** 2歳3か月の男児。6日前からの発熱と発疹とを主訴に来院した。左頸部の腫脹と疼痛とを訴え、手足の背側が浮腫状で痛みがある。両側眼球結膜は充血し、口唇は潮紅して亀裂を認める。断層心エコー法で冠動脈左前下行枝に内径6mmの動脈瘤を認める。血液所見：白血球16,000、血小板56万、CRP 15.5mg/dl。

第一選択薬はどれか。

A 抗ヒスタミン薬

B γ-グロブリン

C 血栓溶解薬

D セフェム系抗菌薬

E 副腎皮質ステロイド薬

❑解法ガイド [身体所見] ＃1 2歳3か月の男児が6日前からの発熱と発疹とを主訴に来院した⇒発熱と発疹からは感染症もしくは膠原病などが原因として考えられる。

＃2 左頸部の腫脹と疼痛を訴える⇒頸部リンパ節腫大によるものかもしれない。

＃3 手足の背側が浮腫状で痛みがある⇒硬性浮腫と考えられ、川崎病や猩紅熱などが考えられる。

＃4 両側眼球結膜は充血し、口唇は潮紅して亀裂を認める⇒川崎病や猩紅熱に合致する所見である。

[検査所見] 血液所見では、

＃1 白血球16,000と増加⇒炎症反応。

＃2 血小板56万と増加を認める⇒川崎病に合致する所見である。

＃3 CRP 15.5mg/dl (基準0.3以下) ⇒やはり炎症反応を示している。

[画像所見] ＃1 断層心エコー法で、冠動脈左前下行枝に内径6mmの動脈瘤を認める⇒川崎病は心血管病変として冠動脈瘤を伴うことがある。

❑診　断 川崎病。

❑解法サプリ 川崎病の急性期はγ-グロブリン大量投与、冠動脈病変に対してアスピリンの適応がある。

❑選択肢考察

A 抗ヒスタミン薬はヒスタミンやⅠ型アレルギーなどの瘙痒に対しても有用であるが、川崎病には適応がない。(×)

B 川崎病の急性期には、γ-グロブリン大量投与の適応となる。また、川崎病に合併する冠動脈瘤は冠動脈血栓による心筋梗塞を合併することがあるのでアスピリン投与の適応ともなる。ただし、小児へのアスピリン投与はReye症候群を合併することがあるので注意が必要である。(○)

C 急性心筋梗塞の超急性期には組織プラスミノゲン活性化因子 (t-PA) などの血栓溶解薬の適応があるが、冠動脈瘤があるだけでは適応とはならない。(×)

D 川崎病は細菌感染による疾患ではないので、セフェム系抗菌薬の適応はない。(×)

E 副腎皮質ステロイド薬はほとんどの血管炎に適応があるが、川崎病には適応はない。(×)

解答：B (*iM* [6] 154)

118　7か月の乳児。5日前から発熱が続き、昨日から発疹が出現している。全身に紅斑を認め、手背と足背とが腫れている。指圧痕は残らない。両側眼球結膜は充血し、口唇は発赤している。血液所見：白血球15,600（桿状核好中球19％、分葉核好中球48％、好酸球1％、単球5％、リンパ球27％）、血小板41万。CRP 16 mg/dl。1か月前に接種したBCG接種部位の写真（⇒カラー口絵）を示す。

まず投与するのはどれか。

A　抗菌薬
B　利尿薬
C　アスピリン
D　イソニアジド
E　副腎皮質ステロイド薬

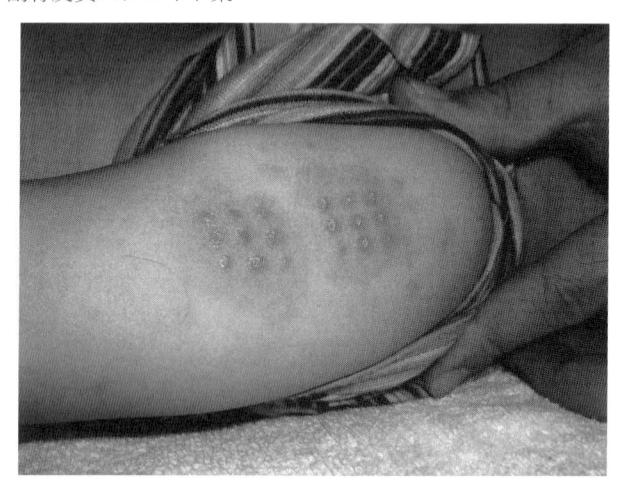

□ 解法ガイド　身体所見　#1　7か月の乳児が5日前からと急性の発熱が続き、昨日から発疹が出現している⇒生後6か月以降は母体免疫が消失することで各種の感染症に罹患しやすくなる。一般に、発疹を伴った発熱であれば、感染症もしくは膠原病・アレルギーを考慮する。ヒトヘルペスウイルス6型感染による突発性発疹では3日間の高熱が解熱した後で発疹を認めるが、この症例では発熱が持続しているので否定的である。

#2　全身に紅斑を認め、手背と足背とが腫れている。指圧痕は残らない⇒浮腫は圧痕を伴わないものと考えられ、甲状腺機能低下症による粘液水腫やリンパ浮腫・川崎病などによる硬性浮腫の可能性が高い。

#3　両側眼球結膜は充血し、口唇は発赤している⇒川崎病や猩紅熱などで認められる所見である。

検査所見　#1　白血球15,600⇒乳児期なので異常であるとは判断できない。

#2　桿状核好中球19％、分葉核好中球48％、好酸球1％、単球5％、リンパ球27％⇒4歳未満ならばリンパ球優位であるはずが、好中球優位であるので炎症反応はあるものと考えられる。

#3　血小板41万（基準15〜40万）⇒やや増加傾向である。これは川崎病に合致する所見である。

＃4　CRP 16 mg/dl ⇒炎症反応が著明である。

[画像所見] 1か月前に接種したBCG接種部位の写真では、

＃1　接種部位が発赤・腫脹している⇒BCGは生後6か月までに接種することになっている結核の生ワクチンである。BCG接種部位に変化が出るのは川崎病の特徴である。

❑ **診　断**　川崎病。

硬性浮腫や口唇・口腔病変、結膜充血を伴った5日以上続く原因不明の熱性疾患で、発疹を認め、川崎病に合致する。

❑ **選択肢考察**

A　川崎病は細菌感染ではないので抗菌薬は無効である。（×）

B　川崎病の浮腫は硬性浮腫であり、利尿薬の適応ではない。（×）

C　川崎病では冠動脈病変に対してアスピリンの適応がある。また、有熱期の急性症状がある時期には、γ-グロブリン大量投与の適応でもある。（○）

D　イソニアジドは抗結核薬であり、川崎病では適応にはならない。（×）

E　副腎皮質ステロイド薬は川崎病では適応にはならない。（×）

解答：C（***iM*** [6] 154）

● core curriculum

Chapter 7

病態と疾患
⑥アレルギー

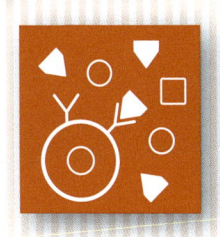

到達目標 1 アレルギー疾患の特徴とその発症を概説できる。

Point
- アレルギーは古典的にはCoombs（クームス）& Gell（ゲル）の分類があり、
  - Ⅰ型アレルギー（即時型アレルギーもしくはアナフィラキシー型アレルギー）
  - Ⅱ型アレルギー（細胞傷害型アレルギー）
  - Ⅲ型アレルギー（免疫複合体型アレルギー）
  - Ⅳ型アレルギー（遅延型アレルギー）

  に分けられており、さらにⅤ型アレルギーとしてⅡ型アレルギーに含まれていた抗TSH受容体抗体による甲状腺機能亢進症を認めるBasedow病を含んだり、さらに広く抗アセチルコリン受容体抗体の出現による重症筋無力症など、抗受容体抗体によるアレルギーを示すことがある。

表8 アレルギー型と代表的な疾患

	Ⅰ型アレルギー	Ⅱ型アレルギー	Ⅲ型アレルギー	Ⅳ型アレルギー
特徴	肥満細胞の表面上のIgE抗体に抗原が結合することで引き起こされる。ヒスタミンなどの顆粒放出が炎症を惹起する。	細胞膜成分や膜上の抗原に対して抗体が結合し、古典経路あるいは代替経路により細胞を溶解する。	正常臓器に付着した免疫複合体に対して起こる免疫反応が臓器傷害をもたらす。	抗原を認識したT細胞によって集められた炎症細胞による免疫反応であり、抗体や補体の関与がない。
主な免疫細胞	肥満細胞 好酸球	マクロファージ 好中球 リンパ球	マクロファージ 好中球	T細胞 マクロファージ 好中球 リンパ球
抗体の種類	IgE	IgG IgM	IgG IgM IgA	－
補体の関与	－	＋	＋	－
代表的な疾患	・花粉症 ・アレルギー性鼻炎 ・アレルギー性結膜炎 ・アトピー性皮膚炎 ・気管支喘息 ・じんま疹 ・アナフィラキシーショック	・自己免疫性溶血貧血 ・特発性血小板減少性紫斑病 ・血液型不適合輸血 ・Goodpasture症候群 ・橋本病 ・天疱瘡	・SLE ・関節リウマチ ・血清病 ・糸球体腎炎 ・過敏性肺臓炎 ・アレルギー性気管支肺アスペルギルス症	・ツベルクリン反応 ・接触性皮膚炎 ・過敏性肺臓炎 ・アレルギー性気管支肺アスペルギルス症 ・GVHD

119 アレルギー分類と関与するものとの組合せで**誤っている**のはどれか。

A　Ⅰ型アレルギー ―――――― 血清 IgE 抗体
B　Ⅱ型アレルギー ―――――― 血清補体
C　Ⅲ型アレルギー ―――――― 血清免疫複合体
D　Ⅳ型アレルギー ―――――― 好中球
E　Ⅴ型アレルギー ―――――― 抗受容体抗体

❏ 選択肢考察

A　Ⅰ型アレルギーは、感作された個体の肥満細胞や好塩基球の膜表面に結合しているIgEに外来性の抗原が結合し、これらの細胞からヒスタミンやロイコトリエン、好酸球遊走因子（ECF‐A）などが脱顆粒により放出され、血管の拡張や血管透過性亢進、気管支平滑筋の攣縮などを生じ、その結果、アナフィラキシーショックやじんま疹、アレルギー性鼻炎、気管支喘息などを誘発するものである。（○）

B　Ⅱ型アレルギーは、細胞膜に対する抗体や細胞膜表面に付着した外来性抗原に対する抗体の出現で補体の作用が加わり、細胞傷害を生じるものである。（○）

C　Ⅲ型アレルギーは細胞外液中でIgMやIgGにより抗原抗体複合物（免疫複合体、immune complex；IC）を生じ、これに補体が結合して活性化されて生じるもので、免疫複合体型アレルギーといわれる。（○）

D　Ⅳ型アレルギーは細胞性免疫により生じるものであり、T細胞やマクロファージ（皮膚のLangerhans細胞）などが関与しており、感作されたT細胞に抗原が結合することによってリンホカインなどのインターロイキンを産生し、免疫反応を生じたり、細胞傷害性T細胞によって直接、標的細胞を傷害したりするものである。（×）

E　Ⅴ型アレルギーとしてⅡ型アレルギーに含まれていた抗TSH受容体抗体による甲状腺機能亢進症を認めるBasedow病を含んだり、さらに広く抗アセチルコリン受容体抗体の出現による重症筋無力症など、抗受容体抗体によるアレルギーを示すことがある。（○）

解答：D（*iM* 6 37）

□□ **120** アレルギー反応の分類と疾患との組合せについて**誤っている**のはどれか。

A Ⅰ型 ―――――――― アレルギー性鼻炎
B Ⅱ型 ―――――――― 自己免疫性溶血性貧血
C Ⅲ型 ―――――――― Goodpasture症候群
D Ⅳ型 ―――――――― 接触皮膚炎
E Ⅴ型 ―――――――― Basedow病

❏解法ガイド アレルギーとは、免疫学的に感作された生体が再び抗原と接触したときに、生体にとって不利になるような反応を生じることであり、異常もしくは過剰な免疫反応が生体を傷害するものと考えられる。

❏選択肢考察

A Ⅰ型アレルギーでは、血管の拡張や血管透過性の亢進、気管支平滑筋の攣縮などによってアナフィラキシー反応やじんま疹、アレルギー性鼻炎、気管支喘息などを呈する。アレルギー性鼻炎では、鼻粘膜におけるⅠ型アレルギーによって鼻粘膜に存在する血管の拡張および血管透過性の亢進で、くしゃみ、鼻汁、鼻閉などをきたす。(○)

B Ⅱ型アレルギーによる疾患としては、抗基底膜抗体によるGoodpasture症候群や、抗血小板抗体（PAIgG）による特発性血小板減少性紫斑病、抗赤血球抗体による自己免疫性溶血性貧血などがある。(○)

C Ⅲ型アレルギーにより発症するものとしては血清病のほか、急性糸球体腎炎や過敏性肺臓炎（Ⅲ型を主とし、一部Ⅳ型アレルギーが関与）、悪性関節リウマチ、SLEなどがある。(×)

D Ⅳ型アレルギーを介する疾患としては、漆かぶれなどの接触皮膚炎や、移植免疫および腫瘍免疫、過敏性肺臓炎の一部などがある。(○)

E Ⅴ型アレルギーは抗受容体抗体によるアレルギーであるので、抗TSH受容体抗体による甲状腺機能亢進症を認めるBasedow病が含まれる。(○)

解答：C（***iM*** [6] 37）

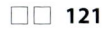

□□ **121** 血清補体価の低下を**認めない**のはどれか。

A 劇症肝炎
B 急性糸球体腎炎
C 全身性エリテマトーデス
D 悪性関節リウマチ
E 成人 Still 病

❑解法ガイド 補体は免疫を補助する酵素蛋白で、サイトカイン刺激により肝臓で産生され、II型やIII型アレルギー反応などで消費される。

❑選択肢考察
A 劇症肝炎では肝細胞の著明な減少により肝細胞における補体産生が低下して血清補体価の低下を認める。(○)
B 急性糸球体腎炎はIII型アレルギー反応により生じるので、補体消費が亢進して血清補体価の低下を認める。(○)
C 全身性エリテマトーデスはII型やIII型アレルギー反応により生じるので、補体消費が亢進して血清補体価の低下を認める。(○)
D 悪性関節リウマチは血管炎を伴う関節リウマチで、血管炎がIII型アレルギー反応により生じるので、補体消費が亢進して血清補体価の低下を認める。(○)
E 成人 Still 病はリウマトイド因子も陰性で、抗核抗体を含む自己抗体は陰性である。炎症は著明でサイトカイン刺激による補体産生が亢進していると考えられるが、II型やIII型アレルギー反応はないので、血清補体価の低下は認めない。(×)

解答：E（*iM* [6] 24）

122 4歳の男児。数か月前から痒みを伴う皮疹が頸部と四肢屈曲部とに繰り返し出現している。母親にアレルギー性鼻炎がある。血液所見：赤血球420万、Hb 14.3g/dl、白血球7,300、血小板18万。
この疾患でみられる検査所見はどれか。
A 好酸球増加
B リンパ球減少
C IgE低値
D 血清補体価低値
E リウマトイド因子陽性

❏ **解法ガイド** 身体所見 #1 4歳の男児。数か月前から痒みを伴う皮疹が頸部と四肢屈曲部とに繰り返し出現⇒アトピー性皮膚炎の好発部位や所見と合致する。
　　　　　　　　#2 家族歴⇒母親にアレルギー性鼻炎があることから、アトピー性素因があると考えられる。
　　　　　　検査所見 #1 白血球7,300⇒アトピー性疾患では好酸球が増加するが、分画が記載されていないので不明である。
　　　　　　　　#2 赤血球420万、Hb 14.3g/dl、白血球7,300、血小板18万⇒いずれも基準範囲である。

❏ **診　　断** アトピー性皮膚炎。

❏ **解法サプリ** アトピー性皮膚炎はⅠ型アレルギーが基盤（血清IgE上昇、好酸球増加）となり、慢性、反復性に経過する瘙痒性皮疹を認める。以下にポイントをまとめる。

　　・皮　疹：左右対称性、魚鱗癬様皮膚変化
　　・季　節：冬季に増悪する傾向
　　・主症状：瘙痒感→掻爬→苔癬化（肘窩、膝窩など）
　　・白色皮膚描記症（皮膚を擦過しても白色のまま）
　　・治　療：スキンケア、湿疹に対してステロイド薬外用療法

❏ **選択肢考察** A アトピー性疾患ではⅠ型アレルギーが基礎にあるので、好酸球が増加する。(○)
　　　　　　B リンパ球は免疫に関与するが、アトピー性皮膚炎は免疫不全ではないのでリンパ球減少は認めない。(×)
　　　　　　C アトピー性疾患ではⅠ型アレルギーが基礎にあるので、IgEは高値を示す。(×)
　　　　　　D 血清補体価は肝硬変などによる産生低下か、Ⅱ型もしくはⅢ型アレルギーによる消費亢進で低値を呈する。(×)
　　　　　　E リウマトイド因子はIgGに対する抗体であるが、陽性となるのは関節リウマチのほか、多くの膠原病や高齢者、慢性炎症性疾患などである。(×)

解答：A（*iM* 6 45）

□□ **123**　Ⅰ型アレルギーに**関与しない**のはどれか。

A　ロイコトリエン

B　肥満細胞

C　ヒスタミン

D　補　体

E　IgE

❏解法ガイド　Ⅰ型アレルギーとは、感作された個体が抗原と接触すると、IgE 受容体を有する肥満細胞や好塩基球の膜表面の IgE に抗原が結合し、細胞内 cAMP の抑制によってヒスタミン、セロトニン、ECF‑A（好酸球遊走因子）、SRS‑A（ロイコトリエン C4 と D4）などが脱顆粒により分泌され、血管拡張、血管透過性促進、気管支の攣縮などの作用によって、アナフィラキシーショックやじんま疹、アレルギー性鼻炎、気管支喘息などを誘発するものをいう。

抗原投与による皮内反応では、15 〜 30 分で反応が最大となる即時型反応を認める。

❏選択肢考察

A　好塩基球は、細胞膜表面に IgE 受容体を有するので、抗原特異的に産生された IgE を有し、抗原が入ってきたときに脱顆粒によって細胞内からヒスタミンやロイコトリエンを放出することでⅠ型アレルギーを生じる。（○）

B　肥満細胞は、血管から組織に出た好塩基球で、やはり細胞膜表面に IgE を有するので、脱顆粒によって細胞内からヒスタミンやロイコトリエンを放出することでⅠ型アレルギーを生じる。（○）

C　ヒスタミンは好塩基球や肥満細胞から脱顆粒されることで、血管拡張、血管透過性促進、気管支攣縮などの作用を介してⅠ型アレルギーを生じる。（○）

D　補体はⅡ型アレルギーやⅢ型アレルギーにおいて、IgG と IgM と結合することで免疫を補助する酵素蛋白である。（×）

E　IgE は B リンパ球や形質細胞から分泌される免疫グロブリンで、肥満細胞や好塩基球の細胞膜表面に IgE 受容体を有し、これに抗原が結合すると脱顆粒によって細胞内からヒスタミンやロイコトリエンを放出することでⅠ型アレルギーを生じる。（○）

解答：D（*iM* [6] 45）

□□ **124** ⚡

スギ花粉による鼻アレルギーとハウスダストによる鼻アレルギーとの共通点はどれか。

A　気管支喘息の合併頻度

B　アレルギー性結膜炎の発生頻度

C　発症年齢

D　季節性の有無

E　アレルギー反応の型

❏解法ガイド

鼻アレルギーはアレルギー性鼻炎ともいわれ、吸入抗原に対して鼻粘膜で生じたⅠ型アレルギーにより、鼻粘膜に存在する肥満細胞や好塩基球からのヒスタミンやロイコトリエンなどの脱顆粒によって鼻粘膜の血管が拡張し、鼻粘膜の血管透過性が亢進するため、副交感神経が優位になり、鼻閉や鼻汁、くしゃみなどを呈する。吸入抗原としてはハウスダスト（室内塵）によるものは通年性に生じ、幼児期から発症することが多く、気管支喘息などの合併が多い。

それに対し、スギ花粉など、花粉によるものは季節性があり、スギ花粉では2～4月に集中し、20歳前後の発症が多く、アレルギー反応が強く、アレルギー性結膜炎の合併が多いのが特徴である。

❏選択肢考察

A　ハウスダストによる鼻アレルギーは通年性に生じ、幼児期から発症することが多く、気管支喘息などの合併が多いのが特徴である。それに対して、スギ花粉による鼻アレルギーでは気管支喘息の合併はまれであり、その合併頻度に差を認める。（×）

B　スギ花粉による鼻アレルギーでは、眼症状としてアレルギー性結膜炎の合併が多く、結膜の充血や瘙痒感などを認めるが、ハウスダストによる鼻アレルギーではアレルギー性結膜炎などの眼症状の合併はまれである。（×）

C　ハウスダストによる鼻アレルギーは幼児期から発症することが多く、スギ花粉による鼻アレルギーは20歳前後の発症が多い。発症年齢に違いが認められる。（×）

D　吸入抗原としてはハウスダスト（室内塵）によるものは通年性に生じ、幼児期から発症することが多いのに対し、スギ花粉など、花粉によるものは季節性があり、スギ花粉では2～4月に集中して発症する。（×）

E　スギ花粉による鼻アレルギーも、ハウスダストによる鼻アレルギーも、ともにアレルギー反応の型としては鼻粘膜で生じるⅠ型アレルギーであり、共通点である。（○）

解答：E（*iM* [6] 47）

125　アレルギー反応のCoombs分類Ⅱ型の検査法はどれか。

A　血球凝集反応
B　沈降抗体測定
C　血清レアギン測定
D　貼付試験による皮膚反応
E　マクロファージ遊走阻止試験

❏ **解法ガイド**　　Ⅱ型アレルギーは細胞傷害型アレルギーとも呼ばれ、細胞膜に対する抗体や、細胞膜表面に付着した外来性抗原に対する抗体などに補体が作用し、細胞傷害を生じるものである。

　Ⅱ型アレルギーによる疾患としては、抗基底膜抗体によるGoodpasture症候群や、抗血小板抗体（PAIgG）による特発性血小板減少性紫斑病、抗赤血球抗体による自己免疫性溶血性貧血などがある。

　自己免疫性溶血性貧血では、赤血球膜表面の糖蛋白成分に抗赤血球膜表面抗体が結合することにより補体が作用し、脾臓などの網内系で溶血を生じ、造血能を上回った場合に貧血を呈するようになるものである。

❏ **選択肢考察**
A　抗赤血球膜表面抗体が存在すると、赤血球と赤血球の間に免疫グロブリンによる架橋が形成されて血球凝集反応を認めるようになる。これはアレルギー反応のCoombs分類Ⅱ型に対する検査法の一つである。(○)
B　沈降抗体測定はⅢ型アレルギーの検査法である。(×)
C　血清レアギン測定はⅠ型アレルギーの検査法である。(×)
D　貼付試験による皮膚反応はⅣ型アレルギーの検査法である。(×)
E　マクロファージ遊走阻止試験はマクロファージ遊走阻止因子などのサイトカインを検出する方法なので、Ⅳ型アレルギーの検査法である。(×)

解答：A（*iM* 6 48）

□□ **126** 50歳の男性。血痰を主訴に来院した。2日前から尿量が少なくなり、今朝から尿が赤くなり、血痰が出るようになった。血圧182/108 mmHg。両肺にcoarse cracklesを聴取する。下腿に浮腫を認める。尿所見：肉眼的血尿、蛋白2＋、潜血3＋。血液生化学所見：総蛋白6.8 g/dl、アルブミン4.9 g/dl、尿素窒素72 mg/dl、クレアチニン5.5 mg/dl、K 5.9 mEq/l。CRP 3.2 mg/dl。抗基底膜抗体陽性。
アレルギー反応のCoombs分類で同じ型に属するのはどれか。

A 気管支喘息
B アトピー性皮膚炎
C 自己免疫性溶血性貧血
D 接触皮膚炎
E 急性糸球体腎炎

❏ **解法ガイド** 身体所見 ＃1 50歳の男性が血痰を主訴に来院した⇒呼吸器病変がある。
＃2 2日前から尿量が少なくなり、下腿に浮腫が出現した。今朝から尿が赤くなり、血痰が出るようになった⇒呼吸器と腎臓の病変が同時に存在していると考えられる。
＃3 血圧182/108 mmHg⇒高血圧を認める。
＃4 両肺にcoarse cracklesを聴取する⇒肺野病変が存在すると考えられる。
＃5 下腿に浮腫を認める⇒腎障害によるものであろう。

検査所見 尿所見では、
＃1 肉眼的血尿、蛋白2＋、潜血3＋⇒糸球体病変が考えられる。
血液生化学所見では、
＃2 総蛋白6.8 g/dl（基準6.5～8.0）、アルブミン4.9 g/dl（基準4.5～5.5）⇒ネフローゼ症候群の所見はない。
＃3 尿素窒素72 mg/dl（基準8～20）、クレアチニン5.5 mg/dl（基準0.8～1.3）⇒非蛋白窒素（NPN）が著明に上昇しており、GFRの著明な低下が疑われる。
＃4 K 5.9 mEq/l（3.5～5.0）⇒高K血症を認めるが、これは腎不全によるものであろう。
＃5 CRP 3.2 mg/dl（基準0.3以下）⇒炎症反応は高値を示している。
＃6 抗基底膜抗体陽性⇒Goodpasture症候群が最も考えられる。

❏ **診　　断** Goodpasture症候群。
❏ **解法サプリ** Goodpasture症候群は肺胞と腎の基底膜に含まれる共通抗原に対する自己免疫性疾患で、II型アレルギーを生じたものであると考えられる。
❏ **選択肢考察** A 気管支喘息は非アトピー性のものもあるが、アレルギーが関与するアトピー性のものはI型アレルギーによると考えられている。(×)
B アトピー性皮膚炎などのアトピー性のものはIgEや好酸球が関与するI型アレルギーによると考えられている。(×)
C 自己免疫性溶血性貧血は赤血球膜表面の糖蛋白を抗原とみなして自己免疫によって抗体が産生され、その結果赤血球の破壊から貧血を生じるものである。このような自己細胞の一部に対して抗体が産生され、細胞や組織が破壊されるのは抗基底膜抗体によるGoodpasture症候群と同様II型アレルギーによるものである。(○)

D　接触皮膚炎はⅣ型アレルギーによるものであり、Ⅱ型アレルギーによるものではないのでGoodpasture症候群とは異なる。(×)

E　急性糸球体腎炎はⅢ型アレルギーによるものであり、Ⅱ型アレルギーによるものではないのでGoodpasture症候群とは異なる。(×)

解答：C（*iM* [6] 49）

□□ **127** 36歳の女性。6月末から38℃台の不規則な発熱と咳嗽とが出現し入院した。入院後特に治療せずに症状の改善をみたため退院した。退院後数時間で再び乾性咳嗽、呼吸困難および発熱が出現し再入院した。体温38.5℃。両下肺野にfine crackles〈捻髪音〉を聴取する。血液所見：白血球8,500（好中球76％、好酸球4％、単球5％、リンパ球15％）。胸部X線写真で両下肺野に散布性粒状影を認める。

考えられる原因はどれか。

A 真菌感染
B 細菌感染
C アレルギー
D 自己免疫
E サルコイドーシス

❏解法ガイド [身体所見] ＃1 36歳の女性が6月末から38℃台の不規則な発熱と咳嗽とが出現し入院した⇒6月末という季節が関係している可能性がある。

＃2 入院後特に治療せずに症状の改善をみた⇒過敏性肺臓炎の可能性が高い。過敏性肺臓炎では高温多湿の夏季に発生した真菌の経気道内吸引で、肺間質にⅢ型やⅣ型のアレルギー反応が生じるもので、入院して抗原のある居宅から離れることで自然軽快するのが特徴である。

＃3 退院後数時間で再び乾性咳嗽、呼吸困難、発熱が出現し再入院した⇒抗原のある居宅に戻ったことで再び抗原と接触してアレルギー反応が生じたのであろう。

＃4 体温38.5℃⇒発熱を認める。

＃5 両下肺野にfine cracklesを聴取する⇒間質性肺炎、肺線維症が考えられる。

[検査所見] ＃1 白血球8,500（基準4,000～8,500）⇒基準上限である。

＃2 好中球76％、好酸球4％、単球5％、リンパ球15％⇒分画はやや好中球増加傾向である。

[画像所見] ＃1 胸部X線写真では、両下肺野に散布性粒状影を認める⇒過敏性肺臓炎に合致する所見である。間質性肺炎では間質性の浸潤影がみられるが、過敏性肺臓炎ではそれに加えて肉芽腫の形成を認めるので散布性粒状影も認められる。

❏診　断 過敏性肺臓炎。

❏選択肢考察

A 過敏性肺臓炎は真菌が原因となることがあるが、これは真菌感染ではなく、真菌に対するアレルギーである。そのため、治療にも抗真菌薬ではなく、アレルギー治療薬を用いる。（×）

B 過敏性肺臓炎は細菌感染によるものではない。（×）

C 過敏性肺臓炎は有機粉塵の反復吸入によって経気道的に感作されたことによるⅢ型およびⅣ型アレルギーによってびまん性に間質性肺炎を生じたものである。我が国では夏型過敏性肺臓炎が多く、夏季に好発する。（○）

D 過敏性肺臓炎はⅢ型およびⅣ型のアレルギーであるが、自己免疫ではない。（×）

E サルコイドーシスは原因不明の肉芽腫性疾患である。この患者は夏型過敏性肺臓炎と考えられるので否定的である。（×）

解答：C（*iM* [6] 52）

□□ **128** アレルゲン検索に**用いられない**のはどれか。

⚡

A　RAST

B　皮内反応

C　プリックテスト

D　針反応

E　誘発試験

❏ 解法ガイド

アレルゲンはアレルギーの原因となった抗原のことである。アレルゲン検索で最も重要なのは問診であり、服薬歴やアレルギー体質、さらに潜伏期間などを聞くべきである。

そのほか、皮膚テスト（皮内テストやスクラッチテスト、貼布試験など）や、Ⅰ型アレルギーによるものでは血中のIgEの測定をRISTやRASTなどで行ったり、好酸球数の検査を行ったりする。Ⅱ型アレルギーでは自己抗体の検出、Ⅲ型アレルギーでは免疫複合体の検出、Ⅳ型アレルギーの可能性がある場合にはリンパ球刺激試験（DLST）を行うこともある。

Ⅰ型アレルギーを検出する皮膚テストとしては、被検液を皮内注射する皮内反応、皮表に滴下し皮膚を傷つけるスクラッチテスト、被検液を滴下し注射針で単刺するプリックテストがある。アレルギーの診断に最も有用であるのはやはり誘発テストであるが、この場合は危険性を伴うので、特に注意して行う必要がある。

❏ 選択肢考察

A　RASTは抗原特異的なIgEを測定するものであり、RIST（IgEの総量を測定する）と異なりアレルゲン検索に有用である。（○）

B　皮内試験は皮内に薬物を投与して皮膚反応が生じるかどうかをみるin vivoの検査である。Ⅰ型アレルギーの抗原の診断に有用である。ただし、ツベルクリン反応は結核菌に対するⅣ型アレルギーを検出する皮内反応を用いた検査である。（○）

C　プリックテストはⅠ型アレルギーの抗原検索法の一つで、被検液を滴下し注射針で単刺することで皮膚反応をみるものである。皮内法に比し反応の感度は劣るがショックなどの全身反応を起こす危険性は少ない。（○）

D　針反応というのはBehçet病における皮膚の被刺激性亢進を診断するために行われる検査であり、皮膚を針で刺入することにより無菌性膿瘍などが形成されるのを調べるものである。アレルギーの抗原診断に用いられるものではない。（×）

E　一般にアレルギー疾患における診断上、最も有用なのは誘発試験であるが、これはその疾患が重篤化したりするなど悪影響を及ぼすことがあるので、注意して行わねばならない。誘発試験は他の検査と異なり、患者を抗原と接触させることにより、その臨床症状が生じるか否かをみるものであり、いわば状況証拠ではなく直接証拠を検出するものであるので、信頼性が高いといえる。（○）

解答：D（***iM*** [6] 38～40）

□□ **129** 食物アレルギーによるじんま疹の原因検索に最も有用なのはどれか。

⚡

A　皮膚反応
B　食物除去試験
C　特異的IgE測定
D　リンパ球刺激試験
E　ヒスタミン遊離試験

❏解法ガイド

食物アレルギーは、特定の食品を経口摂食することで、小腸のPeyer（パイエル）板などから吸収され、免疫反応によりじんま疹（→最多、全身瘙痒感）、アレルギー性胃腸炎（好酸球性胃炎→悪心・嘔吐）、気管支喘息、アナフィラキシーショックなどを認めるもので、食後数分〜数十分で発症する。

原因食品としては、鶏卵（最多）、大豆、牛乳、小麦、蕎麦、青魚、落花生、食品添加物質などがある。アレルギーはⅠ〜Ⅳ型までいずれも生じうるが、Ⅰ型（IgE依存性）が多い。

診断には、問診、食物日誌、好酸球増加、抗原特異的IgE抗体、プリックテスト、食物除去試験（原因検索に最も有用）などが行われる。食物負荷試験は危険なので注意して行う必要がある。

❏選択肢考察

A　経口ではない皮膚反応ではその抗原に感作されていることは分かるが、食物アレルギーは特定の食品を経口摂食することで生じるので、皮膚反応とは必ずしも相関しない。（×）

B　一般にアレルギーにおける抗原の確定には負荷試験が行われるが、食物負荷試験はアナフィラキシーショックなどを認めることがあり、危険なので注意して行う必要がある。食物アレルギーの抗原検索には、一般的には食物除去試験が行われる。（○）

C　特異的IgE測定（RAST）は特定の抗原に対するIgEの存在が証明され、Ⅰ型アレルギーの抗原検索には有用であるが、その抗原が体内に入ったからといって必ずしもアレルギー反応が生じるということではない。（×）

D　リンパ球刺激試験はⅣ型アレルギーの抗原検索に有用であるが、じんま疹のようなⅠ型アレルギーの抗原検索には有用ではない。（×）

E　ヒスタミン遊離試験は、血液中の好塩基球が抗原と結合して脱顆粒によってヒスタミンを遊離することを試験管内で検査するもので、誘発試験や除去試験に次いで抗原検索に有用な検査である。（×）

解答：B（*iM* [6] 53）

□□ **130** 25歳の男性。昼食1時間後から全身の瘙痒感と嘔気とを伴うようになったので来院した。体温36.5℃。脈拍80/分、整。血圧120/64mmHg。全身に地図状の膨疹を認める。口唇はやや腫脹している。昼食には、アジの干物、芋の煮つけ、豆腐の味噌汁を食べたという。
適切な処置はどれか。

A 輸液　　B 胃洗浄　　C 制吐薬投与
D 抗菌薬投与　　E 抗ヒスタミン薬投与

❏ **解法ガイド** 身体所見 #1 25歳の男性が昼食1時間後から全身の瘙痒感と嘔気とを伴うようになった⇒昼食1時間後に発症しているので、非常に潜伏期が短く、食中毒としては黄色ブドウ球菌性食中毒が考えられる。

#2 全身の瘙痒感⇒じんま疹の可能性が高く、その原因はヒスタミンであり、嘔気もヒスタミンによる消化管粘膜の浮腫によるものであろう。

#3 体温36.5℃⇒発熱はないので、感染性食中毒の可能性は低い。

#4 脈拍80/分、整。血圧120/64mmHg⇒バイタルサインに問題はない。

#5 全身に地図状の膨疹を認める⇒真皮血管透過性が亢進して生じるじんま疹があると判断される。

#6 口唇はやや腫脹している⇒真皮血管透過性が亢進しているためである。

#7 昼食にはアジの干物、芋の煮つけ、豆腐の味噌汁を食べた⇒すべて加熱処理がなされていると考えられ、感染型食中毒は否定されるが、耐熱性の外毒素が原因となる黄色ブドウ球菌による毒素型食中毒の可能性はある。しかし、黄色ブドウ球菌性食中毒では膨疹などの皮疹を認めることはないので否定される。

❏ **診　　断** 食事性じんま疹。

❏ **解法サプリ** 食事性じんま疹にはアレルギー性のものと非アレルギー性のものがある。

アレルギー性食事性じんま疹は食事性抗原に対して、IgEを介するⅠ型アレルギー反応を生じるもので、好塩基球や肥満細胞からのヒスタミンの脱顆粒などで真皮の血管透過性が亢進して生じる。

非アレルギー性食事性じんま疹はⅠ型アレルギーとは無関係に、アジやサバなどの青魚に含まれているヒスタミンが原因となって生じるじんま疹である。サバで生じるじんま疹では、75％はヒスタミン、22.5％はアニサキス、残りがアレルギーによるものである。

❏ **選択肢考察** A 嘔気はあるが嘔吐や下痢が著明であるとは考えにくいので、脱水とは判断できず、輸液の適応とはいえない。(×)

B 毒性物質を経口摂取しているわけではなく、胃洗浄の適応ではない。(×)

C 全身の瘙痒感と嘔気はヒスタミンにより生じたものなので、嘔気はあるが、制吐薬投与の適応ではない。(×)

D 感染型の食中毒は否定的であり、抗菌薬投与の適応ではない。(×)

E この患者の皮疹はアレルギー性もしくは非アレルギー性に生じているので、抗ヒスタミン薬投与の適応がある。(○)

解答：E

□□ **131** 発症にIgEが関与しているのはどれか。

⚡

A　肺結核症

B　血清病

C　全身性エリテマトーデス

D　自己免疫性溶血性貧血

E　気管支喘息

❏ 解法ガイド

IgEは免疫グロブリンの一つで、形質細胞で産生されて血清中に分泌される。顆粒球の一つである好塩基球および組織中の好塩基球である肥満細胞は、その膜表面にIgEに対する受容体があり、血清中のIgEを結合する。

外界からそのIgEに対応する抗原が入ってくると、IgE抗体と結合する。すると好塩基球および肥満細胞からヒスタミンやロイコトリエンなどが脱顆粒により分泌され、血管透過性亢進や気管支平滑筋収縮などを生じる。これがⅠ型アレルギーの機序である。

そのため、IgEが関与するのはⅠ型アレルギー反応による疾患（気管支喘息、アナフィラキシーショック、アレルギー性鼻炎など）が中心で、それ以外には寄生虫感染などがある。

❏ 選択肢考察

A　結核はヒト型結核菌による感染症であるが、ヒト型結核菌は細胞性免疫により生体防御されるので、Ⅳ型アレルギーを認めることはあってもIgEは関与しない。（×）

B　血清病は血清中に形成された免疫複合体によるⅢ型アレルギーで、血管炎や関節炎、糸球体腎炎などを認めるが、Ⅰ型アレルギー反応は認めないのでIgEが関与するとはいえない。（×）

C　全身性エリテマトーデスは自己免疫疾患の代表で、自己の細胞や組織に対する免疫であるⅡ型アレルギーや、免疫複合体によるⅢ型アレルギーを認める。しかし、Ⅰ型アレルギー反応は認めないのでIgEが関与するとはいえない。（×）

D　自己免疫性溶血性貧血は赤血球の細胞膜成分に対する自己抗体が生じるⅡ型アレルギーで、Ⅰ型アレルギー反応は認めないのでIgEは関与しない。（×）

E　気管支喘息は気道過敏性による気管支攣縮から発作性呼吸困難をきたすものである。その原因の代表であるⅠ型アレルギーにはIgEが関与する。ハウスダストのほか、卵や蕎麦などの食品中の抗原も気管支喘息の原因となりうる。（○）

解答：E（***iM*** [6] 45）

□□ **132** 血清IgEの上昇をきたすのはどれか。

A Wegener肉芽腫症
B 特発性間質性肺炎
C 急性糸球体腎炎
D スギ花粉症
E 夏型過敏性肺臓炎

❏解法ガイド IgEは免疫グロブリンの一つで、分子量は約20万であるが、血清中にはごく微量しか存在しない。これらのIgEは好塩基球や肥満細胞の膜表面に存在するIgEに対する受容体に結合し、膜表面IgEとして存在している。これらに対して抗原が結合すると、好塩基球や肥満細胞からヒスタミンやロイコトリエンの脱顆粒による分泌を生じ、ヒスタミンは気管支平滑筋の攣縮や血管透過性の亢進を生じ、いわゆるⅠ型のアレルギーを認めるようになる。Ⅰ型アレルギーでは血清IgE値の上昇のほか、好酸球の上昇を同時に認めることが多い。

❏選択肢考察

A Wegener肉芽腫症はc-ANCA（抗好中球細胞質抗体）陽性の壊死性肉芽腫性疾患で、特にⅠ型アレルギーの関与は認められないため、血清IgEの上昇を認めることはない。(×)

B 特発性間質性肺炎は間質への好中球の浸潤による炎症で、拡散障害や拘束性換気障害を認めるものである。しかし、免疫を介するものとは考えられておらず、特にⅠ型アレルギーの関与は認められないため、血清IgEの上昇を認めることはない。(×)

C 急性糸球体腎炎はA群β溶連菌感染後のⅢ型アレルギーにより生じたもので、IgG抗体が関与するがIgE抗体の関与はない。(×)

D スギ花粉症はスギ花粉に対するⅠ型のアレルギーを生じ、喘息発作やアレルギー性結膜炎などを認める。Ⅰ型アレルギーの関与により血清中のIgEの上昇を認める。(○)

E 夏型過敏性肺臓炎は本邦で最も多い過敏性肺臓炎であり、高温多湿の夏に真菌の一種である*Trichosporon asahii*などが木造家屋などで増殖し、それを経気道的に吸入することにより、発熱や呼吸困難、乾性咳嗽、胸部X線上の陰影などをきたすものである。夏型過敏性肺臓炎は経気道的に吸入された*T. asahii*に対して、主としてⅢ型、一部Ⅳ型アレルギーで反応することにより、免疫複合体を形成し、また肉芽腫の形成などを認めることもある。Ⅰ型アレルギーの関与はないため、血清中のIgEの上昇や好酸球の増加は認められない。(×)

解答：D（***iM*** [6] 45）

□□ **133** ⚡ 減感作療法で**誤っている**のはどれか。

A　アレルギー性鼻炎に適応がある。
B　漆はアレルゲンに用いない。
C　アレルゲンは静脈内に投与する。
D　アナフィラキシーのおそれがある。
E　IgG 型阻止抗体が産生される。

❏ 解法ガイド

減感作療法はアレルギーの原因となった抗原（アレルゲン）が同定された場合に、そのアレルゲンのエキスを少量ずつ、次第に増加させながら、皮内注射を繰り返すことで、IgG 型阻止抗体（遮断抗体）を形成して、抗原が体内に入った場合にも IgE に結合する前に大量の IgG で処理をすることでⅠ型アレルギーを生じさせないようにするものである。

・目　的：Ⅰ型アレルギー（アレルギー性鼻炎、喘息など）を抑制。
・抗原（アレルゲン）の反復皮下投与により IgG 型阻止抗体を形成。
・抗　原：ハウスダスト、花粉、ハチ毒など。
・副作用：アナフィラキシーショック。

❏ 選択肢考察

A　減感作療法はⅠ型アレルギーに適応となるので、アレルギー性鼻炎にも適応がある。(○)
B　漆は接触皮膚炎の抗原であり、一般的にはⅣ型アレルギーに関与するので、減感作療法には用いない。(○)
C　アレルゲンは静脈内に投与すると脾臓などですぐに短時間のうちに処理されてしまうので、抗原として免疫系を刺激して IgG 抗体を産生するのに有効ではない。皮内注射することでアレルゲンは緩徐に吸収され、血中濃度を保つことができるので、減感作療法の場合には皮内注射を行う。(×)
D　Ⅰ型アレルギーなので、アレルゲンのエキスを少量ずつ皮内注射するときでさえ、アナフィラキシーを起こすおそれがある。(○)
E　減感作療法は抗原の皮内注射を繰り返すことで、IgG 型阻止抗体（遮断抗体）を形成することがアレルギー反応を抑制するのに有用である。IgG 型阻止抗体というのは、抗原が体内に入った場合にも IgE に結合する前に大量の IgG で処理することでⅠ型アレルギーを生じさせないようにするものである。(○)

解答：C（*iM* [6] 41）

134 免疫グロブリンについて正しいのはどれか。

A IgE量は最も血中濃度が高い。
B IgGは胎盤を通過する。
C IgDは分泌液中に存在する。
D IgMは分子量が最も小さい。
E IgAは即時型アレルギーに関与する。

□ **解法ガイド**　細胞表面免疫グロブリンに結合した抗原によってB細胞が形質細胞へと分化・増殖し、その抗原に特異的な抗体を産生することによって生じる免疫を液性免疫という。

免疫グロブリンは抗体として抗原と特異的に結合することで異物を除去する。免疫グロブリン（immunoglobulin；Ig）には、IgM、IgG、IgA、IgD、IgEの5種類があり、B細胞（形質細胞）でつくられる蛋白で、産生するB細胞は、その表面にいずれか1種類の免疫グロブリンが結合している。

H鎖は、各免疫グロブリンによって異なり、IgGはγ鎖（分子量55,000）、IgAはα鎖、IgMはμ鎖、IgDはδ鎖、IgEはε鎖である。一方、L鎖はκ（kappa）とλ（lambda）の2種類（ともに分子量23,000）があるが、これらは共通である。

□ **選択肢考察**
A 血中濃度が最も高いのはIgGであり、IgE量は最も血中濃度が低い。（×）
B 胎盤を通過する唯一の免疫グロブリンはIgGである。（○）
C 気道や消化管の分泌液中に存在する免疫グロブリンはIgAである。IgDはその機能が十分明らかではない。（×）
D IgMはIgGの5量体でマクログロブリンともいわれ、最も分子量が大きな免疫グロブリンである。IgAも2分子が会合してポリマーを形成するので、比較的分子量は大きい。（×）
E 即時型アレルギーに関与するのは主としてIgEである。IgGのサブクラスであるIgG4はIgEとともにアナフィラキシーに関与する。（×）

解答：B（*iM* 6 29）

到達目標 2 アナフィラキシーの症候、診断と治療を説明できる。

Point
- アナフィラキシーショックは、薬物投与やハチ刺されなどによりⅠ型アレルギーを生じることによって血管の透過性亢進や血管拡張によって血圧が著明に低下し、末梢循環不全をきたしたものである。
- Ⅰ型アレルギーが基礎になっているため、好塩基球や肥満細胞からのヒスタミンやロイコトリエンの脱顆粒がその基礎としてあり、それに拮抗するためにエピネフリンを投与するべきである。

[アナフィラキシーショック]
- 抗原接触後数分で低血圧、頻脈、微弱な脈拍、気道狭窄（→吸気時の喘鳴）、じんま疹様皮疹を呈する。
- 抗原：薬物（解熱薬、抗生物質など）、ラテックス、動物（特にスズメバチ、ハムスター）など。
- 診断：ショック（血圧低下、意識障害）、ハチ毒・食事蛋白などは診断にRASTが有用。
- 治療：まずエピネフリン投与、気道確保・輸液、さらに抗ヒスタミン薬や副腎皮質ステロイド薬投与。
- 抗原と接触するごとに重篤化する。

[スズメバチ刺傷]
- スズメバチはハチ毒で最も強い。
- 夏から秋にかけて、農林作業や野外活動で起こりやすい。
- 刺傷歴を重ねるごとに重症化する。
- ハチ毒は活性アミン・キニン・酵素を含む。
- 診断：RAST法による。
- 刺された場合の処置：毒液除去、毒成分の不活性化。エピネフリン投与。
- ハチ刺されにより好塩基球・肥満細胞からのヒスタミンなどの脱顆粒で、血管拡張と血管透過性亢進で血圧が低下したときには、アナフィラキシーショックを生じる。

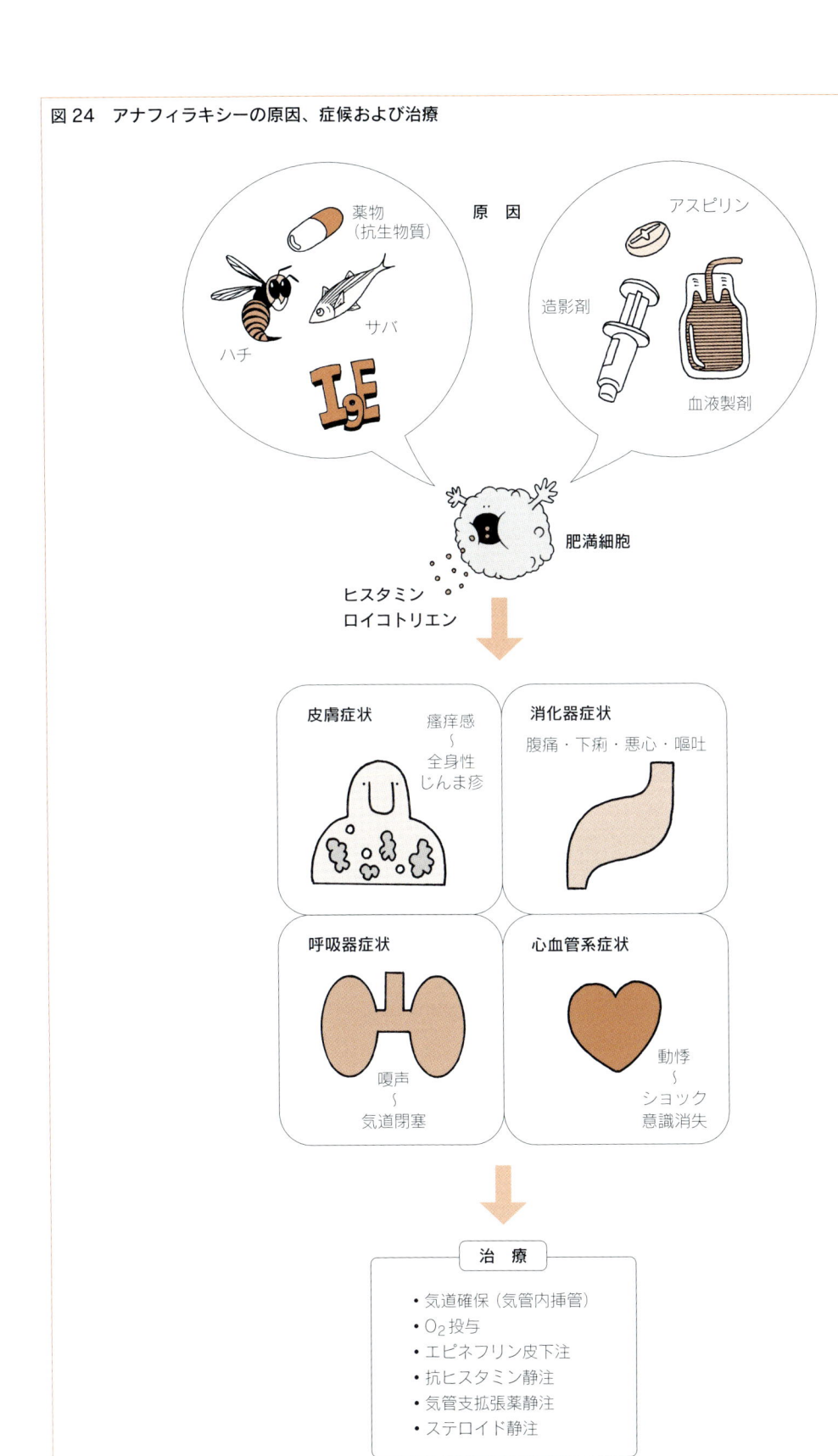

図 24 アナフィラキシーの原因、症候および治療

□□ **135** 12歳の男児。遠足の山道でスズメバチに刺されて来院した。体温37.2℃。脈拍86/分、整。右腕に刺傷部が2か所あり、右腕全体に発赤、疼痛、腫脹および熱感を認める。

この患者で予想されるのはどれか。

A　播種性血管内凝固〈DIC〉の合併

B　気道狭窄

C　血圧上昇

D　末梢神経障害

E　接触皮膚炎

❏**解法ガイド** [身体所見] ＃1　12歳の男児が遠足の山道でハチに刺された⇒ハチ刺傷である。

＃2　体温37.2℃⇒微熱を認める。

＃3　脈拍86/分、整⇒正常である。

＃4　血圧94/46mmHg⇒血圧は低下しており、ショック状態に近い。

＃5　右腕に刺傷部が2か所ある⇒1か所を刺されただけではない。

＃6　右腕全体に発赤、疼痛、腫脹および熱感を認める⇒ハチ毒に対する局所反応であろう。

❏**診　断** ハチ刺傷。

❏**選択肢考察**

A　蛇毒などでは播種性血管内凝固（DIC）を合併することがある。しかし、ハチ毒にはホスホリパーゼの作用があるので溶血を生じることがあるが、DICの合併はまれである。（×）

B　ハチ刺傷ではハチ毒に対するⅠ型アレルギー反応で、ヒスタミン遊離により血管透過性が亢進して気道粘膜の浮腫や気管支平滑筋の攣縮で気道狭窄を起こすことがある。（○）

C　ハチ毒に対するⅠ型アレルギー反応なので、アナフィラキシーショックをきたし、血圧は低下する。（×）

D　ハチ毒は神経毒ではないので、末梢神経障害を生じることはない。（×）

E　ハチ刺傷ではハチ毒に対するⅠ型アレルギー反応なので、接触皮膚炎はⅣ型アレルギーで生じる疾患であり、ハチ刺傷で接触皮膚炎を生じることはない。（×）

解答：B（*iM* [6] 45）

□□ **136** ⚡ 56歳の男性。呼吸困難を伴う意識障害のため救急車で搬入された。庭木の手入れ中、ハチに刺され、数分後に倒れた。意識は混濁している。体温37.2℃。脈拍120/分、整。血圧76/48mmHg。胸部に軽度の喘鳴を聴取する。両手背にハチの刺し傷、発赤および腫脹を認める。

診断はどれか。

A　気管支喘息

B　ハチ毒中毒

C　出血性ショック

D　化学物質過敏症

E　アナフィラキシーショック

❏解法ガイド [身体所見] ＃1　56歳の男性が呼吸困難を伴う意識障害のため救急車で搬入された⇒これだけでは慢性閉塞性肺疾患などによるCO_2ナルコーシスも考えられる。

＃2　庭木の手入れ中、ハチに刺され、数分後に倒れた。意識混濁している⇒ハチ刺されによるアナフィラキシーショックと考えられる。アナフィラキシーショックのため血圧低下による脳循環障害で意識が混濁しているのであろう。

＃3　体温37.2℃⇒微熱がある。

＃4　脈拍120/分、整⇒頻脈。これは血圧が低下したことによる代償反応で交感神経興奮によるものであろう。

＃5　血圧76/48mmHg⇒血圧は低下してショック状態である。ハチ刺傷により好塩基球からのヒスタミンなどの脱顆粒で、血管拡張と血管透過性亢進で血圧が低下したものであろう。

＃6　胸部に軽度の喘鳴⇒ヒスタミンによる血管透過性亢進で気道粘膜の浮腫も生じ、気道狭窄によって聴取したのであろう。

＃7　両手背にハチの刺し傷、発赤および腫脹を認める⇒何か所もハチに刺されたようである。

❏診　断　ハチ刺されによるアナフィラキシーショック。

❏選択肢考察

A　喘鳴を伴う呼吸困難発作では、気管支喘息が考えられるが、ハチに刺され数分後に倒れたことから、この症例はアナフィラキシーショックによる気道浮腫、気管支平滑筋攣縮が原因と考えられる。(×)

B　中毒とは血中濃度の上昇により生じるものであるが、I型アレルギーによるアナフィラキシーショックは血中濃度と関係なく生じるものであるので、この症例はハチ毒中毒とは異なる。(×)

C　出血性ショックでは循環血液量の減少で、急性の末梢循環不全をきたしたものであるが、ハチに刺されただけでは出血性ショックとはならない。(×)

D　化学物質過敏症は、シックハウス症候群の拡大された概念である。シックハウス症候群はホルムアルデヒドなどの建材や家具に用いられている化学物質で頭痛、悪心嘔吐、結膜炎などの症状を呈するものである。この症例とは異なる。(×)

E　ハチ毒、特にスズメバチに刺されると、アナフィラキシーショックを合併する頻度が高い。(○)

解答：E（*iM* [6] 45）

□□ **137** ⚡

アナフィラキシーショックに対してまず用いるべき薬剤はどれか。

A　アトロピン

B　アミノフィリン

C　重炭酸ナトリウム

D　エピネフリン

E　イソプロテレノール

❑ **解法ガイド**　Ⅰ型アレルギーが基礎になっているため、好塩基球や肥満細胞からのヒスタミンやロイコトリエンの脱顆粒がその基礎としてあり、それに拮抗するためにエピネフリンを投与するべきである。

❑ **選択肢考察**

A　副交感神経が交感神経機能よりも亢進する神経原性ショックでは、副交感神経を抑制するためにアトロピンを投与することが多いが、アナフィラキシーショックに対してはまず投与するべき薬剤ではない。(×)

B　アミノフィリンはキサンチンの一つで、気管支拡張作用や強心作用のあるcyclic AMPの分解を抑制することによって、気管支喘息や心不全などに対して用いられるが、アナフィラキシーショックに対する第一選択薬ではない。(×)

C　重炭酸ナトリウムは著明な代謝性アシドーシスの改善のために投与されるが、アナフィラキシーショックに対する第一選択薬ではない。(×)

D　アナフィラキシーショックに対しては、まずエピネフリンが投与されるべきである。エピネフリンは交感神経αおよびβ受容体刺激作用を有するのでアナフィラキシーショックに対する第一選択薬となりうる。(○)

E　イソプロテレノールは交感神経β受容体刺激薬であり、気管支喘息や神経原性ショックなどに対して用いられることがあるが、アナフィラキシーショックに対する第一選択薬ではない。(×)

解答：D（*iM* [6] 46）

□□ **138**

22歳の男性。耳鼻科で中耳炎と診断され、処方された抗菌薬を服用した。30分後に顔面の腫脹感と全身の瘙痒感とを自覚した。自力で来院したが、顔面の紅潮と腫脹、口唇部の腫脹および嗄声が認められ、胸内苦悶を訴えたのち嘔吐した。体温35.8℃。呼吸数24/分。脈拍110/分、整。血圧78/40mmHg。マスクでの酸素投与と静脈路確保とを行った。
まず投与すべき薬剤はどれか。
A　アミノフィリン
B　エピネフリン
C　ニトログリセリン
D　フロセミド
E　リドカイン

❏ **解法ガイド**　身体所見

#1　22歳の男性が耳鼻科で中耳炎と診断された⇒年齢からすると少し上のような気がするが、特に問題とはならない。中耳炎の原因としては耳管を介する咽頭からの上行性細菌感染が最も考えられるので、処方された抗菌薬を服用したということである。

#2　服薬30分後に症状が出現した⇒薬物を経口的に投与した場合には、消化・吸収を受け、薬物が血液中に流入して効果が出現するまでに約30分かかるので、それに呼応する所見である。

#3　顔面の腫脹と全身の瘙痒感を自覚⇒全身でヒスタミンが遊離されて血管透過性が亢進したアナフィラキシー反応と考えられる。しかし意識や運動能力などが保たれていたようで、自力で来院したという。

#4　来院後、顔面の紅潮と腫脹、口唇部の腫脹、嗄声を認める⇒アナフィラキシー反応に合致する所見である。

#5　胸内苦悶を訴えたのち嘔吐した⇒肺循環の障害や気道粘膜の浮腫、消化管の浮腫が出現したことによるものであろう。

#6　体温35.8℃⇒発熱はないので敗血症は考えにくい。

#7　呼吸数24/分⇒やや多呼吸。

#8　脈拍110/分、整⇒頻脈傾向である。

#9　血圧78/40mmHg⇒ショック状態であり、これはアナフィラキシーショックに合致する。ショック状態では末梢細胞の酸素欠乏が生じているので、気道が確保されていればマスクで酸素を投与することは適切であり、ショックに対する補液のための静脈路確保を行ったというのも適切な処置である。

❏ **診　断**　抗菌薬によるアナフィラキシーショック。

❏ **解法サプリ**　この問題はアナフィラキシーショックに対してどのような薬剤を投与するか、という問題であり、原則としてエピネフリンを選ぶべきである。

しかし、場合によっては、アナフィラキシーによってヒスタミンやロイコトリエンのSRS-Aなどの作用で血管透過性が亢進し、気道粘膜の浮腫をきたし気道が閉塞し、換気障害による呼吸不全が著明であることも少なくない。そのような場合には気道確保が重要である。

❏選択肢考察

A　アミノフィリンは気管支喘息に対する気管支拡張薬として用いられているが、全身の血管透過性の抑制などの作用は強くないためアナフィラキシーショックに対しては第一選択で用いられることはない。アミノフィリンはキサンチンであり、cyclic AMPを分解するホスホジエステラーゼを抑制することによって、気管支拡張作用や強心利尿作用のあるcyclic AMPの濃度を上昇させる作用がある。(×)

B　エピネフリンはα作用もβ作用も有する交感神経作用薬であり、アナフィラキシーショックに対する第一選択薬である。エピネフリンを投与することによって、全身の血管透過性が抑制され、血圧低下や浮腫が回避される。(○)

C　ニトログリセリンは亜硝酸製剤であり、冠動脈や静脈の拡張作用を有するので、虚血性心疾患に対して用いられることが多いが、アナフィラキシーショックに対しては血管拡張作用で血圧がさらに低下するので適切ではない。亜硝酸製剤は末梢細胞における一酸化窒素（NO）の形成を促進し、この一酸化窒素が血管拡張作用を有するのである。(×)

D　フロセミドはループ利尿薬であり、強力な利尿作用を有するが、アナフィラキシーショックに対する適応はない。利尿薬を投与すると循環血液量が減少し、血圧低下が増悪するからである。(×)

E　リドカインはアミド型の局所麻酔薬であり、心室性期外収縮などの治療薬でもある。しかしアナフィラキシーショックに対する適応はない。(×)

解答：B（*iM* [6] 46）

到達目標 3 薬物アレルギーを概説できる。

Point

[特 徴]
- 薬剤がハプテンとして作用し、Ⅰ〜Ⅳ型アレルギーのいかなる型もとりうる。

    cf. ハプテン

    抗体を産生させうる抗原は蛋白だけではなく、糖鎖や薬物、色素などがある。これらは、それ自体では抗原性をもたない不完全抗原で、ハプテン（hapten）と呼ばれる。ハプテンはキャリア（担体）蛋白と結合して抗原性を現す。薬物アレルギーの大部分はこのハプテン－キャリア系を介して生じる。

- 原疾患とは関係なく発症する。
- 薬物の有害反応で最も多い。適切な用法時にも発症しうる。
- 重症例は死の転帰をとる。
- 用量非依存性である。

[症 状]
- Ⅰ型アレルギーではじんま疹、喘息、喉頭浮腫、アナフィラキシーショックなどをきたす。
- 頻度が高いのは皮疹である。

[診 断]
- 最も重要なのは問診（服薬歴、アレルギー体質、潜在期間など）である。
- 皮膚テストとして皮内テスト、スクラッチテスト、貼布試験がある。
- Ⅰ型アレルギーによるもの：血中IgE測定（RIST、RAST）、好酸球数測定。
- Ⅳ型アレルギーによるもの：リンパ球刺激試験（drug lymphocyte stimulation test；DLST）。
- 原因となる物質の検索：皮内試験、皮膚感作試験。
- 最も有用であるのはやはり誘発テストだが、危険性を伴うので注意を要する。

[治 療]
- まず原因薬剤を中止し対症療法を行う。
- アナフィラキシーショックに対してエピネフリン投与。必要に応じてステロイド薬、抗ヒスタミン薬投与。
- ペニシリンアレルギーには他のβラクタム薬は**禁忌**★。

7 病態と疾患⑥ アレルギー

図25 薬物アレルギーによる薬疹

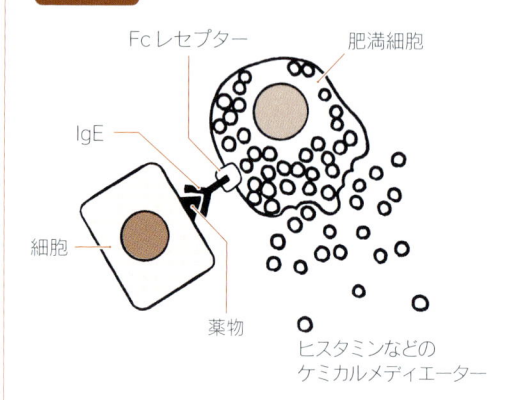

I型

- 薬物はハプテンとして細胞表面上にある蛋白質と結合して抗原と認識される。I型はIgE抗体依存型とも呼ばれ、IgE抗体を介して肥満細胞からケミカルメディエーターが放出されることで炎症を起こす。
- 薬疹型…激しい全身反応であるアナフィラキシーが含まれ、薬疹型としてはじんま疹型になる。

II型

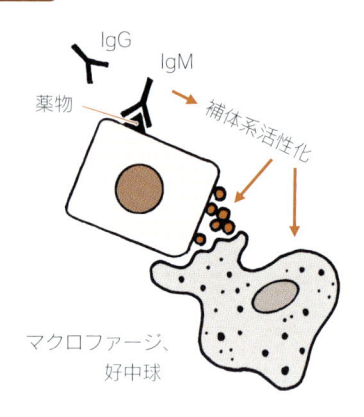

- II型は細胞障害型であり、補体の活性化それ自身とこれに刺激を受けたマクロファージなどの貪食細胞による細胞溶解がその本態である。
- 薬疹型…血小板減少性紫斑型であり、ペニシリンによる溶血性貧血などが代表的である。

III型

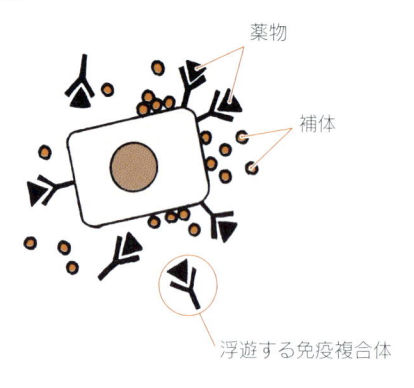

- III型は薬物と抗体の免疫複合体が補体を活性化させて起こる組織障害で、障害組織の抗原性は関与せず、いわば"巻き添え"的にダメージを受ける。
- 薬疹型…アナフィラクトイド紫斑型でキニジンによる溶血などがこれに相当する。

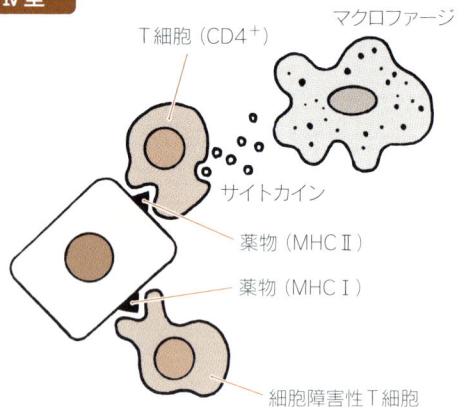

IV型

- IV型は遅発型で補体や抗体が関与しない。CD4陽性T細胞によって活性化されたマクロファージやCD8陽性T細胞により引き起こされる組織障害である。
- 薬疹型…IV型の薬疹の代表にはStevens-Johnson症候群や中毒性表皮壊死症があり水疱症となりやすい。このほか薬物アレルギーによる光線過敏症などもIV型機序による。

□□ **139**　薬物療法について**誤っている**のはどれか。

A　初回投与では薬物へのアレルギー反応は生じない。
B　薬物アレルギーの既往に注意する。
C　麻薬は薬物依存性を生じる。
D　抗菌薬は薬物耐性を考慮する。
E　薬物と薬物との相互作用に注意する。

❑解法ガイド　薬物投与においては、その薬物の代謝が肝代謝性であるのか腎代謝性であるのか、他の薬物との相互作用はどうなっているのか、薬物アレルギーの有無、妊婦や小児、老人に対する安全性などについて注意すべきである。

❑選択肢考察

A　薬物アレルギーはⅠ型からⅣ型に至るまで、すべての種類のアレルギーを生じる可能性がある。原則として感作された場合に発症するが、過去に投与された薬物の構造の一部を抗原とみなす免疫反応が形成されているため、類似構造を有する薬物に対しては免疫反応を生じ、同じ薬剤でなくて、初回投与の場合にも薬物アレルギーを生じる可能性がある。(×)

B　薬物アレルギーの既往歴を聴取することは、医療面接のレベルにおいても不可欠である。薬物投与の副作用は、その薬物の血中濃度過剰により生じる中毒症状と、薬物に対し濃度非依存性に生じたアレルギー反応に大きく分けられる。(○)

C　末期の癌患者に対して投与する以外の麻薬投与については、その依存性に注意する必要がある。麻薬の依存性としては、精神的依存と身体的依存がある。麻薬、特にモルヒネについては依存性以外にも、副作用として便秘を生じることや過量では呼吸抑制をきたすことがある。麻薬による呼吸抑制に対しては麻薬拮抗薬であるナロキソンやレバロルファンの投与が有効である。(○)

D　抗菌薬を投与する場合には、できれば起炎菌の検出を行い、さらにその菌の抗菌薬感受性を検査したうえで投与したい。しかし、最初は抗菌薬に対して感受性が存在しても、投与持続中にも抗菌薬に対する耐性を生じることがあり、その注意は欠かせない。MRSAなどのように多剤耐性の細菌も存在しているので抗菌薬投与時には注意が必要である。(○)

E　薬物を投与する場合に薬物同士の相互作用を考慮する必要がある。例えば、ワルファリンもアスピリンもともにアルブミンがキャリア蛋白であるため、ワルファリンが投与されている場合にかぜを引いたからといって解熱鎮痛薬のアスピリンなどを投与すると、アスピリンがアルブミンと結合するため遊離のワルファリンが増加し、出血傾向を認めることになる。(○)

解答：A（*i*M [6] 53）

□□ **140** 薬物過敏症について**誤っている**のはどれか。

⚡

A 薬物の有害反応の中では頻度が高い。

B 原疾患の重症度に依存しない。

C 用量に依存しない。

D 適正な用法では発症しない。

E 致死的となることがある。

❏ **解法ガイド** 薬物の有害反応の中には主作用で生じるものと副作用で生じるものがある。広義の薬物の副作用は、主作用以外のすべての作用を意味する。

薬物の血中濃度が上昇しすぎることで生じるものは薬物中毒といわれるが、それ以外に血中濃度とは関係なく特異体質の患者のみにアレルギー性反応で生じるものが薬物過敏症である。

❏ **選択肢考察**

A 一般に薬物の副作用と呼ばれているものの中で、薬物中毒よりも薬物過敏症のほうがはるかに多い。(○)

B アレルギー反応による薬物過敏症は原疾患の重症度とは無関係に生じ、全く健康状態に問題がない症例にも発症しうる。逆に重症患者に発症する頻度が高いというものでもない。(○)

C 血中濃度とは関係なく特異体質の患者のみにアレルギー反応で生じるものが薬物過敏症であり、アレルギー反応は用量に依存しない。(○)

D アレルギー反応による薬物過敏症は適正な用法でも発症するので、完全な予測は困難である。(×)

E 薬物過敏症でも中毒性表皮壊死症などでは重篤な状態になって死亡することも少なくない。(○)

解答：D（*iM* [6] 53）

□□ **141** 50歳の女性。3か月前に近医でセフェム系抗菌薬を処方された5日後から瘙痒感を伴う発疹と眼球の充血とを生じたが自然に軽快した。本日、抜歯後にセフェム系抗菌薬を服用した直後から瘙痒感を伴う発疹とともに悪心、嘔吐および発汗が出現し救急車で来院した。体温38.6℃。呼吸数26/分。脈拍120/分、整、微弱。血圧70/40mmHg。意識は清明。
原因となる物質の検索に有用な検査はどれか。
A 好酸球数測定
B 皮膚感作試験
C リンパ球刺激試験
D 針反応
E IgE測定

□**解法ガイド** 身体所見 #1 50歳の女性が3か月前に近医でセフェム系抗菌薬を処方された⇒セフェム系抗菌薬はβラクタム薬の一つであり、細胞壁合成阻害薬であるため選択毒性が高く、中毒症状は生じにくい。しかし、ペニシリンやセフェム系などのβラクタム薬は副作用としてアレルギー反応を生じうるので、注意する必要がある。

#2 5日後から瘙痒感を伴う発疹と眼球の充血とを生じたが自然に軽快した⇒セフェム系抗菌薬の投与により患者が感作され、アレルギー反応が生じるまでに約1週間前後の時間がかかる。これは投与後5日後から生じた反応であり、アレルギー反応においてよく出現してくる瘙痒感を伴った発疹、すなわちじんま疹や、血管拡張作用などによる結膜の充血が認められたものと考えられる。しかし、症状はそれほど重篤ではなく、セフェム系抗菌薬の血中濃度の減少とともに免疫反応も消失し、自然に軽快したものと考えられる。

#3 本日、抜歯後にセフェム系抗菌薬を服用した直後から瘙痒感を伴う発疹とともに悪心、嘔吐および発汗が出現した⇒3か月前にセフェム系抗菌薬に対して免疫が成立していた（感作されていた）ところに抗原であるセフェム系抗菌薬を再び投与したことによりアナフィラキシー反応を生じたものと考えられる。

#4 体温38.6℃⇒発熱している。全身の炎症反応による。

#5 呼吸数26/分と上昇⇒血圧の低下による急激な末梢循環不全、あるいは気道粘膜の浮腫による気道狭窄に反応したものと考えられる。

#6 脈拍120/分、整、微弱、血圧70/40mmHg⇒血管拡張による血管抵抗の低下や、血管透過性亢進による循環血液量の減少で血圧が低下してきたことに反応して交感神経が興奮し、頻脈になったと思われるが、血圧の低下により脈拍は微弱のままである。

#7 意識清明⇒脳循環は比較的保持されていると考えられよう。

□**診　　断** セフェム系抗菌薬に対するアレルギー反応。

□**解法サプリ** セフェム系抗菌薬に対するアレルギー反応であるが、ここでの問題は、「原因となる物質の検索に有用な検査」である。Ⅰ型アレルギーの診断だけならば、好酸球数やIgE測定が有用であるが、原因となる物質の検索に有用な検査としては、抗原特異性のある検査でなければならない。

□**選択肢考察** A 好酸球数測定はⅠ型アレルギーの診断には有用であるが、ここでは「原因となる

物質の検索に有用な検査」を要求しているので適切ではない。(×)

B　皮膚感作試験は抗原を投与して感作が成立するかどうかをみる検査であり、化学製品のアレルギー反応の惹起しやすさを調べる検査である。現段階において患者が感作されている抗原を調べる検査ではない。(×)

C　リンパ球刺激試験は患者のリンパ球（T細胞）に、原因となる抗原（この場合は薬剤）を加えて、リンパ球幼若化反応などを利用して感作されているかどうかをみるものである。その薬物に感作されていれば陽性となる抗原特異的な検査である。(○)

D　針反応は皮膚の被刺激性の亢進を診断するために行う検査で、Behçet病の診断に有用であるが、セフェム系抗菌薬に対するアレルギー反応の診断には有用ではない。(×)

E　IgE測定には総量を測定するRIST法と抗原特異的なIgEを測定するRAST法があるが、「IgE測定」という言葉だけからはRIST法と考えられる。RIST法はⅠ型アレルギーの診断には有用であるが、ここでは「原因となる物質の検索に有用な検査」を要求しているので適切ではない。(×)

解答：C（*iM* [6] 53）

□□ **142** 20歳の女性。皮疹を主訴に来院した。気管支炎のためペニシリン系抗菌薬を内服したところ、昨日から軽い瘙痒を伴う発疹が全身に出現し持続している。体温37.5℃。圧迫により退色する粟粒大の紅斑を全身性に認める。血液所見：赤血球390万、Hb 12.3g/dl、白血球8,600（好酸球12％）。血液生化学所見：AST 96IU/l、ALT 103IU/l。

⚡

対応として**誤っている**のはどれか。

A 服用中の抗菌薬を中止する。

B 抗ヒスタミン薬を投与する。

C 副腎皮質ステロイド薬を経口投与する。

D 肝庇護薬を投与する。

E 他のペニシリン系抗菌薬に変更する。

❏解法ガイド [身体所見] ＃1 20歳の女性。主訴は皮疹。気管支炎のためペニシリン系抗菌薬を内服したところ、昨日から軽い瘙痒を伴う発疹が全身に出現し持続している⇒ペニシリンによる薬物アレルギーで皮疹を認めたものと考えられる。

＃2 圧迫により退色する粟粒大の紅斑を全身性に認めている⇒硝子圧法で紫斑ではなく紅斑であることを意味している。

＃3 体温37.5℃⇒微熱を認める。

[検査所見] ＃1 赤血球390万、Hb 12.3g/dl⇒正常。

＃2 白血球8,600⇒基準上限をわずかに上昇している。

＃3 好酸球12％⇒正常の好酸球分画3～6％をはるかに超えている。

＃4 AST 96IU/l（基準40以下）、ALT 103IU/l（基準35以下）⇒トランスアミナーゼの上昇を認め、肝障害を疑わせる。これは当該薬剤が肝臓で代謝され、肝障害を引き起こしたことを意味する。

❏診　断 薬物アレルギー（薬剤過敏症）。

❏解法サプリ 薬物アレルギーによる瘙痒性発疹の代表的な問題である。薬物アレルギーはⅠ～Ⅳ型までいかなるアレルギーの型もとるが、好酸球の増多や肝障害もしくは腎障害を伴ってくるのが典型的である。この患者への対応としては、まず疑われる薬物の投与中止、あとは対症療法であろう。

❏選択肢考察

A 薬物アレルギーでは、まず、服用中の抗菌薬を中止することが重要である。これによって抗原刺激を与えないようにする。（○）

B 一般に薬物アレルギーによる発疹は瘙痒を伴うので、瘙痒の原因となるヒスタミンを抑制するために抗ヒスタミン薬を投与するのは適切である。（○）

C アレルギーを抑制するためにも、副腎皮質ステロイド薬を経口投与するのは適切であろう。（○）

D この症例では肝代謝性のペニシリンであったので肝障害を伴っており、その保護に肝庇護薬を投与するのは適切である。肝庇護薬は肝細胞の破壊を抑制し、トランスアミナーゼの改善に有用である。（○）

E ペニシリンアレルギーがある場合には、他のβラクタム薬にもアレルギーがあることが多いので、他のペニシリン系抗菌薬に変更するのは適切ではない。（×）

解答：E（*iM* [6] 53）

● core curriculum

Chapter 8

病態と疾患
⑦先天性免疫不全症

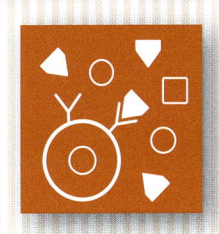

到達目標 1　先天性免疫不全症の病態、診断と治療を説明できる。

Point

- 免疫機能の障害によって生体防御不全を生じ、易感染性などの症状をきたすものを免疫不全という。
- 免疫不全の多くは遺伝性に発症し、免疫系自体に異常があるものを原発性免疫不全という。
  - T細胞のみの障害 ─── DiGeorge症候群
  - B細胞のみの障害 ─── X連鎖無γ-グロブリン血症
  - T細胞とB細胞両方の障害 ─── 重症複合免疫不全症、Wiskott-Aldrich症候群、Louis-Bar症候群
  - 好中球の障害 ─── 慢性肉芽腫症、Chédiak-Higashi症候群

[DiGeorge症候群]

- 胎芽期の第3・第4鰓弓の発生異常で、胸腺の発生障害による細胞性免疫不全をきたす。
- 胸部X線で胸腺陰影の欠損を認める。
- 副甲状腺の発生障害による低Ca血症およびそれによるテタニーを呈する。
- 大血管転位症（TGA）などの心奇形や顔面異常を合併する。

[X連鎖無γ-グロブリン血症（Bruton型無γ-グロブリン血症）]

- 伴性劣性遺伝。
- 母体免疫の消失する生後3〜6か月ころに発症する。
- 症状：一般細菌への易感染性（急性中耳炎や副鼻腔炎・気道感染反復）とポリオの重症化を認める。
- B細胞は欠損し、すべての免疫グロブリンは著明に低下する。
- 治療：免疫グロブリンの投与を1か月ごとに行う。

[重症複合免疫不全症]

- 常染色体劣性遺伝など。
- 細胞性および液性免疫の両方が障害される。
  - 細胞性免疫不全：生後間もなくから難治性カンジダ感染などの易感染性を示す。
  - 液性免疫不全：生後3〜6か月ころから細菌などの易感染性を示す。
- 犬吠様の咳や難治性下痢、鵞口瘡、サイトメガロウイルス感染症、重篤なGVHD。
- 治療：造血幹細胞移植、アデノシンデアミナーゼ（ADA）欠損症には遺伝子療法。

[Wiskott-Aldrich症候群]

- 伴性劣性遺伝。
- 血小板減少による出血傾向、難治性湿疹をきたす。
- 細胞性免疫不全や液性免疫不全（IgM減少）で複合免疫不全を呈する。
- 合併症：悪性リンパ腫や自己免疫疾患。
- 治療：造血幹細胞移植。

[毛細血管拡張性失調症（Louis-Bar症候群）]

- 常染色体劣性遺伝。
- 眼球結膜の毛細血管の拡張、小脳性運動失調などを認める。
- 細胞性免疫不全＋液性免疫不全：IgEやIgAが低下し、気道の反復感染を認める。
- 合併症：悪性リンパ腫。

> **Point**
>
> **[慢性肉芽腫症]**
> ❏ 伴性劣性遺伝など。
> ❏ 好中球の遊走能、貪食能には異常がないが、殺菌能に異常を認める。
> ❏ ブドウ球菌感染の反復感染で皮膚、リンパ節、肺、肝臓などに膿瘍形成や多発性肉芽腫をきたす。
> ❏ 肺炎球菌やレンサ球菌などに対する易感染性は示さない。
> ❏ 検査：好中球増加、免疫グロブリン増加、好中球NBT還元能陰性。
> ❏ 治療：γ-インターフェロン。
>
> **[Chédiak-Higashi症候群]**
> ❏ 好中球内にペルオキシダーゼ陽性の巨大顆粒を認め、遊走能や殺菌能が障害される。
> ❏ 症状：易感染性、部分的白子症。

表9 代表的な先天性免疫不全症と臨床的特徴

疾患名	遺伝形式	細胞障害 B細胞系（抗体産生不全）	細胞障害 T細胞系（細胞性免疫不全）	注意する微生物 細菌	注意する微生物 ウイルス	注意する微生物 真菌	その他
重症複合免疫不全症	伴性 常・劣	↓（→）	↓	×	×	×	2歳までに死亡
X連鎖無γグロブリン血症	伴性	↓↓↓	→	×	○	○	抗体の補充で健常な生活も可能
IgA欠損症		IgA↓	→	○	○	○	感染を繰り返さなければ良好
Wiskott-Aldrich症候群	伴性	↓（IgM↓）	↓	×	×	×	血小板↓
毛細血管拡張性失調症	常・劣	↓（IgA↓）	↓	×	×	×	多くは成人前に死亡。小脳失調 毛細血管拡張
DiGeorge症候群		→	↓	○	×	×	胸腺発育障害 副甲状腺欠損（テタニー） 心奇形
慢性肉芽腫症	伴性（常・劣）	→	→	×	○	△	NBT還元能↓ 好中球殺菌能↓
Chédiak-Higashi症候群	常・劣	→	→	×	○	○	部分白子症 好中球機能↓

□□ 143　先天性細胞性免疫不全で認められるのはどれか。
　　A　反復する中耳炎
　　B　重症細菌感染症
　　C　水痘の重症化
　　D　化膿性リンパ節炎
   E　膿皮症

❏ 解法ガイド　　一般に B 細胞から産生される免疫グロブリンによる液性免疫では一般細菌からの感染を防御し、細胞性免疫では細胞内寄生細菌である結核やサルモネラ、リステリアや、ウイルス、真菌、原虫などの感染から防御し、さらに細胞性免疫は移植免疫や腫瘍免疫も司っている。

❏ 選択肢考察
A　一般に中耳炎はブドウ球菌や肺炎球菌、レンサ球菌などの Gram 陽性球菌もしくはインフルエンザ菌による感染である。一般細菌感染によるものなので、好中球による非特異的感染防御もしくは免疫グロブリンにより感染が防御されており、反復する中耳炎では好中球減少や機能異常、液性免疫不全の可能性が高い。(×)

B　一般細菌感染は好中球による非特異的感染防御もしくは免疫グロブリンによる液性免疫で感染が防御されるので、重症細菌感染症では好中球減少や機能異常、液性免疫不全の可能性が高い。(×)

C　水痘はヘルペス属の DNA ウイルスである水痘・帯状疱疹ウイルスによる感染症で、小児期に好発し、発熱とともに水疱性発疹を認めるのが特徴である。ウイルス感染であるため、細胞性免疫によりその感染防御は行われており、細胞性免疫不全症例においては水痘の重症化を認めることが多く、その感染防御が重要である。(○)

D　化膿性感染は細菌感染であるので、好中球による非特異的感染防御もしくは免疫グロブリンにより感染が防御されており、化膿性リンパ節炎ではそれらの異常が考えられる。細胞性免疫不全のみでは化膿性病巣はまれである。(×)

E　膿皮症は真皮の細菌感染によるもので、多くはブドウ球菌が起炎菌となる。膿皮症を反復する場合には好中球減少や機能異常、液性免疫不全の可能性が高い。(×)

解答：C（*iM* 6 33）

□□ **144** アデノシンデアミナーゼ〈ADA〉欠損が原因となるのはどれか。

A 毛細血管拡張性失調症

B Wiskott - Aldrich 症候群

C 重症複合免疫不全症

D 胸腺低形成

E B細胞欠損

❏ **解法ガイド**

ADAはアデノシンおよびデオキシアデノシンをそれぞれイノシンとデオキシイノシンに変換するプリン再利用経路（サルベージ回路）の酵素である。それゆえ、アデノシンデアミナーゼの欠損がある場合にはdATP（デオキシアデノシン三リン酸）量が増加し、それがDNA合成を抑制することになる。そのため、ADA欠損症の患者では、誕生時は正常であるが、dATPが蓄積するにつれて進行性の免疫障害を呈し、細胞性および液性免疫不全を呈し、重症複合免疫不全をきたすようになる。治療としては造血幹細胞移植やADAの遺伝子の導入を行う遺伝子療法が行われている。

❏ **選択肢考察**

A 毛細血管拡張性失調症はLouis - Bar症候群と呼ばれ、常染色体劣性遺伝により*ATM*遺伝子の異常を生じ、眼球結膜の毛細血管の拡張や小脳性運動失調、上気道および下気道の反復性感染を認めるものである。細胞性免疫不全および液性免疫不全としてIgEやIgAの低下などを認める。しかし、ADA活性の欠損が原因となるものではない。(×)

B Wiskott - Aldrich症候群は伴性劣性遺伝により*WASP*遺伝子の異常を認め、その結果、血小板減少による出血傾向や難治性の湿疹、T細胞の進行性の減少による細胞性免疫不全、またIgMの減少などの液性免疫不全といった複合型免疫不全をきたす。初発症状はしばしば出血傾向であり、続いて反復性の呼吸器感染を認めるようになる。悪性リンパ腫や急性リンパ性白血病などの悪性腫瘍も10歳以上の生存者には高頻度に認められる。Wiskott - Aldrich症候群の血小板は小さく、また脾臓での破壊が亢進することが血小板減少の原因であると考えられている。(×)

C 重症複合免疫不全症は細胞性免疫や液性免疫の形成がなされないものや、プリンヌクレオチドホスホリラーゼ（PNP）欠損症によるものなど、各種の原因があるが、ADA欠損症もその一つである。(○)

D 胸腺低形成は第3・第4鰓弓の発生異常であるDiGeorge症候群に伴ったり、またADA欠損以外の重症複合免疫不全症の一部に認められるものである。(×)

E ADA欠損症は重症複合免疫不全症を呈するのであり、B細胞欠損による無γ-グロブリン血症を呈するのではない。無γ-グロブリン血症はX連鎖無γ-グロブリン血症（Bruton型無γ-グロブリン血症）としてX染色体上のチロシンキナーゼ*Btk*の遺伝子の異常により、B細胞への分化が障害され、抗体が産生できないことによって生じる。(×)

解答：C（*iM* [6] 33）

□□ **145**　9か月の男児。発熱、咳および喀痰を主訴に来院した。3か月前から中耳炎と副鼻腔炎とを繰り返している。体温38.6℃。血液所見：白血球12,300。血液生化学所見：血糖82mg/dl、IgG 100mEq/l（基準240〜620）、IgA検出感度以下（基準10〜35）、IgM検出感度以下（基準40〜95）、CRP 18.9mg/dl。
この疾患で正しいのはどれか。
A　細胞性免疫不全である。
B　好中球は減少する。
C　T細胞は減少する。
D　B細胞は減少する。
E　抗肺炎球菌抗体価が上昇する。

❏ **解法ガイド**

身体所見
#1　9か月の男児が発熱、咳、喀痰を主訴に来院した⇒呼吸器感染症に罹患した。
#2　3か月前から中耳炎と副鼻腔炎とを繰り返している⇒易感染性があったと考えられる。胎盤を介する母体由来のIgG抗体が消失する生後6か月から発症していることから、細胞性免疫は正常で、液性免疫不全があったと考えられる。
#3　体温38.6℃⇒発熱がある。

検査所見
#1　白血球12,300⇒上昇しているようにみえるが、むしろ年齢を考慮すると基準範囲なのかもしれない。分画がないので判断は困難である。
#2　血糖82mg/dl⇒正常。糖尿病による易感染性の合併は考えにくい。
#3　IgM検出感度以下⇒出生後に免疫グロブリンはIgM→IgG→IgAの順に産生されるので、9か月の男児であるにもかかわらず、IgM検出感度以下なのは液性免疫不全が考えられる。
#4　IgG 100mEq/l⇒少しはIgGが存在しているが、これは母体由来のIgGが少し残存しているのであろう。
#5　IgA検出感度以下⇒液性免疫不全に合致する。
#6　CRP 18.9mg/dl⇒感染症によって炎症反応が著明となっている。

❏ **診　断**　無γ-グロブリン血症。

❏ **解法サプリ**　X連鎖無γ-グロブリン血症（Bruton型）はX染色体上のチロシンキナーゼ*Btk*遺伝子の異常によって、前B細胞からB細胞への分化が障害され、抗体が産生できないことによって生じる液性免疫不全である。男児に母体免疫の消失する生後3〜6か月ころから一般細菌への易感染性とポリオの重症化などを認める。B細胞は欠損し、すべての免疫グロブリンは著明に低下しているが、食細胞機能や細胞性免疫は正常である。
治療としては、免疫グロブリンの投与（100〜200mg/kg）を1か月ごとに行う。

❏ **選択肢考察**
A　細胞性免疫不全ではなく液性免疫不全である。（×）
B　無γ-グロブリン血症は好中球ではなく、B細胞の減少を認める。（×）
C　T細胞が減少するのは細胞性免疫不全であり、液性免疫不全の無γ-グロブリン血症ではない。（×）
D　無γ-グロブリン血症では免疫グロブリンを産生するB細胞は減少している。（○）
E　抗肺炎球菌抗体価は免疫グロブリンの一部であり、その産生も低下するので抗体価は低くなる。肺炎球菌感染があっても抗肺炎球菌抗体価は上昇しない。（×）

解答：D（*iM* 6 33）

□□ **146** 3歳の男児。易感染性の精査のため紹介され来院した。1歳ころから呼吸器感染症と皮膚化膿症とを繰り返している。発育は正常で、知的障害はない。両親は健康であるが、母方の従兄弟に同様の症状を示す者がいる。血液所見：赤血球390万、Hb 11.5g/dl、Ht 32％、白血球6,800、血小板21万、血清IgG 90mg/dl（基準770～1,550）。

この男児の血中で低下しているのはどれか。

A 好中球　　B 単 球　　C T細胞

D B細胞　　E NK細胞

❑解法ガイド [身体所見] ＃1 3歳の男児が易感染性の精査のため紹介され来院した⇒易感染性は免疫不全を疑わせる。免疫不全は遺伝性疾患が多く、特に男児であるので常染色体遺伝のみならず、性染色体遺伝の疾患も考えたい。

＃2 1歳ころから呼吸器感染症と皮膚化膿症を繰り返す⇒細菌感染に対する易感染性がある。細胞性免疫に関しては母体免疫がこないので、先天性細胞性免疫不全では生直後から発症しているはずなので、この患児は液性免疫不全で、母体免疫の消失する6か月～1歳ころからの易感染性の発症と考えられる。

＃3 発育は正常で、知的障害はない⇒染色体異常などで免疫不全をきたすことも少なくないが、ここでは否定的である。

＃4 家族歴では両親は健康であるが、母方の従兄弟に同様の症状を示す者がいる⇒母親が保因者であり、伴性劣性遺伝の疾患の可能性が高い。

[検査所見] ＃1 赤血球390万、Hb 11.5g/dl、Ht 32％⇒ほとんど貧血はない。

＃2 白血球6,800⇒基準範囲。白血球減少による易感染性ではないと考えられる。

＃3 血小板21万⇒正常なので、Wiskott-Aldrich症候群などは否定的である。

＃4 血清IgG 90mg/dlと低下⇒このIgGの低下による液性免疫不全が、易感染性の原因となったのであろう。

❑診　断 X連鎖無γ-グロブリン血症。

母体免疫の消失する6か月～1歳ころからの細菌感染に対する易感染性があり、伴性劣性遺伝が疑われることなどから、X連鎖無γ-グロブリン血症が最も考えられる。

❑選択肢考察 A 白血球数が正常なので無顆粒球症は否定的である。好中球機能異常では黄色ブドウ球菌に易感染性を示す伴性劣性遺伝の慢性肉芽腫症も考えられるが、それなら補体やサイトカインで末梢血好中球数が増加するはずなので否定的である。(×)

B 単球やマクロファージの機能異常の疾患は認められていない。これらの異常は致死的となるためであろう。(×)

C T細胞の異常は細胞性免疫不全である。この患者は生後1歳ころからの細菌感染に対する易感染性であり、時間的に発症が遅い。先天性の細胞性免疫不全ならば生直後から易感染性を発症するので、この患児の症状とは少し異なる。(×)

D X連鎖無γ-グロブリン血症ではB細胞は形成されず、著明に減少している。そのため、すべての免疫グロブリン産生が低下している。(○)

E NK細胞は非特異的に細胞障害機能を有するので、その障害があっても免疫グロブリン産生が低下するわけではないので、この症例では否定的である。(×)

解答：D（iM [6] 33）

□□ **147** 細胞性免疫が正常なのはどれか。

⚡

A　無γ-グロブリン血症
B　DiGeorge症候群
C　重症複合免疫不全症
D　Wiskott-Aldrich症候群
E　毛細血管拡張性失調症

❏ 解法ガイド

　免疫は抗原特異的生体防御機序であり、B細胞、形質細胞に依存する液性免疫と、T細胞に依存する細胞性免疫に分けることができる。免疫機能の異常によって生体防御不全を生じ、易感染性などの症状を呈するものを免疫不全という。

　細胞性免疫はT細胞を介する免疫であり、マクロファージによって提示された抗原をT細胞膜表面の抗原受容体（TCR）で結合して認識するのであるが、これには胸腺での選択（トレーニング）でMHC分子を自己と認識することを学習しているので、抗原提示細胞が抗原をMHC分子に結合させることによって初めて抗原としてT細胞が認識できるようになる。

　T細胞の中で細胞膜表面のCD4抗原をもつものはMHCクラスII分子と結合し、CD8抗原をもつものをMHCクラスIと結合することで抗原として認識する。抗原を認識したT細胞はリンホカインと呼ばれる液性因子を分泌し、B細胞における抗体産生を調節したり、マクロファージの活性化を促進したりするとともに、細胞障害性T細胞が活性化されることによって免疫反応を生じるようになる。

❏ 選択肢考察

A　X連鎖無γ-グロブリン血症はX染色体上の遺伝子異常によってpre B細胞からB細胞への分化が障害され、すべての抗体が産生できない。B細胞は欠損し、すべての免疫グロブリンは著明に低下しているが、食細胞機能や細胞性免疫に異常は認めない。（○）

B　DiGeorge症候群は第3・第4鰓弓症候群とも呼ばれ、胎芽期の第3・第4鰓弓の発生異常で胸腺の発生障害による細胞性免疫不全をきたす。（×）

C　重症複合免疫不全症（severe combined immunodeficiency disease；SCID）とも呼ばれ、伴性遺伝もしくは常染色体劣性遺伝などにより細胞性および液性免疫の両方が障害される。生後間もなくから細胞性免疫不全による難治性カンジダ感染などの易感染性、さらに母体免疫の消失する生後3〜6か月ころからは液性免疫不全による細菌などの易感染性を合併する。（×）

D　Wiskott-Aldrich症候群は、伴性劣性遺伝による*WASP*遺伝子の異常で血小板減少による出血傾向、難治性湿疹、細胞性免疫不全や液性免疫不全によるIgMの減少などの複合免疫不全をきたすものである。（×）

E　毛細血管拡張性失調症（Louis-Bar症候群）は常染色体劣性遺伝により生じ、眼球結膜の毛細血管の拡張や小脳性運動失調、上気道・下気道の反復感染を認める。細胞性免疫不全とともに液性免疫不全も認め、IgEやIgAの低下を認める。（×）

解答：A（***iM*** [6] 32）

□□ **148** T細胞に異常が**みられない**のはどれか。

⚡

A 慢性肉芽腫症

B DiGeorge症候群

C Wiskott-Aldrich症候群

D 重症複合免疫不全症

E 後天性免疫不全症候群〈AIDS〉

❏ **解法ガイド** 免疫不全と障害される細胞の関係のまとめを以下に示す。

①T細胞のみの障害：DiGeorge症候群

②B細胞のみの障害：X連鎖無γ-グロブリン血症

③T細胞とB細胞両方の障害：重症複合免疫不全症、Wiskott-Aldrich症候群、毛細血管拡張性失調症（Louis-Bar症候群）、AIDS

④好中球の障害：慢性肉芽腫症、Chédiak-Higashi症候群

❏ **選択肢考察**

A 慢性肉芽腫症は、好中球の遊走能、貪食能には異常がないが、殺菌能に異常がある。好中球以外のリンパ球には異常は認めない。(×)

B DiGeorge症候群は胎芽期の第3・第4鰓弓の発生異常で、胸腺の発生障害による細胞性免疫不全、副甲状腺の発生障害による低Ca血症およびそれによるテタニー、大血管転位症（TGA）などの心奇形などを認める。先天性の細胞性免疫不全によりT細胞に異常がみられる。(○)

C Wiskott-Aldrich症候群は伴性劣性遺伝をし、細胞性免疫不全や液性免疫不全（IgM減少）で複合免疫不全を認める。(○)

D 重症複合免疫不全症は常染色体劣性遺伝をして、アデノシンデアミナーゼ欠損症などにより細胞性および液性免疫の両方が障害される。アデノシンデアミナーゼ欠損症には遺伝子療法が用いられる。(○)

E 後天性免疫不全症候群（AIDS）はレトロウイルスのヒト免疫不全ウイルス（HIV）感染により徐々にCD4陽性のT細胞が減少することにより細胞性免疫が低下して、日和見感染、日和見腫瘍を認めるものである。(○)

解答：A（*iM* [6] 32）

□□ **149** 慢性肉芽腫症について正しいのはどれか。

⚡

A　好中球原形質内に巨大顆粒の出現

B　NBT 還元試験陰性

C　好中球貪食能の低下

D　好中球の減少

E　溶連菌殺菌能の低下

❑ **解法ガイド**

慢性肉芽腫症は伴性劣性遺伝などによって好中球の遊走能・貪食能には異常がないが、殺菌能に異常を生じ、細菌感染、特にブドウ球菌感染を受けやすく、皮膚、リンパ節、肺、肝臓などに膿瘍形成や多発性の肉芽腫を認めるものである。しかし、肺炎球菌やレンサ球菌などに対する易感染性は示さない。

検査所見では、好中球の増加および免疫グロブリンの増加を認めるが、好中球のNBT 還元能は障害され、陰性となる。

❑ **選択肢考察**

A　好中球原形質内に巨大顆粒の出現を認めるものとしてはChédiak‐Higashi 症候群がある。これは好中球の遊走能や殺菌能の障害を認めるもので、それによる易感染性や、皮膚や毛髪の色素脱出（白斑症）を特徴とする。慢性肉芽腫症では好中球内の巨大顆粒の出現などは認めない。(×)

B　慢性肉芽腫症ではNADPH オキシダーゼ活性の障害によりNBT 還元試験が陰性となるのが診断上、重要である。(○)

C　好中球の機能としては遊走能、貪食能、殺菌能があるが、慢性肉芽腫症では好中球の遊走能や貪食能には異常がなく、殺菌能のみに障害を認める。一般に好中球の遊走能が障害される疾患としてはlazy leukocyte syndromeや高 IgE 症候群がある。(×)

D　慢性肉芽腫症は好中球の機能異常であり、好中球数の減少によるものではなく、好中球殺菌能の低下を代償するために好中球数は増加する傾向にある。(×)

E　慢性肉芽腫症ではブドウ球菌などに対して易感染性は有するが、肺炎球菌やレンサ球菌には易感染性を認めない。これは慢性肉芽腫症患者ではNADPH オキシダーゼ活性が低下しているため、好中球が活性酸素を産生できなくなり、黄色ブドウ球菌やセラチア、大腸菌、緑膿菌などの易感染性を認めるが、カタラーゼ非産生菌である肺炎球菌やレンサ球菌には易感染性は示さないことによる。(×)

解答：B（***iM*** [6] 34）

150 慢性肉芽腫症で感染の原因となりやすいのはどれか。

A　リステリア
B　結　核
C　ニューモシスチス
D　黄色ブドウ球菌
E　肺炎球菌

□ 解法ガイド　　慢性肉芽腫症は、好中球の遊走能・貪食能には異常がないが、殺菌能に異常を認め、黄色ブドウ球菌などに対する易感染性を呈する。NADPHオキシダーゼの活性低下により活性酸素産生に障害をきたし、殺菌作用のある過酸化水素産生が低下するので、カタラーゼ産生菌に対する殺菌が障害される。殺菌能が低下した好中球で病原体は生存し続け、サイトカイン分泌亢進により、著明な肉芽腫を生じる。

カタラーゼ産生菌と慢性肉芽腫症

細菌は活性酸素から防御するため、カタラーゼ（過酸化水素を分解する）かSOD（superoxide dismutae）を産生している。

カタラーゼ産生菌：ブドウ球菌、大腸菌、クレブシエラ、カンジダ、アスペルギルスなど。

SOD産生菌：肺炎球菌、レンサ球菌、インフルエンザ菌など。

慢性肉芽腫症では好中球の活性酸素産生障害によりカタラーゼ産生菌を殺菌できないが、SOD産生菌に対しては産生された過酸化水素を利用するため殺菌できる。

□ 選択肢考察

A　リステリアはGram陰性球菌で、細胞内寄生細菌なので、その免疫は主として細胞性免疫であり、リンパ球機能に異常はない慢性肉芽腫症では易感染性は示さない。(×)
B　結核菌は細胞性免疫（T細胞）で防御するので、リンパ球機能に異常はない慢性肉芽腫症では易感染性は示さない。(×)
C　ニューモシスチス・イロベチー（*Pneumocystis jirovecii*）は真菌で、後天性免疫不全症候群などの細胞性免疫不全患者に好発するが、リンパ球機能に異常はない慢性肉芽腫症では易感染性は示さない。ただし、慢性肉芽腫症では真菌の一部に対しては易感染性を示し、重篤になることもある。(×)
D　黄色ブドウ球菌は慢性肉芽腫症で最も高頻度に感染する病原体である。(○)
E　肺炎球菌はカタラーゼ非産生菌でSOD産生菌なので、慢性肉芽腫症ではそれに対する殺菌能は低下しない。(×)

解答：D（*iM* 6 34）

151 DiGeorge症候群に**認められない**のはどれか。

A 性腺機能低下
B 顔面奇形
C チアノーゼ
D 胸腺低形成
E テタニー

□ 解法ガイド　　DiGeorge症候群は第3・第4鰓弓症候群とも呼ばれ、胎芽病の一つである。胎芽期の第3・第4鰓弓の発生異常により、それらから発生する胸腺や副甲状腺の異常をきたし、胸腺の発生障害により細胞性免疫不全を、また副甲状腺の発生障害により低Ca血症を認める。さらに大血管転位症（TGA）などの心奇形を認める頻度も高く、顔面奇形などを認める。胸部X線やMRIなどで胸腺の欠損が確認される。

□ 選択肢考察
A DiGeorge症候群では副甲状腺以外の内分泌腺に異常を認めることはなく、性腺機能の低下を合併することはない。性腺機能の低下は副甲状腺ホルモンの受容体の異常である偽性副甲状腺機能低下症に合併することがあるが、DiGeorge症候群で認められることはない。（×）

B DiGeorge症候群では鰓弓の発生異常があるので、顔面奇形などの先天奇形を認めることもある。（○）

C DiGeorge症候群では胸腺および副甲状腺の発生障害とともに、先天性心奇形として、特に大血管系の異常である大血管転位症などの心奇形を合併する頻度が高い。それにより、出生直後からチアノーゼや心不全を認めることがある。（○）

D DiGeorge症候群では胸腺の発生が障害され、胸腺低形成を認めるのが特徴である。その結果、細胞性免疫不全を呈するようになる。これは生直後からの真菌であるカンジダ感染による鵞口瘡や、クリプトコッカス肺炎、細胞内寄生細菌による感染などを認めることで診断される。（○）

E DiGeorge症候群では副甲状腺の発生も障害され、副甲状腺機能が低下してくる。その結果、低Ca・高P血症となり、低Ca血症によるテタニーを認めることが多い。（○）

解答：A（*iM* 6 32）

152 Wiskott‐Aldrich症候群でみられるのはどれか。

A　IgG高値
B　IgM高値
C　B細胞数の増加
D　T細胞数の減少
E　好中球機能低下

❏ 解法ガイド　　Wiskott‐Aldrich症候群は原発性免疫不全症の一つで、伴性劣性遺伝による*WASP*遺伝子の異常で血小板減少による出血傾向や難治性の湿疹、進行性のT細胞の減少による細胞性免疫不全や液性免疫不全によるIgMの減少などの複合型免疫不全症をきたしたものである。

　　治療としては造血幹細胞移植が必要となる。

❏ 選択肢考察
A　Wiskott‐Aldrich症候群は、細胞性免疫および液性免疫の両方が障害される複合型免疫不全であるため、IgG高値ではなく低値となる。(×)

B　細胞性および液性免疫の両方が障害される複合型免疫不全なので、免疫グロブリンは高値ではなく低値となる。特にIgMが低下するのが特徴である。(×)

C　Wiskott‐Aldrich症候群は、細胞性免疫および液性免疫の両方が障害される複合型免疫不全であるため、B細胞数も減少する。(×)

D　Wiskott‐Aldrich症候群は複合型免疫不全なので、T細胞数の減少を認め、細胞性免疫不全により悪性リンパ腫などを合併することが多い。(○)

E　細胞性および液性免疫の両方が障害されるが、好中球には異常がなく、好中球機能低下は認めない。(×)

解答：D (*iM* 6 34)

153 5歳の男児。ネフローゼ症候群のため副腎皮質ステロイド薬を連日投与されている。今朝、水痘の患者と接触した。
まず行うのはどれか。
A　アルブミン投与
B　インターフェロン投与
C　高力価ガンマグロブリン投与
D　弱毒化生ワクチン接種
E　副腎皮質ステロイド薬中止

❏ 解法ガイド　身体所見　#1　5歳の男児。ネフローゼ症候群のため副腎皮質ステロイド薬を連日投与されている⇒微小変化型ネフローゼ症候群であるために、糖質コルチコイドに対する反応性が良く、副腎皮質ステロイド薬（プレドニゾロン）の適応となったのであろう。ただし、ステロイドの連日投与によって患児は、細胞性免疫も液性免疫もどちらも抑制されていると思われる。

　　　　　　　#2　今朝、水痘の患者と接触した⇒水痘ウイルスは空気感染するので、ウイルスに感染する可能性が高いと考えられる。潜伏期は2～3週間あるので、たとえ感染したとしてもまだ潜伏期であろう。水痘自体はそれほど重症の疾患ではないが、この患児のような細胞性免疫不全患者が水痘に感染すると重篤化することが知られている。これに対して、感染を防御する方策を行うべきであろう。

❏ 診　　断　　免疫不全患児の水痘感染の疑い。

❏ 解法サプリ　細胞性免疫不全例においては水痘の重症化を認めることが多く、その感染防御が重要である。水痘の重篤化を防ぐためには水痘・帯状疱疹ウイルス免疫グロブリンが投与される。水痘ワクチンは生ワクチンであるため、免疫不全症例に対して接種すると、それ自体で水痘様症状の重篤化を起こし、危険となるので**禁忌★**である。

❏ 選択肢考察　A　アルブミン投与は水痘感染を防御するのに全く有効ではない。(×)
　　　　　　　B　インターフェロン自体は抗ウイルス作用があるが、これはC型肝炎ウイルスやB型肝炎ウイルスに対しては明らかであっても、急性の水痘感染にはインターフェロン投与の有効性は不確かである。(×)
　　　　　　　C　水痘ウイルスに対する抗体を多く含んだ高力価ガンマグロブリン投与は受動免疫を形成し、発症予防に有効である。そのほか、抗ウイルス薬のアシクロビルも有効である。(〇)
　　　　　　　D　水痘ワクチンは弱毒生ワクチンなので、このような免疫が抑制されている状態の患児には、そのワクチン自体が感染源となるので接種は**禁忌★**である。(×)
　　　　　　　E　長期にわたる大量のステロイド薬投与によるnegative feedbackで、ACTHが抑制されており、副腎皮質は萎縮していると考えられる。この段階で副腎皮質ステロイド薬を中止すると、ステロイド離脱症候群による副腎クリーゼをきたすので**禁忌★**である。(×)

解答：C（*iM* 6 31）

index

数字

Ⅰ型アレルギー　147, **180**, 181, 185, 194, **198**
Ⅱ型アレルギー　32, **180**, 181, 187
Ⅲ型アレルギー　32, **180**, 181
Ⅳ型アレルギー　**180**, 181
Ⅴ型アレルギー　181

A

A群溶連菌　169
ADA（アデノシンデアミナーゼ）　217
AIDS（後天性免疫不全症候群）　221
ANCA（抗好中球細胞質抗体）　130
ANCA関連血管炎　131
apple tree pattern　150
APTT延長　49
AST　73
Auerbach神経叢の障害　68

B

βラクタム薬　**205**, 209
B細胞　**197**, 216, 218, 219, 225
　　──の障害　214
Basedow病　182
BCG接種部位の発赤　**169**, 177
Behçet病　161
　　──の検査所見　164
　　──の主要4症状　162
BFP（生物学的偽陽性）　49
Budd-Chiari症候群　53

C

c-ANCA　**130**, 138
CCP（シトルリン化蛋白）　84
CD4抗原　220
CD4陽性T細胞　**84**, 101
CD8抗原　220
CD8陽性T細胞　73

CH$_{50}$　91
Chédiak-Higashi症候群　215
Churg-Strauss症候群　**132**, 144
CK（クレアチンキナーゼ）　78
CNSループス　28
Coombs & Gellの分類　**180**, 187
CREST症候群　**56**, 72
CRP　73, **84**, 104, 112, 161, 169

D

D-ペニシラミン　**56**, 66, 85
DiGeorge症候群　**214**, 221, 224
DLST（リンパ球刺激試験）　191, **205**, 209
DM（皮膚筋炎）　25, **73**, 103

E

ENA（抽出性核抗原）　126

F

fine crackles　62, **67**, 129

G

γ-インターフェロン　215
γ-グロブリン　169, **175**
　　──の大量投与　169
　　──上昇　45, 130, 134
Goodpasture症候群　182, 189
Gottron徴候　**73**, 79
GVHD（移植片対宿主病）　180

H

H鎖　197
HBウイルス　133
HLA-B51　**161**, 164
honeycomb lung　60, **67**, 100

I

IgA　197
　　──欠損症　215
IgD　197
IgE　**181**, 185, **194**, 195, 197

IgG　13, **197**
IgG-リウマトイド因子免疫複合体　**84**, 91
IgG型阻止抗体　196
IgM　197
IL-1　84
IL-6　84

J

JRA　112

L

L鎖　197
Langerhans細胞　181
LD（LDH）　73, **78**
LE因子　3
Libman-Sacks心内膜炎　34
lip biopsy　150
Louis-Bar症候群　214

M

MCP関節　**84**, 90, 94
MCTD（混合性結合組織病）　23, **124**, 127
MHCクラスⅡ分子　220
MHC分子　220
MMP-3　84
MPA（顕微鏡的多発血管炎）　**130**, 141, 143
MPO-抗好中球細胞質抗体　141
MRA（悪性関節リウマチ）　104
MTP関節　84

N

NADPHオキシダーゼ　223
NBT還元試験　222
NSAIDs　40, **56**, 85, **112**, 115, **161**

P

p-ANCA　**130**, **132**, 141
PIP関節　**84**, 90, 93, 94

PM（多発性筋炎） **73**, 74, 79, 124
PM／DM（多発性筋炎／皮膚筋炎）
　73
PN（結節性多発動脈炎） **130**, 133
PR3-抗好中球細胞質抗体　130

R

RA（関節リウマチ）　84
　——のX線単純撮影所見　90
　——の関節液所見　91
　——の関節外症状　100
　——の関節病変　86
　——の診断　89
　——の病態　85
　——の分類基準　85
RAHAテスト　108
RAST法　**191**, 198, 205
Raynaud現象（症状）　**23**, 56, 73, 124, 127, 129
RIST法　**191**, 205
RTA（尿細管性アシドーシス）　150, 153, **159**

S

Schirmer試験　**150**, 154
Schönlein-Henoch紫斑病　20, **131**
shaggy（辺縁型）　10
Sjögren症候群　103, **150**
　——の腺外病変　151
SLE　12, **28**, 43, 124, 183
　活動期の——　35
　小児の——　34
　——の症候　29
　——の病態　29
　——の分類基準　30
　——の予後　45
SOD産生菌　223
spiking fever　109
SSc（全身性硬化症）　23, **56**, 67, 103, 124
　——の所見　59
　——の症候　57
　——の診断基準　57
　——の腎病変　67
　——の臓器病変　67
　——の肺病変　67
　——の予後　70

Still病　**112**, 117

T

T細胞　220, **221**, 225
　——の障害　214
telescoped sediments　45
TGA（大血管転位症）　214
TNF-α　84
TPHA陰性　**28**, 49

W

WASP遺伝子の異常　225
Wassermann反応　49
　——陽性　28
Wegener肉芽腫症　**130**, 138〜140, 149
Wiskott-Aldrich症候群　**214**, 221, 225

X

X連鎖無γ-グロブリン血症　**214**, 218, 219

あ

アシクロビル　226
アスピリン　112, **169**, 176
アデノシンデアミナーゼ欠損　**214**, 217
アトピー性皮膚炎　184
アナフィラキシー　198
　——ショック　181, 196, **198**, 205
　——の原因　199, 212
　——型アレルギー　180
　——反応　209
アニオンギャップ　159
アフタ性潰瘍　**161**, 165
アミロイドーシス　**100**, 101
アミロイド腎症　102
アルドラーゼ　73, **78**
アレルギー　180
アレルギー性紫斑病　20, **131**
アレルギー性肉芽腫性血管炎　**132**, 144, 146, 147, 149
アレルギー性鼻炎　182
アレルゲン　**191**, 196
悪性関節リウマチ　**104**, 183
　——の血管炎　111
　——の診断基準　105
悪性高血圧症　**56**, 71
悪性腫瘍の合併　76, **80**
悪性腎硬化症　71
悪性貧血　17
朝のこわばり　**84**, 88, 89, 92
安静時関節痛　21

い

Ⅰ型アレルギー　147, **180**, 181, 185, 194, **198**
イチゴ舌　169
インターロイキン　84
インドメサシン　112
易感染性　219
陰部潰瘍　**162**, 163

う

うつ　44
う歯　150
運動時関節痛　**21**, 101

【え】	——の関節液所見　91	——の腎病変　67
エピネフリン　198, **202**, 203	——の関節外症状　100	——の臓器病変　67
壊死性血管炎　132	——の関節病変　86	——の肺病変　67
壊死性全身性血管炎　108	——の診断　89	——の予後　70
壊死性肉芽腫性血管炎　**130**, 140	——の病態　85	強皮症腎　56
液性免疫　216	——の分類基準　85	強膜炎　108
——不全　214	関節液　84	近位筋の筋力低下　**73**, 81
遠位尿細管性アシドーシス　150, 153, **159**	関節炎　19, 92, 104, 120	近位筋の障害　**73**, 79
嚥下障害　56, 63, 76	——の原因　19	筋原性パターン　73
炎症性サイトカイン　84	——の診断　19	筋原性酵素　73
炎症反応　84, 150, 169	関節滑膜　86	筋生検　73, **81**
円板状皮疹　28	関節強直　84	筋肉痛　**73**, 79
【お】	関節痛　19〜22	筋破壊　**73**, 81
黄色ブドウ球菌　223	——の好発部位　20	筋力低下　**73**, 79, 80, 108
【か】	関節破壊　22, **84**, 94	金製剤　85
カタラーゼ産生菌　223	関節変形　87	【く】
ガム試験　154	関節裂隙の狭小化　**86**, 94	クレアチニン　**76**, 78
カルシウム拮抗薬　66	乾燥症状　150	クレアチン　78
ガンマグロブリン　169, **175**	乾燥性角結膜炎　**150**, 157	空洞形成性肺炎　138
鵞口瘡　214	冠動脈造影　169	【け】
下肺野線状網状陰影　60	顔面奇形　224	蛍光抗体法　9
下部食道の拡張　**56**, 60, 68	寒冷グロブリン　23	蛍光染色　8
過敏性血管炎　149	【き】	形質細胞　197
過敏性肺臓炎　190	気管支喘息　180, **194**	頸部 X 線撮影　95
仮面様顔貌　56, **59**	気管支平滑筋の攣縮　195	頸部リンパ節腫脹　120
外陰部潰瘍　**162**, 163	気道確保　199	血圧低下　198
外反母趾　84	気道狭窄　**198**, 200	血管 Behçet 病　161
滑液包炎　84	気道分泌低下　150	血管炎　104, **130**
滑膜　84	偽痛風　20	血管炎症候群　130
滑膜炎　**84**, 90	急性関節炎　19	血管透過性亢進　185
滑膜切除術　85	急性糸球体腎炎　183	血球凝集反応　187
活動期の SLE　35	急性腹症　107	血漿交換療法　40
川崎病　131, **169**	急速進行性糸球体腎炎　45, **130**, 141	血小板減少　30, 48
——の主要症状　170	巨細胞　130	血小板増加　104, 130, 144, 169
——の診断基準　171, 172	巨細胞性動脈炎　132	血清フェリチン高値　**118**〜121
眼球結膜充血　**169**, 172	胸水　100	血清レアギン測定　187
環軸関節亜脱臼　**84**, 95, 101	——貯留　35, 102, **104**	血清抗体検査　9
間質性腎炎　153	胸腺　220, 224	血清病　182
間質性肺炎　67, 72, 76, 100, **103**, **104**, 130, 141	——低形成　224	血清補体価　32, 33
関節　86	胸部単純 CT　61	——の低下　183
手の——　87	胸膜炎　**84**, 100, 106, 149	血痰　141
関節リウマチ　5, 13, 18, **84**, **100**	強皮症（全身性硬化症）　23, **56**, 67, 103, 124	結合組織疾患　20
——の X 線単純撮影所見　90	——の所見　59	結節性紅斑　161, **163**
	——の症候　57	結節性多発動脈炎　**130**, 133
	——の診断基準　57	——の検査所見　134
		幻覚　44

減感作療法　196
犬吠様の咳　214
原発性胆汁性肝硬変　56, **153**
原発性免疫不全症　225
顕微鏡的多発血管炎　**130**, 141, 143

【こ】

V型アレルギー　181
コラーゲン　56
コルチヒン　161
呼吸困難　145
古典的結節性多発動脈炎　130, 149
抗CCP抗体　84
抗DNA抗体　**3**, 9, 10, 26
抗dsDNA抗体　7, **28**, 31, 33
抗ENA抗体　126
抗IgG抗体　5, **14**
抗Jo-1抗体　3, 6, **73**, 81
抗MPO抗体　147
抗MPO好中球細胞質抗体　132
抗RNA抗体　6
抗RNP抗体　126〜129
抗Scl-70抗体　**3**, 6, **56**, 65
抗Sm抗体　3, 6, **28**, 33
抗SS-A抗体　**3**, **150**, 156
抗SS-B抗体　**3**, 7, **150**, 155, 156
抗ssDNA抗体　7
抗TNF-α抗体　85
抗U1-RNP抗体　3, 7, **124**
抗アセチルコリン受容体抗体　3
抗カルジオリピン抗体　48, 50, 51
抗サイトカイン療法　85
抗サイログロブリン抗体　3
抗セントロメア抗体　3, 7, **56**
抗トポイソメラーゼI抗体　56
抗ヒスタミン薬　193
抗リン脂質抗体　48
　　──症候群　48〜53
抗一本鎖DNA抗体　3, 7
抗核抗体　2〜12, 56, **150**
　　──検査　154
抗凝固療法　48
抗菌薬　203
抗原抗体複合物　181
抗原受容体　220
抗好中球細胞質抗体　**130**, 138, 144, 147

抗受容体抗体　181
抗二本鎖DNA抗体　7, **28**, 31, 33
高γ-グロブリン血症　45, 147
高レニン性悪性高血圧　67
高力価ガンマグロブリン　226
好塩基球　195, **198**
好酸球浸潤　**132**, 146
好酸球数測定　205
好酸球増加　**132**, 134, 144, 147, 149, 184, 195
好中球　222, 223
　　──の障害　214
　　──増加　114, **215**
好中球NBT還元能　215
口渇　159
口腔乾燥　152
口腔内アフタ　161, **165**
　　──性潰瘍　166
口腔内潰瘍　163
口腔内乾燥症　**150**, 156
口内炎　165
口内乾燥　154
膠原病　6, **16**, 18
　　──の診断　7
虹彩毛様体炎　**112**, **161**, 163
硬性浮腫　**169**, 176
光線過敏症　28
後天性免疫不全症候群　221
喉頭浮腫　205
骨びらん　**86**, 89
骨性強直　90
骨破壊　**22**, **86**, 104
混合性結合組織病　23, **124**
　　──の診断基準　125

【さ】

III型アレルギー　32, **180**, 181
サイトカイン　84, 206
痤瘡様発疹　168
鰓弓の発生異常　224
細動脈の攣縮　69
細胞障害型アレルギー　180
細胞性免疫　216, 220
　　──不全　**214**, 226
細胞表面免疫グロブリン　197
猿手　100

【し】

じんま疹　192, **205**
シクロスポリン　161
シクロホスファミド　**130**, 132
ジフェニルヒダントイン　39
シルクロード病　161
耳下腺造影　**150**, 154
紫外線曝露　**28**, 31
糸球体病変　45, 140
自己抗体　2〜5
自己免疫疾患　17
自己免疫性溶血性貧血　188
指尖潰瘍　65
弛張熱　**112**, 115, 117, **118**
視力障害　**132**, 148
視力低下　166
色素沈着　**56**, 59, 63
失明　112, **132**, 148, **161**
遮断抗体　196
尺側偏位　**84**, 87, 88, 109
若年性関節リウマチ　112
若年性特発性関節炎　112
手関節炎　87
手根管症候群　84, 95, **100**
手指のソーセージ様腫脹　26, **56**, 62, **124**
手指の変形　87
習慣性流産　49, 51
重症筋無力症　5, 17
重症複合免疫不全症　**214**, 217
羞明　156, 159
循環抗凝固因子　48
消化管Behçet病　161
小球性貧血　100
小動脈瘤　149
上強膜炎　**104**, 106
硝子圧法　211
食事性じんま疹　193
食道の拡張障害　63
食道蠕動運動の低下　68
食物アレルギー　192
食物除去試験　192
心筋炎　112
心膜炎　**100**, 112
神経Behçet病　161
腎血管性高血圧　135
腎不全　56

新生児ループス 33
深部静脈血栓 53

【す】

スギ花粉 186, 195
スクラッチテスト 191, **205**
スズメバチ 198
ステロイドパルス療法 40, **130**
ステロイド潰瘍 41
ステロイド薬 40, 56, 85, **111**, 124, 130, 132
スワンネック変形 87
水痘 **216**, 226
水痘・帯状疱疹ウイルス 216
髄膜炎 42

【せ】

せん妄 44
セフェム系抗菌薬 209
成人Still病 **118**〜121
正中神経麻痺 100
生物学的偽陽性 28, 49
赤沈 92
赤血球円柱 45
舌小帯短縮 **56**, 59
接触皮膚炎 182
全身型若年性関節リウマチ 112
全身性エリテマトーデス 12, **28**, 43, 124, 183
　——の合併症 43
　——の治療 40
全身性血管炎 104
全身性硬化症（強皮症） 23, **56**, 67, 103, 124
　——の所見 59
　——の診断基準 57
　——の腎病変 67
　——の臓器病変 67
　——の肺病変 67
　——の予後 70
喘息 180, **194**, 205
先天性細胞性免疫不全 216
先天性免疫不全症 214
前房蓄膿 164, **166**

【そ】

ソーセージ様手指腫脹 26, **56**, 62, **124**

臓器特異的自己抗体 2
造血幹細胞移植 214
巣状分節状糸球体腎炎 138
即時型アレルギー 180
側頭動脈炎 **132**, 148

【た】

タール便 41
唾液腺の分泌低下 150
唾液腺生検 154
多形性皮膚萎縮症 **73**, 75
多発性関節炎 **19**, **84**, 98
多発性筋炎 **73**, 74, 79, 124
多発性対称性関節炎 94
多発性単神経炎 **104**, 132, 141
多発性末梢神経障害 145
第3・第4鰓弓症候群 224
胎芽病 224
胎盤通過 197
大血管転位症 **214**, 224
大動脈炎症候群 **132**, 135, 137
大動脈造影 135
代謝性アシドーシス 159
高安動脈炎 131
高安病 **132**, 136
脱顆粒 **181**, 185, 198
単関節炎 19
蛋白尿 46

【ち】

チアノーゼ **23**, 224
チロシンキナーゼ 218
遅延型アレルギー 180
中手指節関節 **20**, **88**
中枢神経ループス 28, **43**
腸管Behçet 161
腸管の拡張 60
腸間膜動脈血栓症 53
蝶形紅斑 **28**, 31, 36

【つ】

痛風 **20**, **21**

【て】

テタニー **214**, 224
手関節 87
手関節炎 89
低Ca血症 **214**, 224

低血圧 198
低色素性貧血 101
点状表層角膜炎 150
貼布（貼付）試験 187, 191, **205**

【と】

ドライアイ 150
ドライマウス 150
動静脈血栓 49, 52
等張性多尿 156

【な】

夏型過敏性肺臓炎 190
難治性ネフローゼ症候群 45
難治性下痢 214

【に】

II型アレルギー **180**, 181, 187
尿細管性アシドーシス 150, 153, **159**
尿中クレアチン排泄増加 73

【ね】

ネフローゼ症候群 45, 226
捻髪音 62, **67**, 129

【の】

脳血栓 53
脳脊髄液検査 42

【は】

ハウスダスト 186
ハチ刺傷 **198**, 200
ハプテン 205
ハムスター 198
パンヌス 84
肺血栓塞栓症 53
肺高血圧症 **124**, 127
肺出血 130
肺線維症 **56**, 67, 102, 108, 127
肺野移動性浸潤影 132
梅毒血清反応偽陽性 45, 49
橋本病 153
白血球減少 28, 53, 150
白血球増加 104, 112, 118, 161
発熱 116, 169
　——時皮疹 114
針反応 **161**, 164, 191

汎血球減少　**28**, 53
汎漿膜炎　**28**, 35
半月体形成性糸球体腎炎　130,
　138, 142

【ひ】

ヒスタミン　185, 193, 195, **198**,
　206
ヒドララジン　39
鼻アレルギー　186
非ステロイド性抗炎症薬　66, 85,
　115
非化膿性頸部リンパ節腫脹　172
皮下結節　84, **100**, 102, 107
皮下血栓性静脈炎　161
皮疹　31, 73, 80
皮内テスト　205
皮内反応　191
皮膚壊疽　63, 109
皮膚潰瘍　**56**, 106, 107, 149
皮膚乾燥　150
皮膚陥凹　62
皮膚筋炎　25, **73**, 78, 103
皮膚硬化　**56**, 62, 63
脾腫　114, 120
微小変化型　45, 226
肥満細胞　185, 195, **198**, 206
貧血　100, 101, 130, 150

【ふ】

ぶどう膜炎　**161**, 162, 166
フィブリノゲン上昇　**130**, 134
フェリチン　**118**〜121
プリックテスト　191
フルオレセイン染色　157
プレドニゾロン　40
プロカインアミド　39
プロスタグランジン　66, 124
不定形発疹　172
副甲状腺の発生障害　224
副腎皮質ステロイド薬　**40**, 56,
　85, **111**, 124, 130, 132
　──の副作用　41, 226
副鼻腔炎　140

【へ】

ペニシラミン　66
ペニシリン　211

ペニシリンアレルギー　205
ヘリオトロープ疹　**73**〜76, 79

【ほ】

ボタンホール状変形　**84**, **87**, 109
ポリオの重症化　214
補体　**32**, 41, 181, **183**
母体免疫　214, 218, 219
蜂窩肺　60, **67**, 100

【ま】

マクロファージ　**206**, 220
　──遊走阻止試験　187
膜様落屑　169
末節骨の骨吸収　56, 60
慢性関節炎　19
慢性甲状腺炎　17
慢性肉芽腫症　**215**, 222, 223

【み】

ミオグロビン　78
脈なし病　132

【む】

無γ-グロブリン血症　218〜220
無菌性毛嚢炎様皮疹　161
霧視　166
虫食い状の瘢痕　59

【め】

メトトレキサート　**85**, 111
眼の乾燥感　156, 159
免疫グロブリン　180, 194, **197**
免疫寛容の破綻　16
免疫複合体　45, **84**, **130**, 181
　──型アレルギー　180
　──測定　187
免疫複合体性血管炎　131
免疫抑制薬　40, 124, **130**, 161

【も】

毛細血管拡張性失調症　214
網脈絡膜炎　162

【や】

薬剤性ループス様症候群　39
薬疹　206
薬物アレルギー　**205**, 211

薬物過敏症　208, 211
薬物療法　207

【ゆ】

疣贅性心内膜炎　34
有痛性頸部リンパ節腫脹　169
誘発試験（テスト）　191
指先潰瘍　65

【よ】

Ⅳ型アレルギー　**180**, 181
抑うつ状態　44

【ら】

ラテックス　198

【り】

リウマチ結節　100
リウマチ性多発筋痛症　132, **148**
リウマチ熱　20
リウマトイド因子　3, 56, **84**, 92
　──陰性　112
　──陽性　13, 106, **132**, 150
リウマトイド疹　**112**, 118, 120
リソソーム　84
リゾチーム　84
リンパ球刺激試験　191, **205**, 209
リンパ球浸潤　81, **150**
リンパ節腫脹　169, 173
緑内障　112

【る】

ループス腎炎　28, 33, **43**
涙液分泌検査　**150**, 154
涙液分泌低下　**150**, 156

【れ】

レアギン　187

【ろ】

ロイコトリエン　185, 195, **198**
ローズベンガル試験　**150**, 154

【わ】

ワルファリン　48

●執筆

東田　俊彦（ひがしだ・としひこ）

医師、医学博士。
慶應義塾大学医学部卒業。
東京女子医科大学医学部内科系大学院で臨床・研究に携わる。
細胞間情報理論を応用した研究で、医学博士の称号を得る。
現在、Medical Academy Corporation（MAC）。

●イラスト

永井　恒志（ながい・ひさし）

昭和52年、東京生まれ。
金沢医科大学医学部卒業後、東京大学、東京女子医科大学を経て
現在、東京大学大学院医学系研究科・法医学講座に所属。

●イラスト

泉本　典彦（いずみもと・のりひこ）

昭和52年、愛知生まれ。
金沢医科大学医学部卒業後、順天堂大学を経て
現在、東京医科歯科大学大学院・血流制御内科学分野に所属。

共用試験対策シリーズ
9．免疫・アレルギー疾患【NetCBTアクセス権付】

2007年2月1日　第1版
2014年3月10日　第2版

著　者	東田　俊彦
イラスト	永井　恒志、泉本　典彦
発 行 者	稲田　誠二
発 行 所	株式会社 リブロ・サイエンス
	〒163-8510　東京都新宿区西新宿2-3-3
	KDDIビル アネックス2階
	電話（03）5326-9788
印　　刷	株式会社 ルナテック
表紙デザイン	伊藤　康広（松生庵文庫）

©HIGASHIDA Toshihiko, 2007
ISBN978-4-902496-49-9
Printed in Japan

落丁・乱丁は小社宛にお送り下さい。
送料小社負担にてお取り替えいたします。
定価はカバーに表示してあります。